MAQUIAGEM PERFEITA
em 10 minutos

MAQUIAGEM PERFEITA
em 10 minutos
50 looks passo a passo, do básico ao ousado

BORIS ENTRUP

PUBLIFOLHA

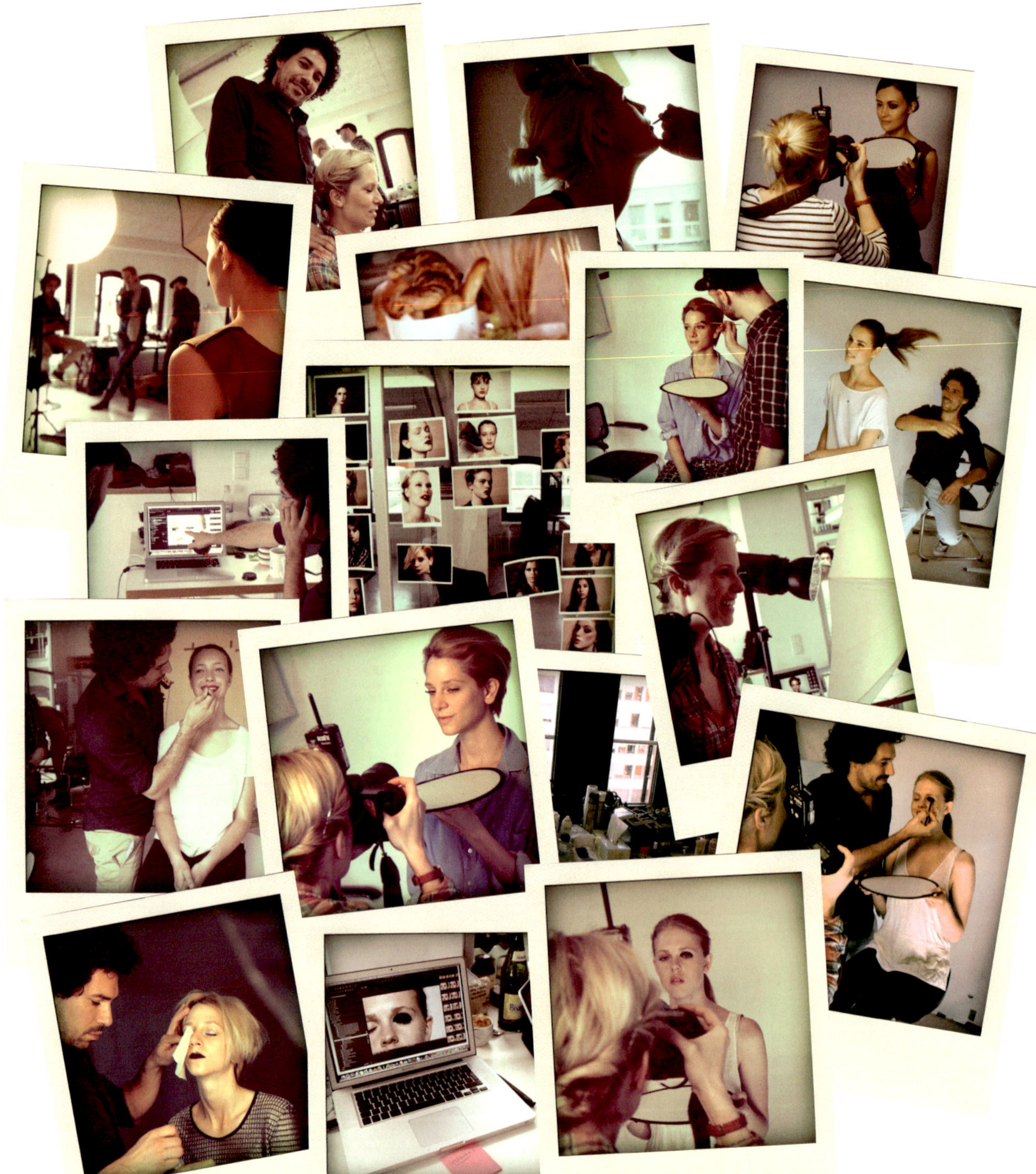

/SUMÁRIO

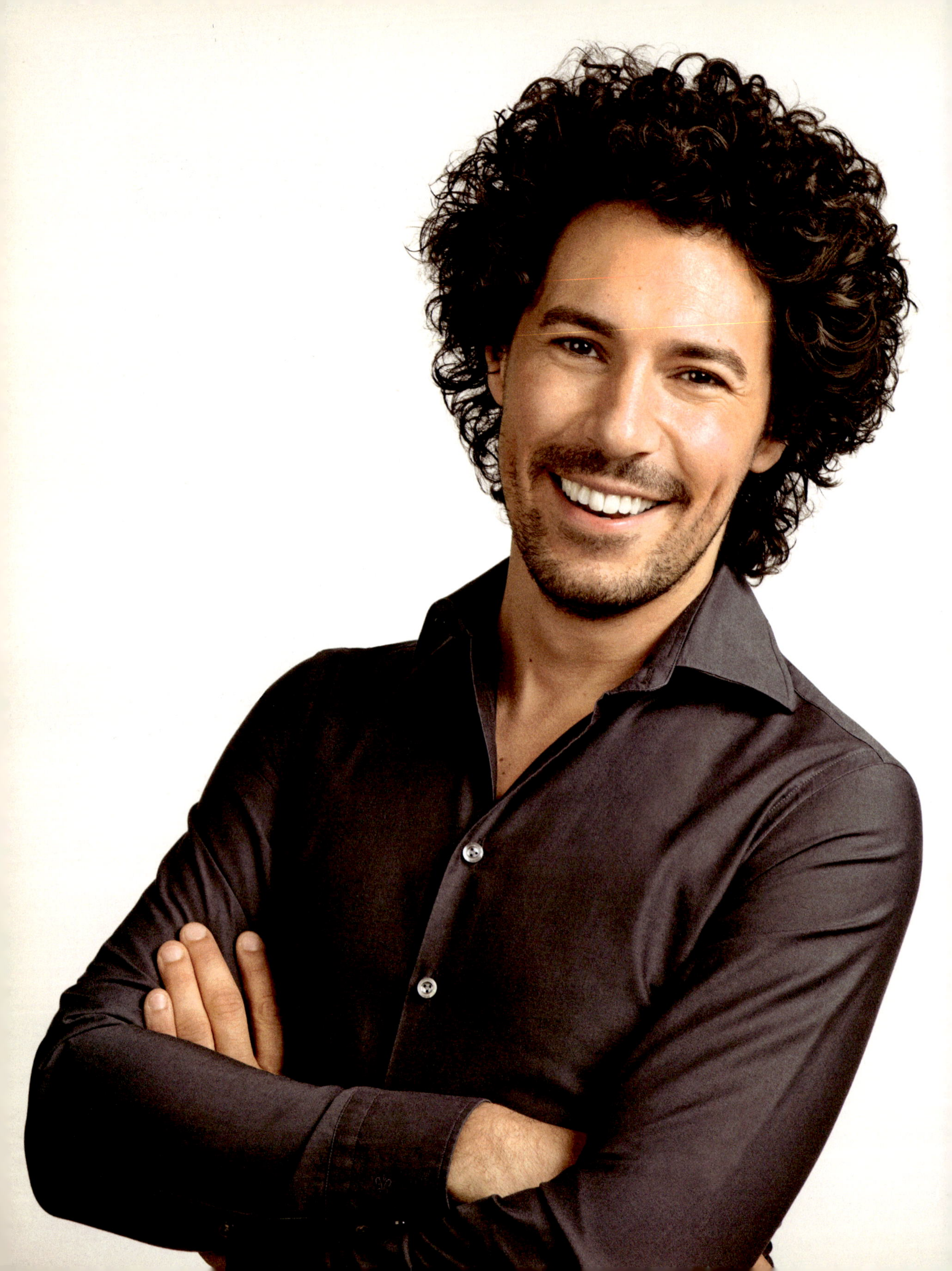

/PREFÁCIO

Pronta? Experimente, vire o centro das atenções, divirta-se!

Maquiagem perfeita em 10 minutos traz truques, dicas e visuais fabulosos que ajudarão você a criar efeitos sensacionais em poucos minutos. Amo meu trabalho como profissional da área e espero que este livro transmita a você todo o meu entusiasmo! A transformação que a maquiagem proporciona é instantânea, e o estilo escolhido por cada mulher diz muito sobre sua personalidade. É claro que há tendências – mas não existem regras rígidas. Cada estação traz cores e texturas novas para brincar, e o ideal é dominar as técnicas básicas para não gastar horas diante do espelho.

No meu dia a dia, observo que há estilos de maquiagem mais apreciados, e outros menos populares só porque são considerados difíceis de fazer. É uma pena, porém, não experimentar olhos esfumados ou um delineador marcante só por não saber como conseguir esses efeitos. Não tenha medo: apenas tente descobrir o que combina mais com seu jeito e com seu rosto.

Criei 50 looks especialmente para este livro — todos eles permitem que você se produza em... dez minutos! Espero que esses visuais a inspirem, intriguem e incentivem a descobrir o que mais lhe agrada. As instruções passo a passo e as fotos ilustram as técnicas mais importantes, e dicas adicionais exploram vários aspectos da aplicação. Enquanto refletia sobre o que apresentar, ocorreu-me que seria importante mostrar diversos tipos de mulher e exibir um visual para cada ocasião – como você verá, às vezes, o resultado é sóbrio e contido; outras, alegre e extravagante. Se gostar de algo em particular, mas preferir focar nos olhos, e não nos lábios, por exemplo, siga seu instinto e crie suas próprias técnicas e efeitos.

Espero que este livro torne o mundo da maquiagem mais acessível, variado, simples e útil na sua vida. Acima de tudo, desejo que, de hoje em diante, você se divirta muito ao se maquiar todos os dias!

CUIDADOS COM A PELE

Cuide bem da pele antes e depois de aplicar a maquiagem. A cada três ou quatro semanas, não use base, creme ou loção por alguns dias, para permitir que a camada protetora natural da pele se regenere.

/1 TÔNICO

Estimulante e refrescante, limpa a pele delicadamente e ajuda o rosto a ficar radiante o dia todo. É o complemento ideal para a loção de limpeza em gel ou espuma. Evite os que têm álcool na composição.

/2 ESFOLIANTE

Contém micropartículas que removem suavemente as células mortas e melhoram o aspecto da pele, deixando-a macia e viçosa. O melhor é esfoliá-la uma vez por semana. Outra alternativa é usar uma toalha. Basta esfregá-la no rosto com pequenos movimentos circulares para estimular o fluxo sanguíneo – observe como isso faz o rosto brilhar na hora.

/3 LOÇÃO OU GEL DE LIMPEZA

Elimina impurezas da poluição e da maquiagem, deixando a pele revigorada e macia. Use apenas à noite; de manhã, basta lavar o rosto com água e esfregá-lo com uma toalha. Assim você começa o dia com um pouco de esfoliação.

/4 CREME PARA A ÁREA DOS OLHOS

A pele delicada ao redor dos olhos precisa de cuidados adicionais de manhã e à noite. E não importa se for gel, creme ou outra apresentação. Um roll-on para a área dos olhos, por exemplo, é um bom hidratante para peles jovens. Cremes e géis costumam ter ingredientes mais fortes, adequados para outras faixas etárias.

/5 ALGODÃO E LENÇO UMEDECIDO

O primeiro é usado para aplicar tônico facial e loção de limpeza. O segundo precisa ser específico para remover a maquiagem.

/6 LEITE DE LIMPEZA

A maquiagem deve ser retirada sempre, mas em especial à noite. Essa loção remove suavemente os produtos usados e as impurezas, melhorando a hidratação da pele. Para os olhos, é muito importante usar uma formulação delicada, sem óleo, desenvolvida para essa região.

/7 MÁSCARA FACIAL

Quando está limpa, a pele pode absorver muitos nutrientes. Escolha um produto adequado ao tipo da sua. A argila é melhor para as oleosas e retira as impurezas; o zinco acalma a pele irritada. Se a sua for seca, aplique duas vezes por semana. Para outros tipos de pele, uma vez por semana é suficiente.

/8 HASTE FLEXÍVEL COM ALGODÃO

Perfeita para corrigir erros na aplicação de sombra, máscara ou batom. Também é útil para suavizar e misturar cores.

/9 CREME HIDRATANTE

Esse produto é como uma bebida que sacia a sede da pele. Use todos os dias e espere que seja absorvido antes de passar a base. Convém escolher um com fator de proteção solar. Após a aplicação, a sensação deve ser de maciez – o que é importante, porque a base se acumulará onde a textura for áspera.

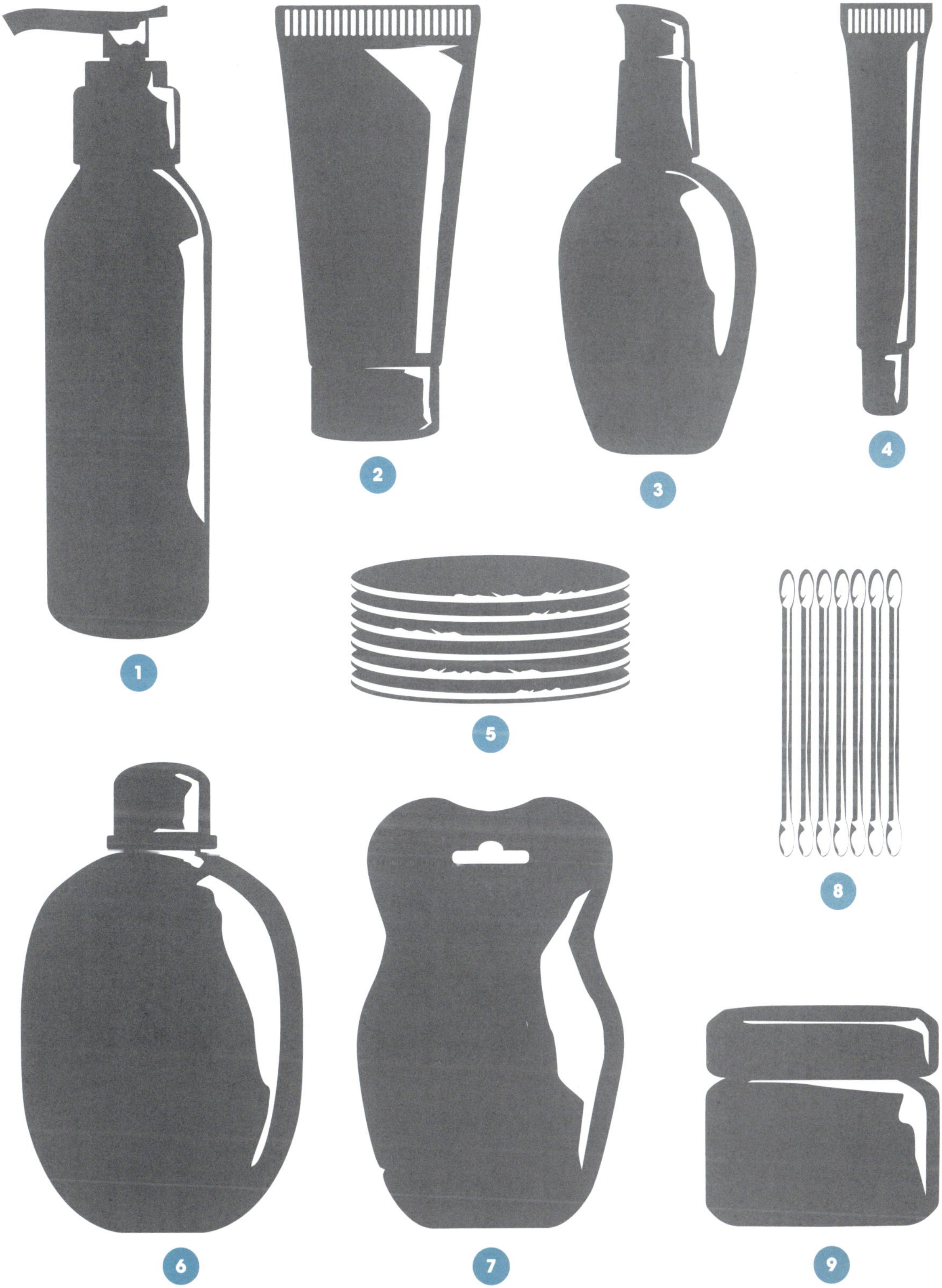
1
2
3
4
5
6
7
8
9

PINCÉIS E ACESSÓRIOS

Os catorze pincéis e acessórios apresentados abaixo são utilizados para criar os 50 visuais deste livro.

/1 PINCEL PARA PÓ
Escolha um grosso, macio e com cerdas naturais, pois são características ideais para a aplicação do produto. A ponta o distribui de maneira uniforme nas áreas do nariz e dos olhos.

/2 PINCEL PARA BLUSH
Deve ser da largura da maçã do rosto. Feito de cerdas naturais, também deve ser macio e arredondado nos cantos.

/3 PINCEL PARA BASE
Esse tem cerdas grossas, arredondadas e sintéticas. Pincéis sintéticos são ótimos para passar produtos cremosos, já que a rigidez das cerdas proporciona precisão.

/4 PINCEL PARA CORRETIVO
A ponta das cerdas deve ser meio arredondada, para alcançar facilmente o canto dos olhos e a volta das laterais do nariz.

/5 PINCEL PARA SOMBRA
Macio e arredondado, é ideal para passar o produto na pálpebra ou para misturar cores.

/6 PINCEL PEQUENO PARA SOMBRA
Com a ajuda das cerdas estreitas e arredondadas, pode-se fazer uma aplicação muito precisa e também criar o efeito esfumado.

/7 PINCEL CHANFRADO PARA SOMBRA
Estreito, tem cerdas bem curtas e chanfradas. É ideal para fazer linhas precisas e acentuar as sobrancelhas.

/8 PINCEL PARA DELINEADOR
Também estreito, mas pontudo e chanfrado, tem cerdas sintéticas e é ideal para aplicar delineador líquido ou em gel.

/9 PINCEL PARA LÁBIOS
As cerdas devem ser longas e firmes, naturais ou sintéticas. A ponta pequena e arredondada permite aplicar o batom com precisão.

/10 ESCOVA PARA SOBRANCELHAS
Deve ser rígida, para deixá-las bem penteadas – um cuidado indispensável no visual.

/11 APONTADOR
Tanto o lápis de olhos quanto o de lábios devem estar sempre bem apontados – só assim você conseguirá desenhar linhas uniformes e finas. É muito importante que o apontador funcione bem.

/12 PINÇA
Com ponta inclinada, é a ferramenta ideal para remover pelos finos e rebeldes. Para retirar até o menor deles, precisa também ser achatada.

/13 CURVADOR DE CÍLIOS
Use apenas os que tenham borrachas macias, para que os cílios sejam moldados com delicadeza. Há muita diferença entre os modelos disponíveis – escolha um de boa qualidade.

/14 COLHER DE CHÁ
Um acessório simples que vem direto da cozinha! Use para aplicar máscara de cílios e evite que resíduos dela acabem nas suas pálpebras. Veja como fazer na p. 50.

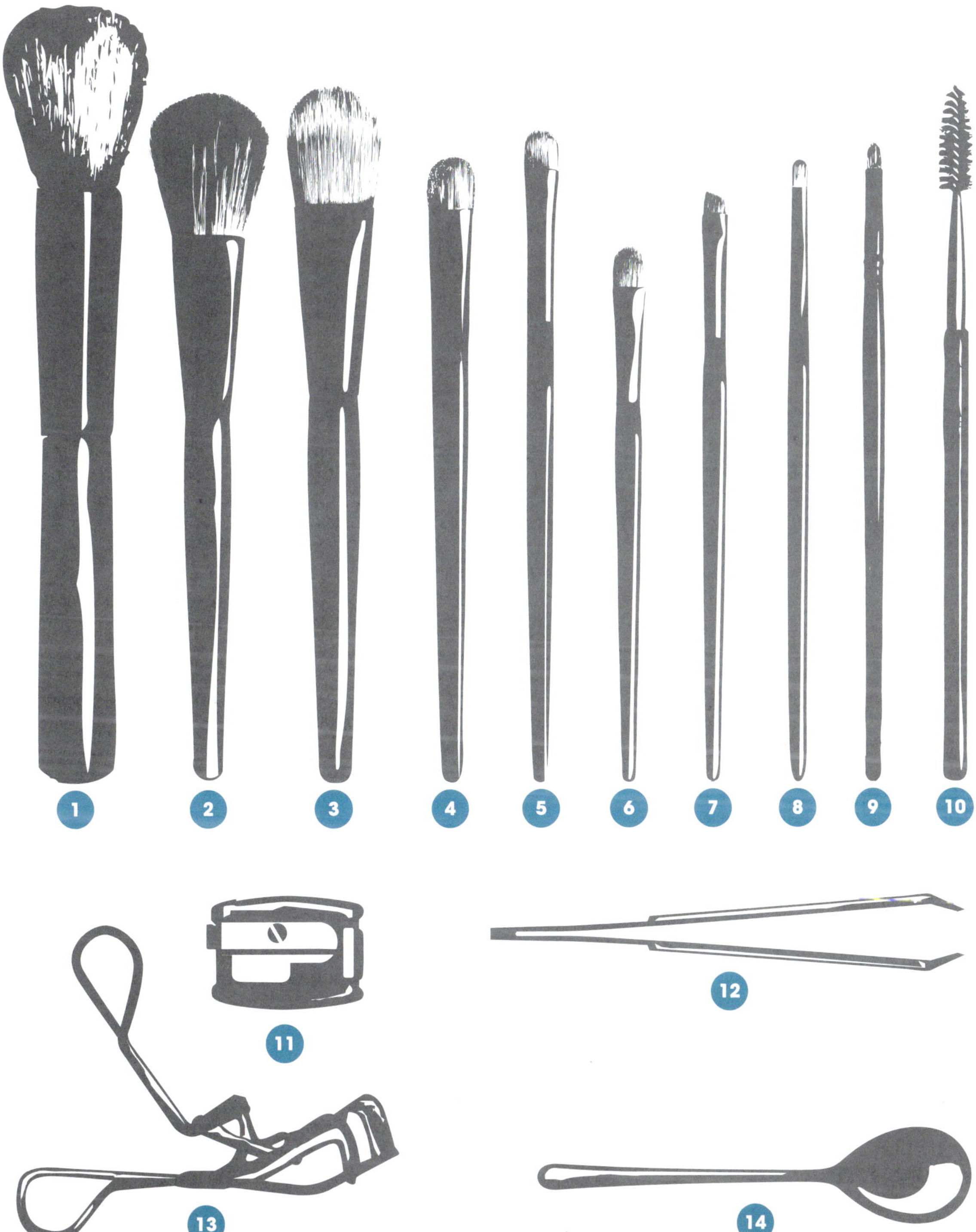
1
2
3
4
5
6
7
8
9
10
11
12
13
14

PRODUTOS

Os dez produtos listados a seguir compõem um ótimo kit básico de maquiagem. Você não precisará de mais do que quatro itens para conseguir a maioria dos looks mostrados neste livro.

/1 MÁSCARA

É usada em quase todos os estilos de maquiagem, tanto para obter um visual natural quanto para criar um glamoroso. Um aplicador curvo é adequado para cílios curtos, já que alcança até os fios menores e mais finos. O que tem forma de pente permite a separação perfeita deles. As escovas redondas e compactas fazem com que os cílios pareçam grossos e volumosos. Não limpe o aplicador na borda da embalagem: use um lenço de papel e evite que as pequenas "bolinhas" acumuladas na borda passem para seus olhos.

/2 LÁPIS PARA OLHOS

Serve para fazer traços suaves ou espessos nas linhas dos cílios superiores e inferiores. Os macios são mais fáceis de remover. É um item fundamental para criar olhos esfumados.

/3 DELINEADOR

Líquido ou em gel, tem uma ponta fina que permite traçar linhas precisas. Depois de um pouco de prática, não é difícil usá-lo. A melhor maneira de aplicá-lo está na p. 88.

/4 SOMBRA

Há muitas texturas diferentes. A cor da sombra em pó é mais intensa. A cremosa é fácil de aplicar e tem brilho suave.

/5 LÁPIS PARA LÁBIOS

Escolha um que combine com a cor dos seus. Use-o para reduzir ou aumentar sutilmente o tamanho dos lábios, ou para corrigir pequenas imperfeições do contorno, como mostrado na p. 102.

/6 BATOM

Aplique com o dedo ou com um pincel, para maior precisão - o método utilizado permite variar a intensidade da cor.

/7 BASE

Está disponível em forma líquida, em pó ou em musse. Aplique a base com os dedos, uma esponja ou um pincel e suavize com cuidado para que o produto se mescle com perfeição ao tom da pele. Como este pode mudar mesmo com pouca exposição ao sol, convém ter dois tons para variar quando necessário.

/8 CORRETIVO

Esse é um dos produtos essenciais, pois muda a aparência de modo impressionante ao disfarçar imperfeições, manchas e olheiras. Escolha um tom mais claro que a cor natural da sua pele.

/9 PÓ

O translúcido firma a base, proporcionando um acabamento opaco. O pó colorido é usado para sombrear.

/10 BLUSH

Seja na forma de creme, pó ou bronzer, propicia ao rosto um look vibrante e esculpe o contorno das feições. A escolha do estilo de maquiagem determina se o efeito deve ser discreto ou marcante. Na p. 34 há dicas sobre como aplicá-lo em cada tipo de rosto.

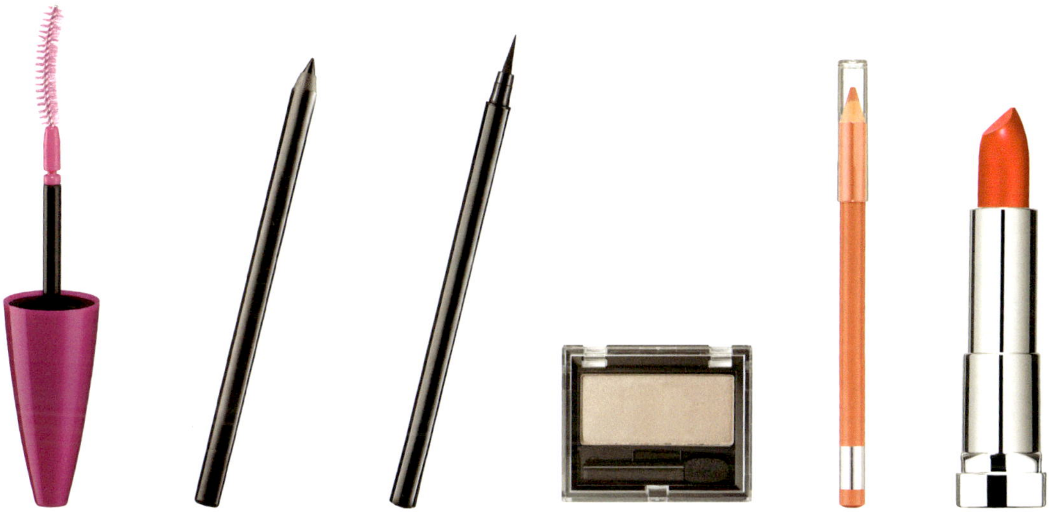

1 2 3 4 5 6

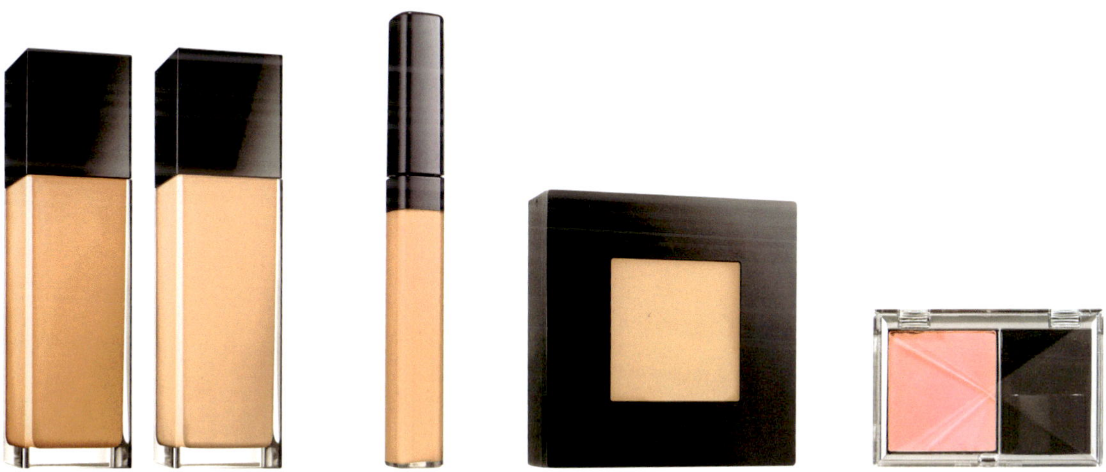

7 8 9 10

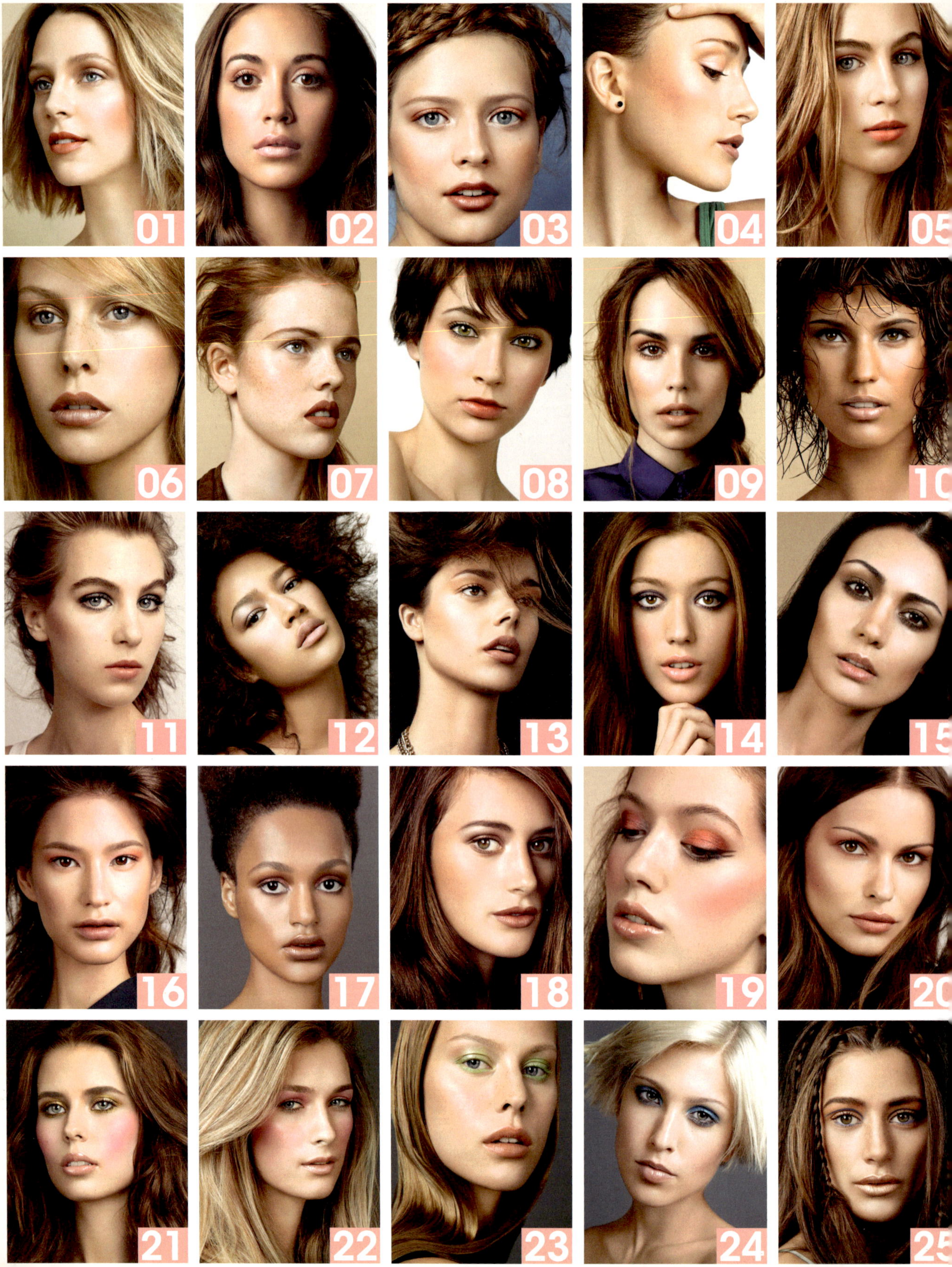
01
02
03
04
06
07
08
09
11
12
13
14
16
17
18
19
21
22
23
24

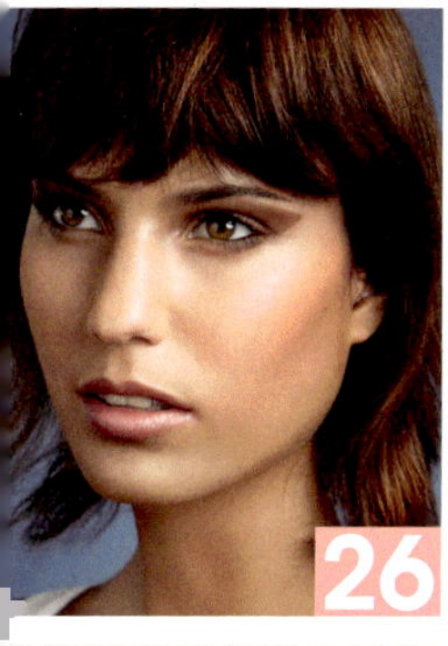
26
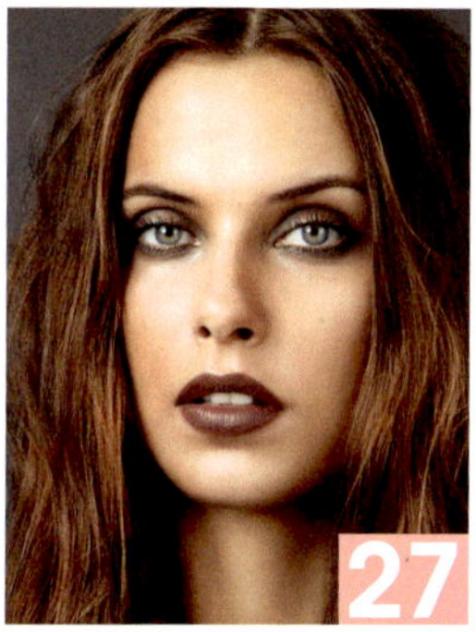
27
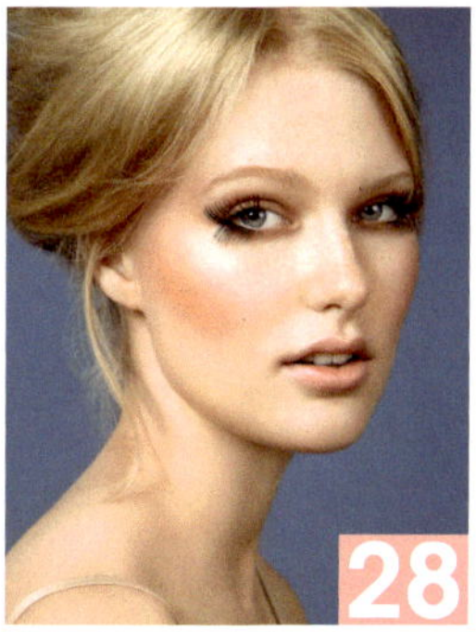
28
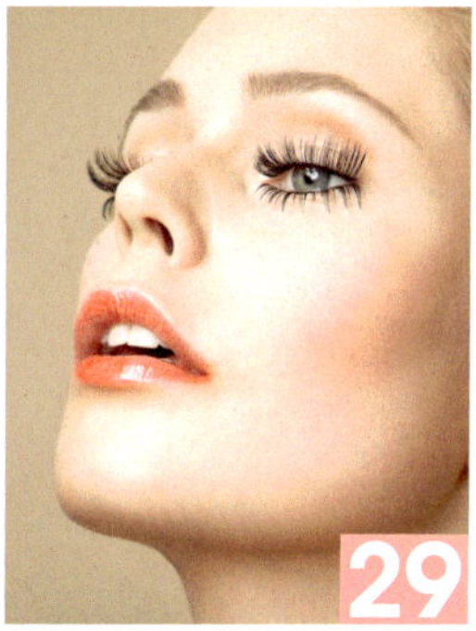
29
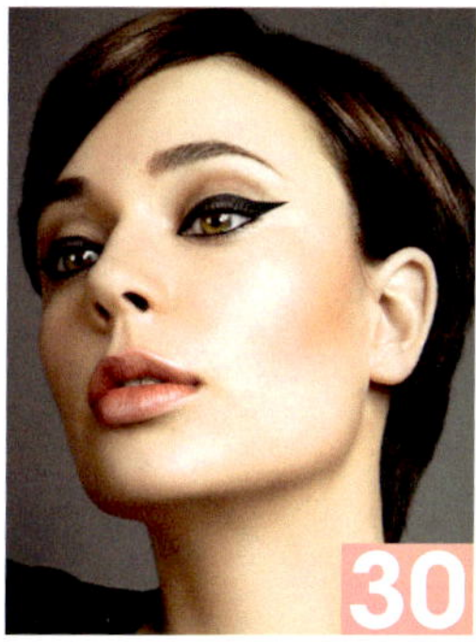
30
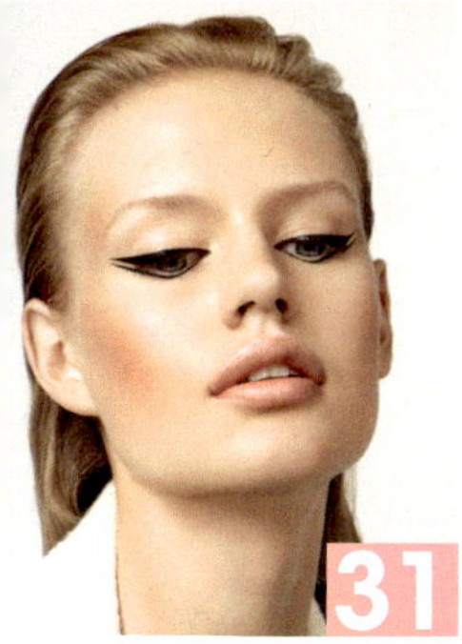
31
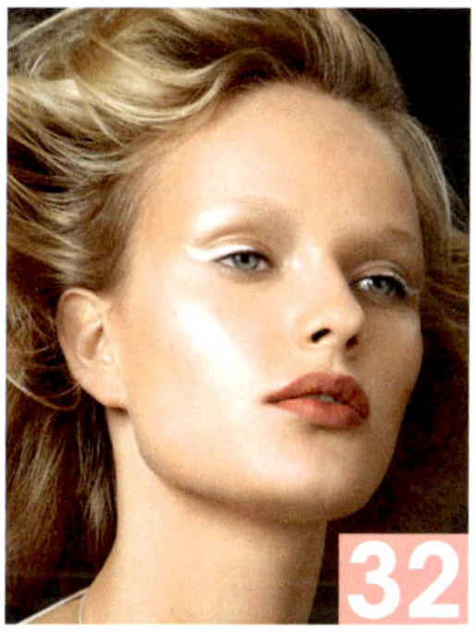
32
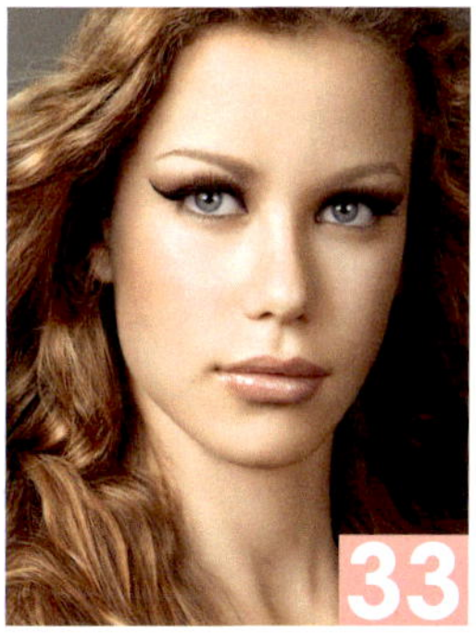
33
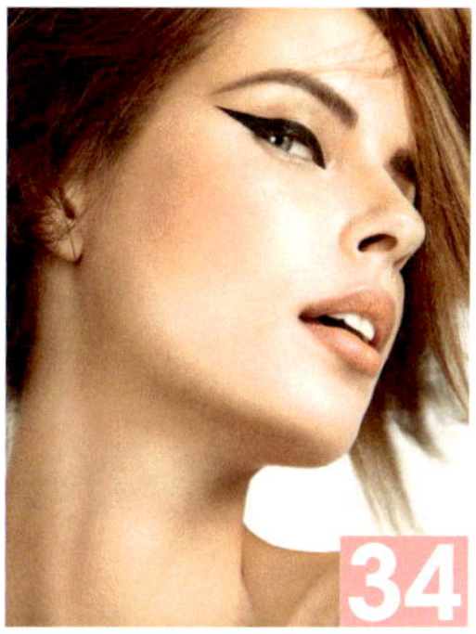
34
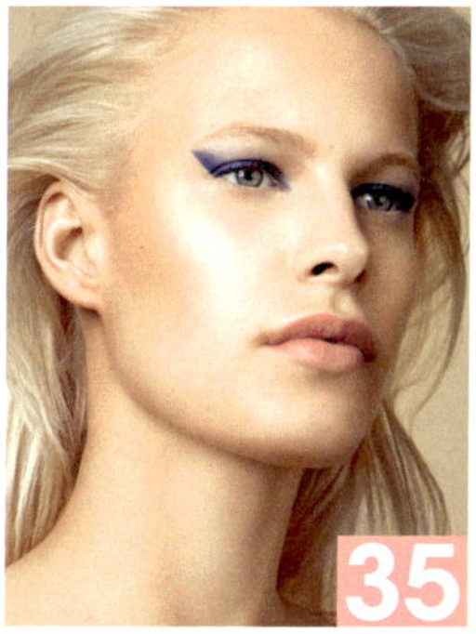
35
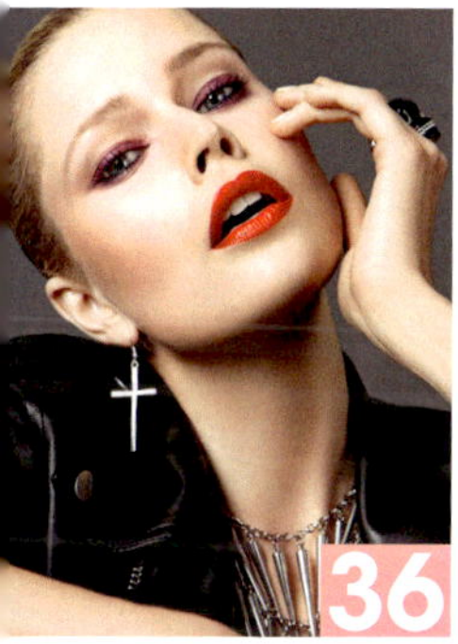
36
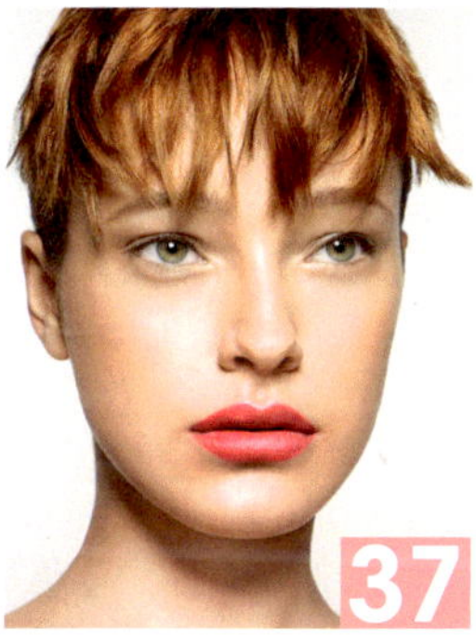
37
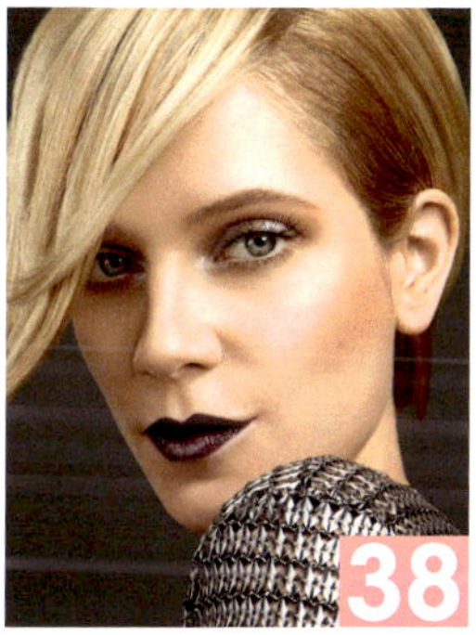
38
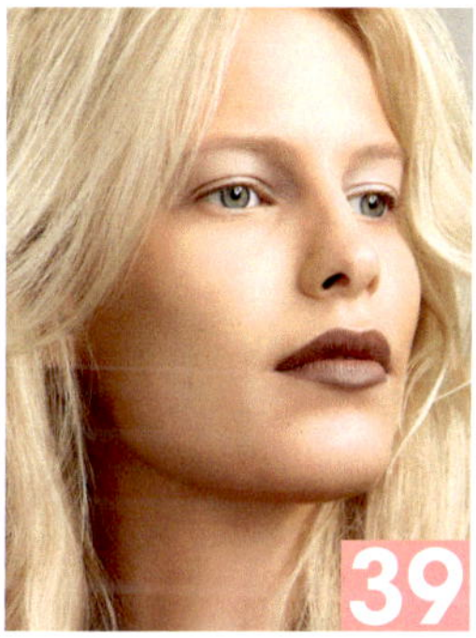
39
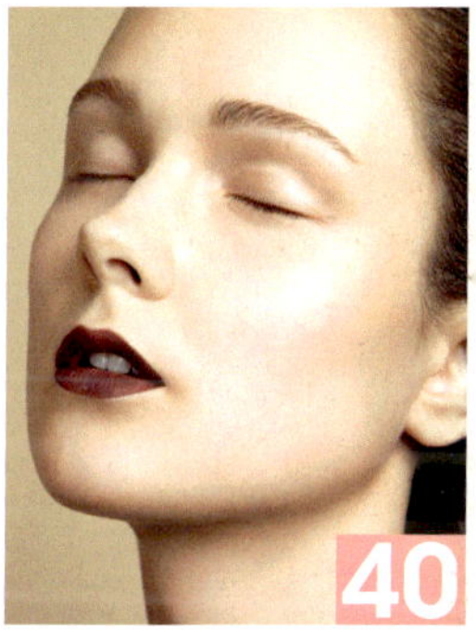
40
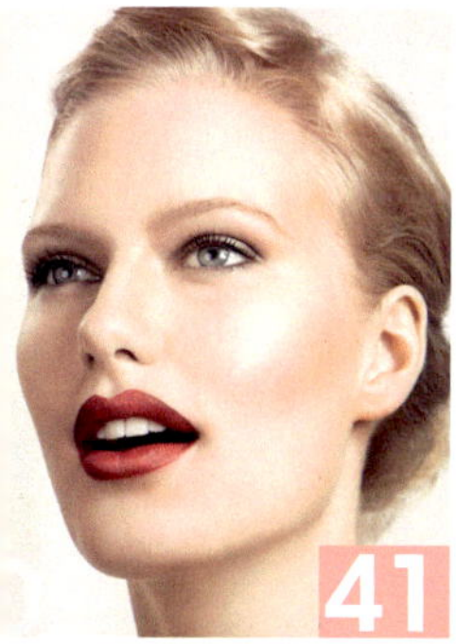
41
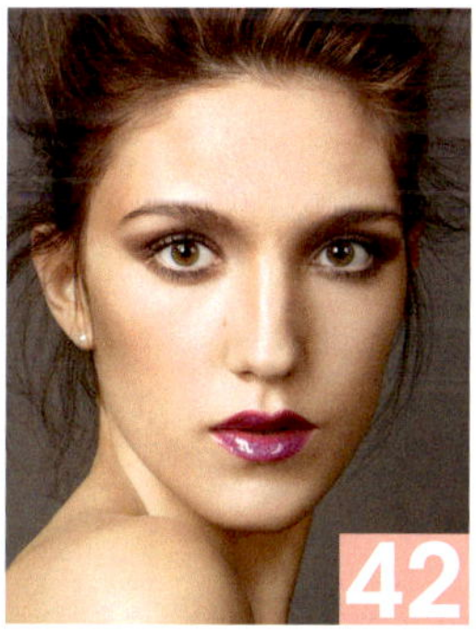
42
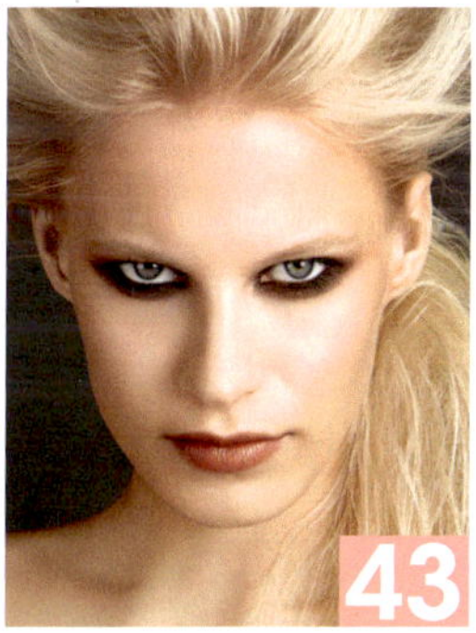
43
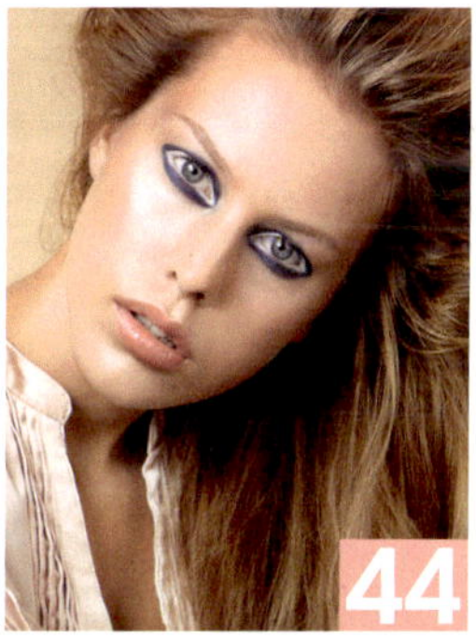
44
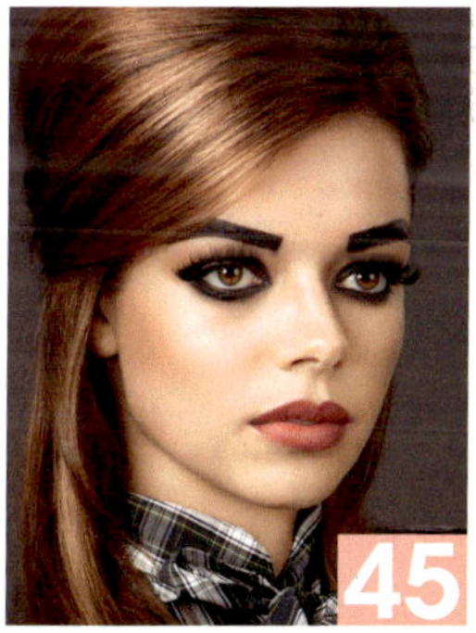
45
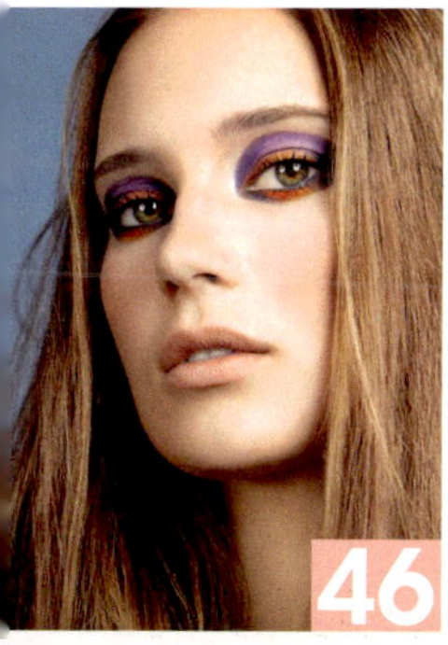
46
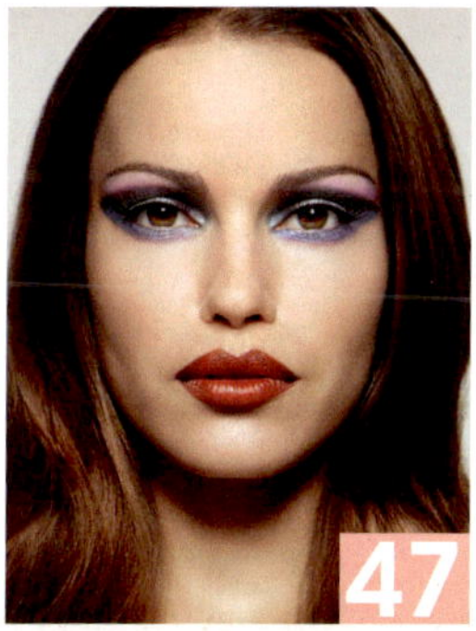
47
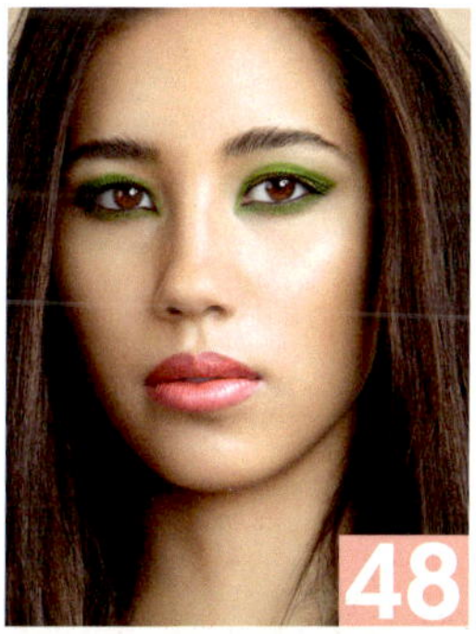
48
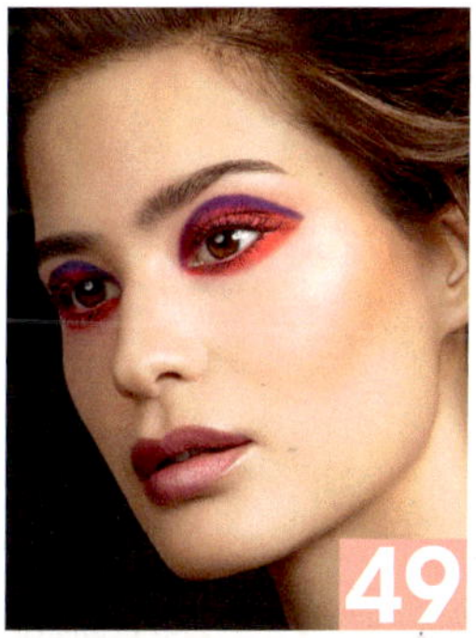
49
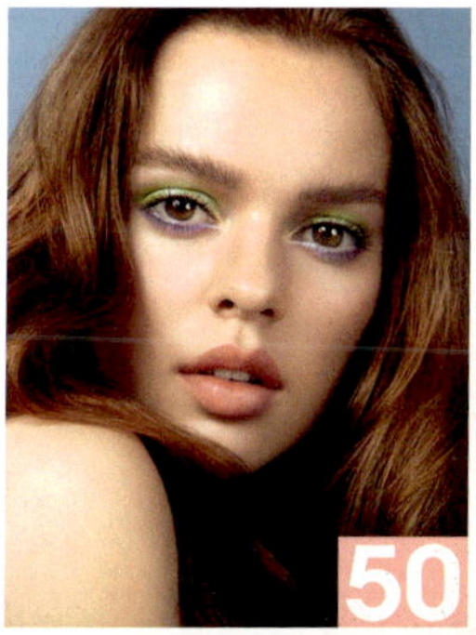
50

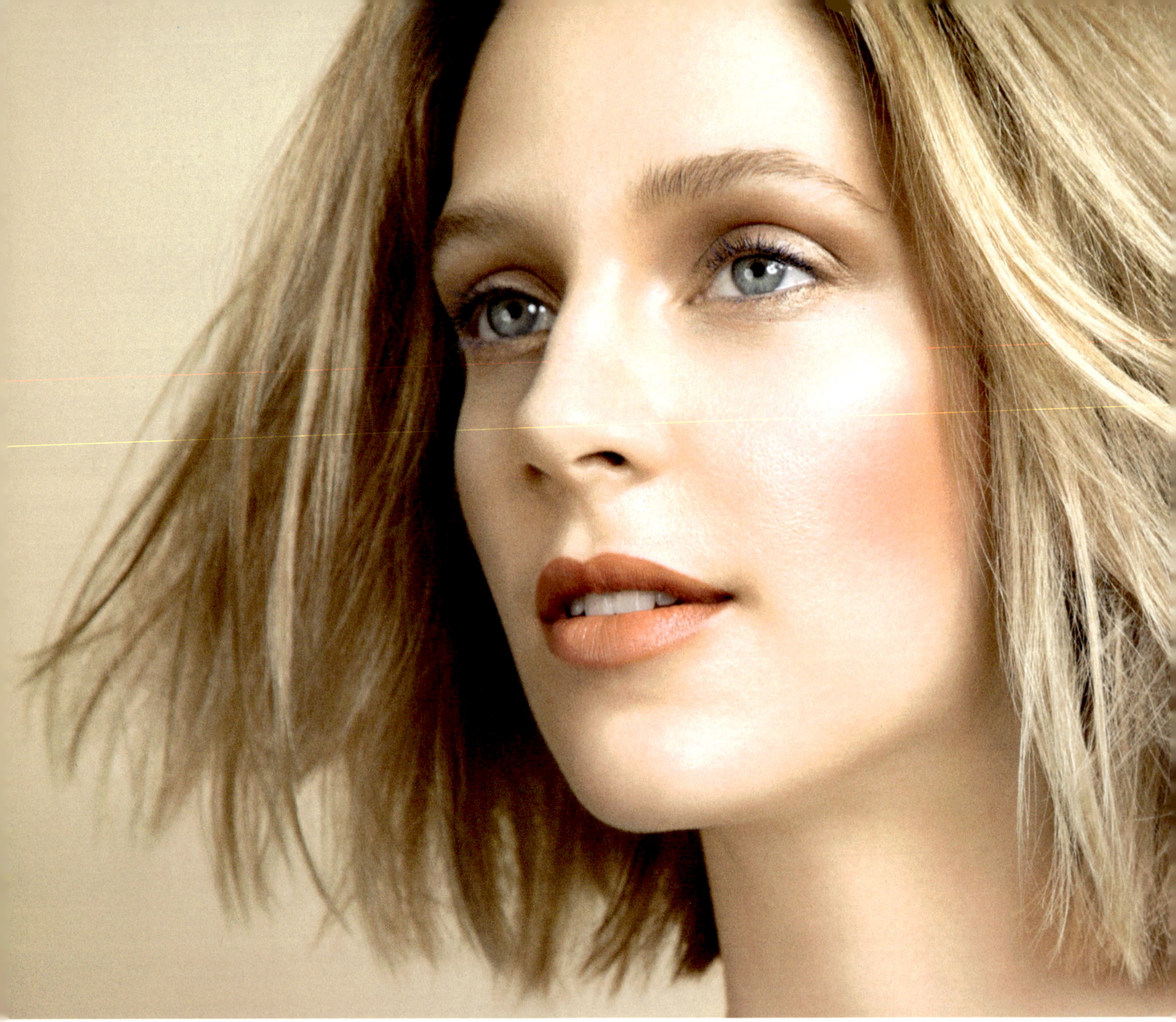

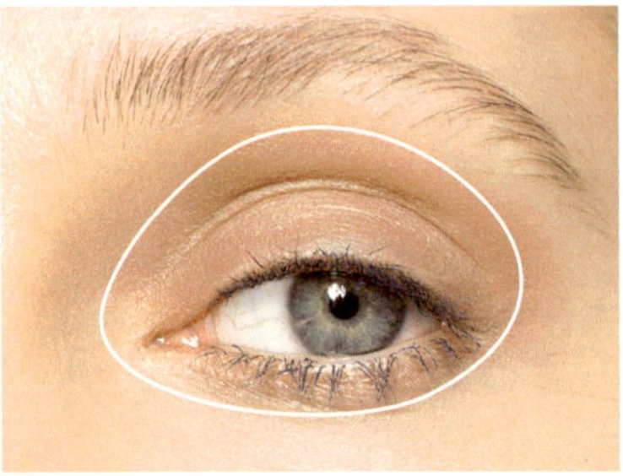

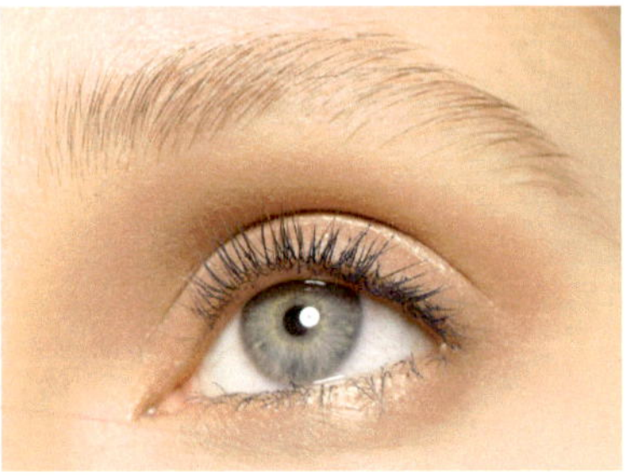

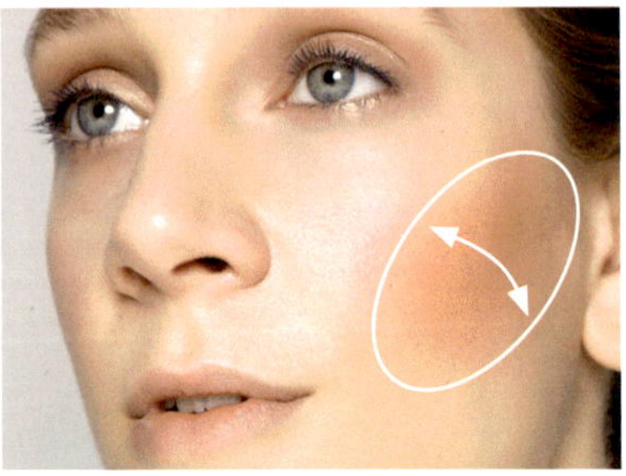

1. **SOMBRA**
Espalhe uma de tom levemente cintilante em volta dos olhos com um pincel arredondado. Suavize as bordas, esfumando-as.

2. **MÁSCARA**
Escove os cílios para eliminar todas as partículas de sombra. Molde-os com um curvador e depois aplique a máscara para realçá-los.

3. **BLUSH**
Passe sob as maçãs do rosto e espalhe para os lados. Comece com um pouco do produto – só use mais se não gostar do primeiro resultado.

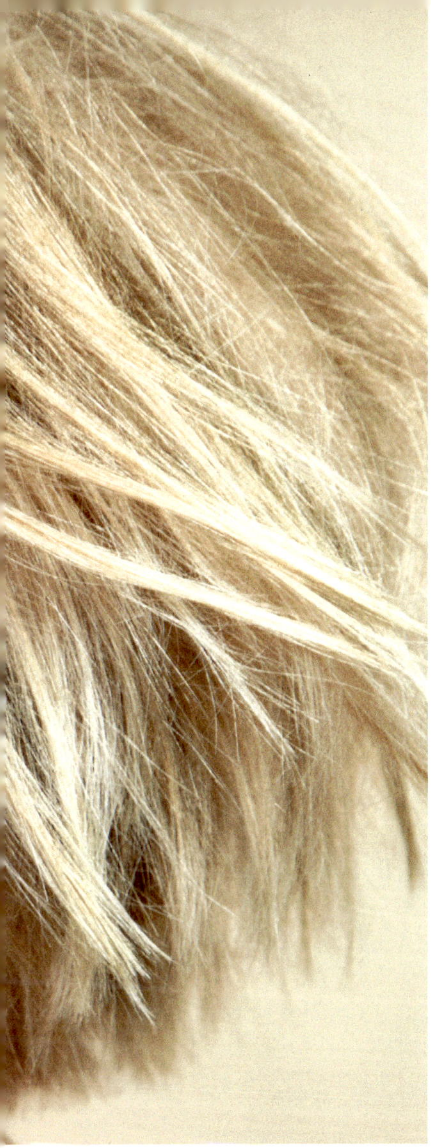

ACESSÓRIOS:

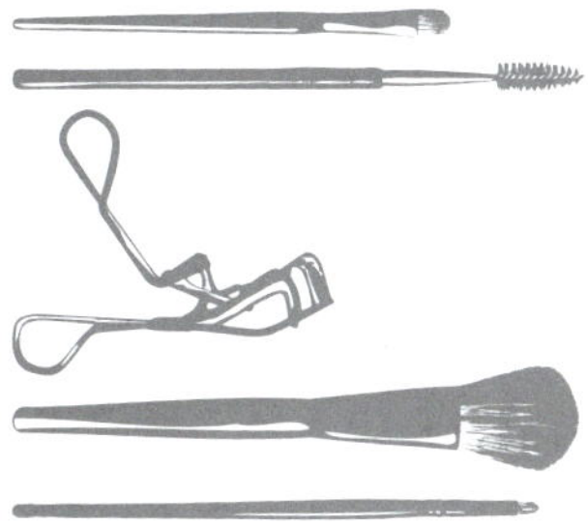

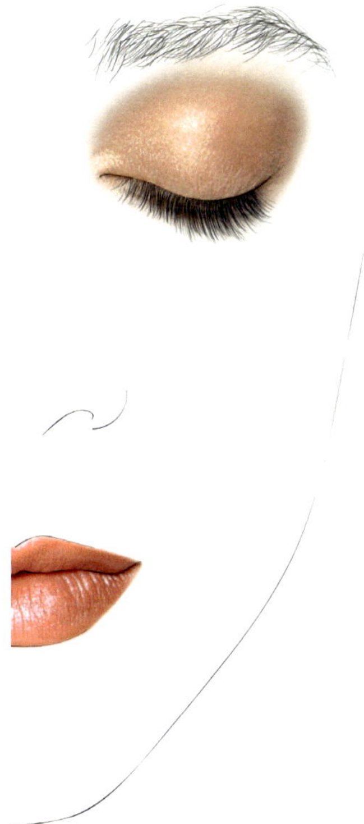

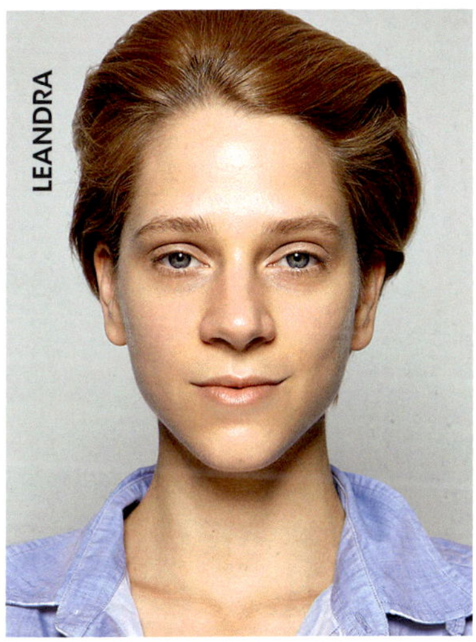

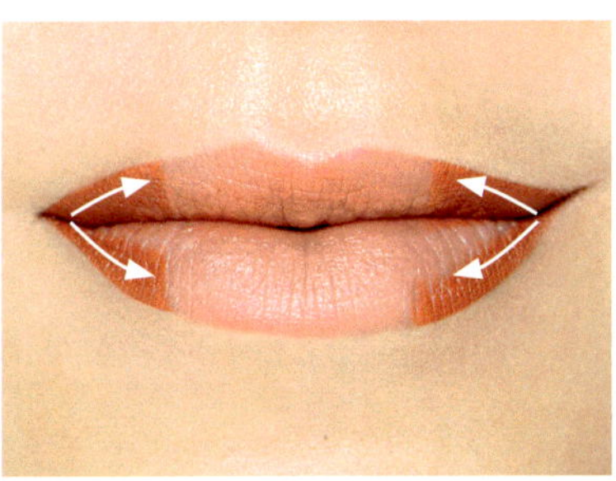

4. LÁPIS PARA LÁBIOS

Contorne primeiro o formato exato do canto dos lábios. Pequenos erros podem ser corrigidos em uma segunda etapa.

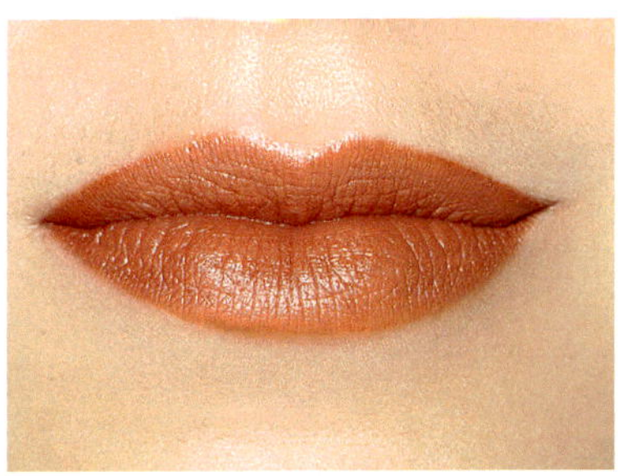

5. BATOM

Pinte os lábios dentro da linha de contorno com um pincel. Para a cor durar mais, retire o excesso, passe um pouco de pó e reaplique o batom.

/DICA: Dê batidinhas com o dedo na sombra, depois faça o mesmo nas pálpebras e suavize o efeito usando um pincel. Como é difícil retirar excessos, comece com uma pequena quantidade e complemente depois, conforme a necessidade. Se achar que ficou com sombra demais nas bordas da pálpebra, uniformize com o dedo.

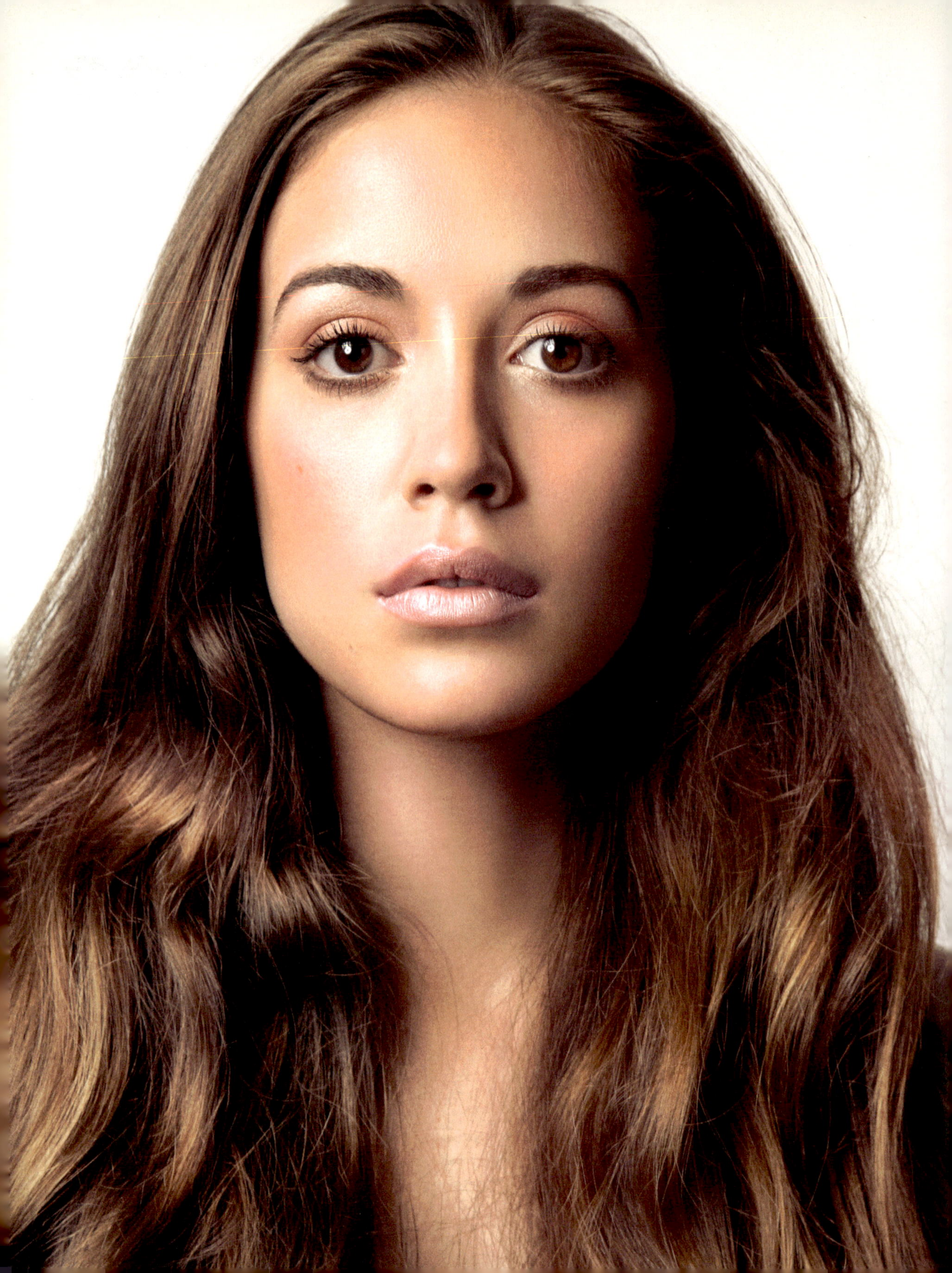

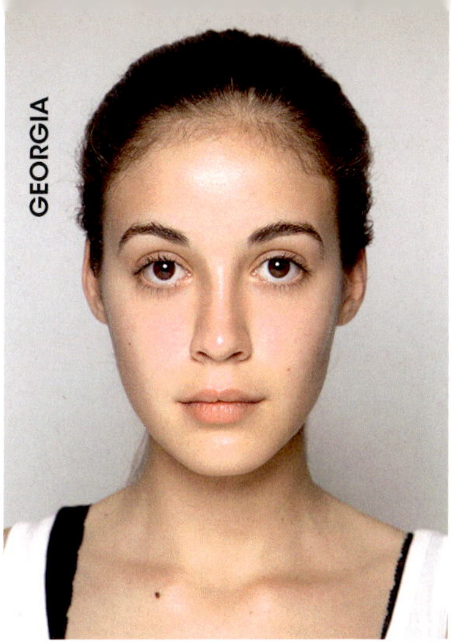

DISCRETA PARA TRABALHAR/02

ACESSÓRIOS:

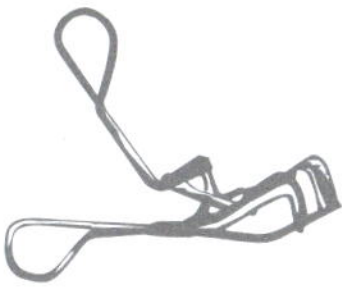

Para obter o melhor resultado ao aplicar a máscara, confira se está usando a técnica certa.

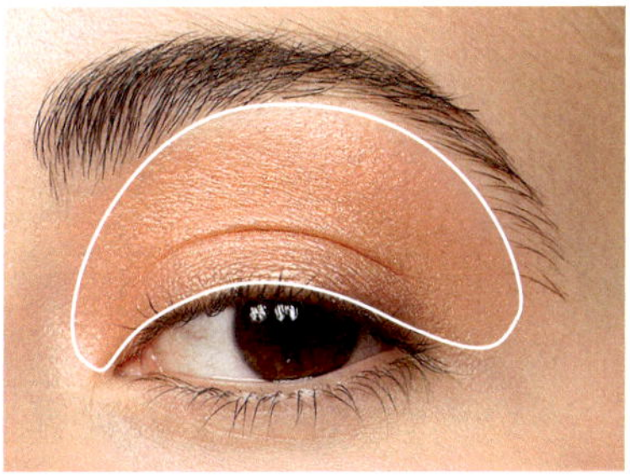

1. SOMBRA

Cubra a pálpebra inteira com um tom de bronze, usando um pincel grande. Depois, esfume nos cantos.

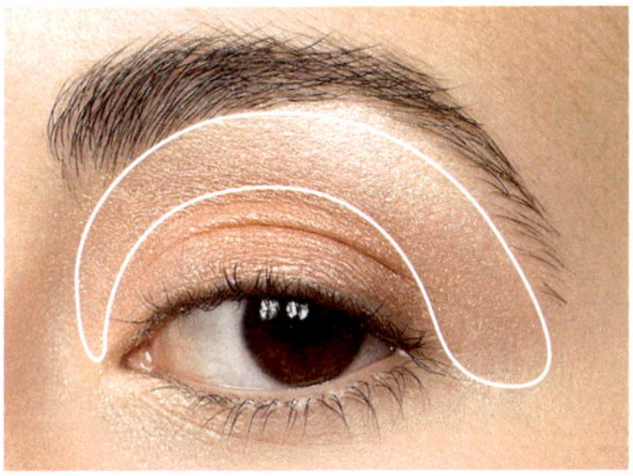

2. REALCE

Espalhe sombra clara diretamente sob a curva da sobrancelha. Pincele em direção aos cantos interno e externo dos olhos. Não deixe nenhum trecho de pele aparecer entre as duas cores.

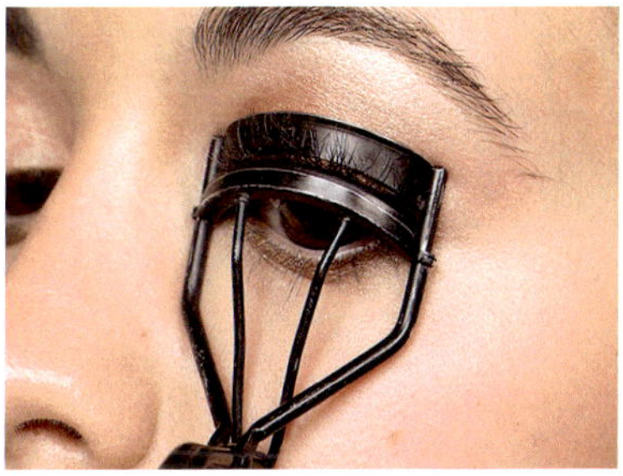

3. CÍLIOS

Molde-os antes de usar a máscara. Posicione o curvador na linha dos cílios e pressione. Abra-o, posicione-o na metade do comprimento dos cílios e pressione de novo.

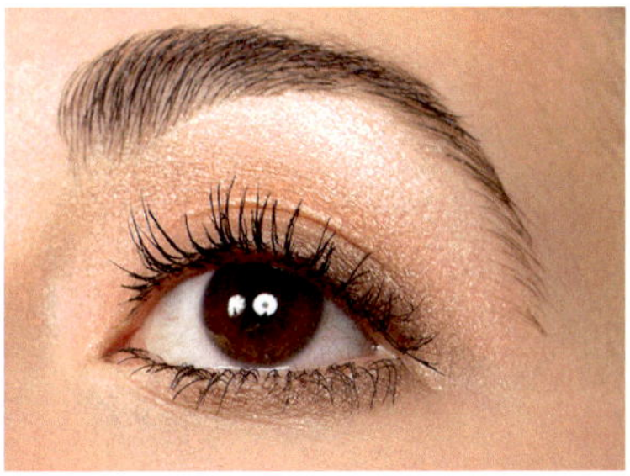

4. MÁSCARA

Aplique algumas camadas na linha dos cílios e só depois nas pontas, para erguê-los. Lembre-se de cobrir também os fios mais finos nos cantos dos olhos.

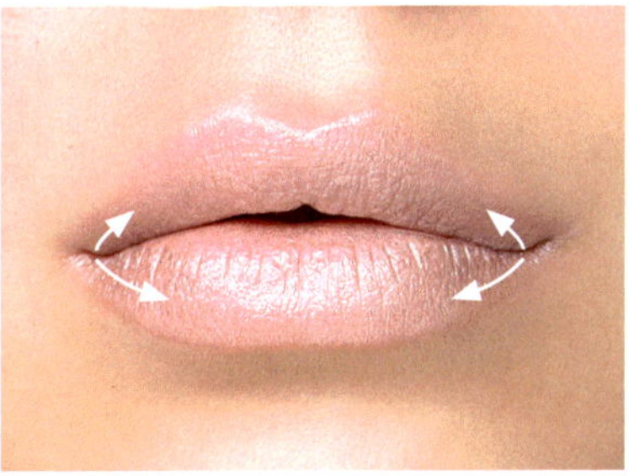

5. BATOM

O tom rosa com brilho perolado combina perfeitamente com a iluminação cintilante das pálpebras. Aplique com o dedo, dos cantos externos ao centro dos lábios.

/DICA: Primeiro, passe a máscara com a ponta do aplicador nos cílios mais finos dos cantos externo e interno dos olhos. Para alcançar até os menores, levante a pálpebra com o dedo. Esse passo muitas vezes é esquecido, mas faz muita diferença. Depois, aplique três ou quatro camadas junto à linha dos cílios. A seguir, cubra as pontas, e só então faça um movimento em todo o comprimento. Você se surpreenderá com o resultado.

TÉCNICAS BÁSICAS: BASE

Com esse produto é possível esculpir o rosto, brincando com os efeitos de luz e sombra. O ideal é ter duas: uma deve combinar com a cor de sua pele e a outra pode ser mais escura – um tom de verão e um de inverno.

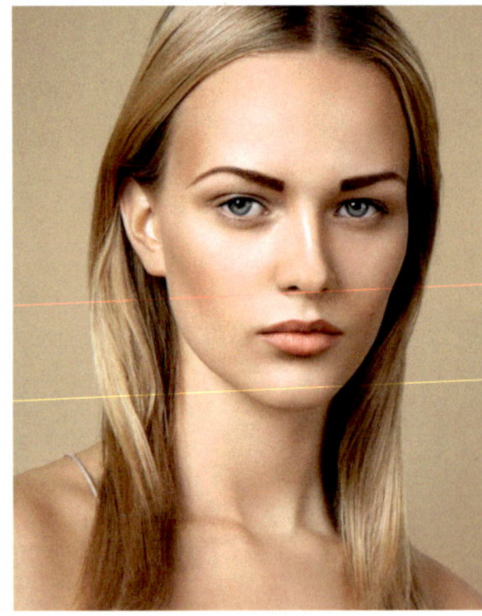

/PELE CLARA

ACESSÓRIOS:

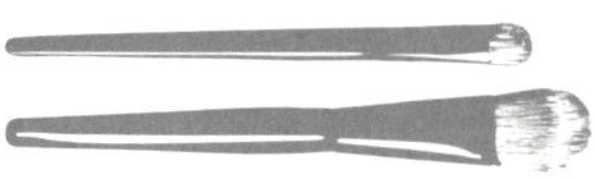

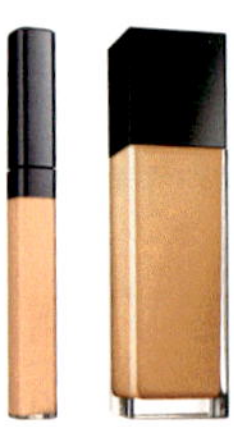

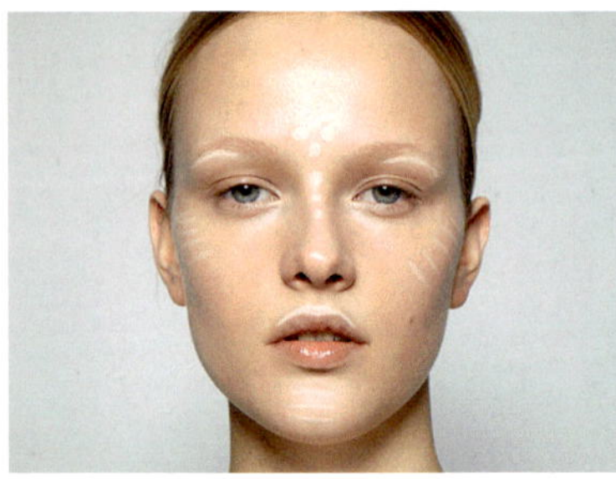

1. REALCE

Usando um pincel para corretivo, aplique o tom de base mais claro na testa, na raiz do nariz, no queixo, nas maçãs do rosto, acima do lábio superior e abaixo das sobrancelhas.

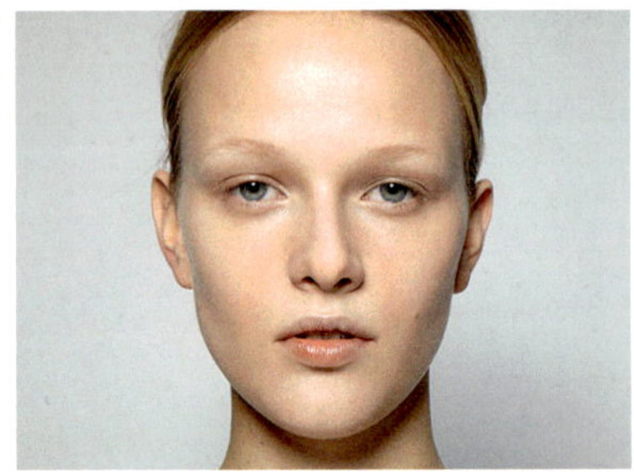

2. TONALIZE

Espalhe com delicadeza para que a cobertura se funda com o tom da pele, que ficará com aparência lisa e uniforme.

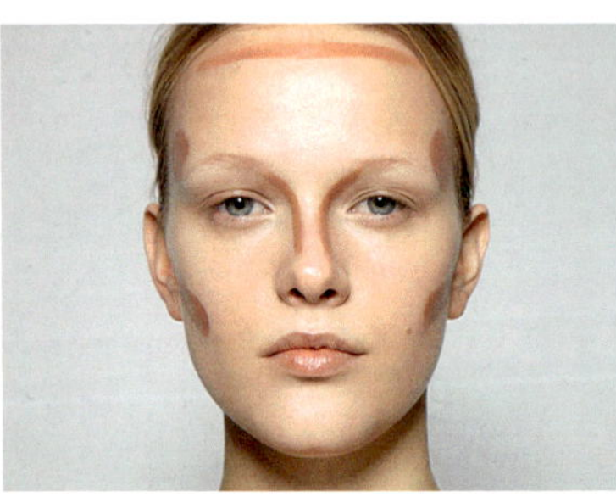

3. APLIQUE

O tom mais escuro é usado para contornar o rosto. Comece pelas sobrancelhas e desça até o topo das narinas. Depois aplique na testa, sob as maçãs do rosto e nas têmporas.

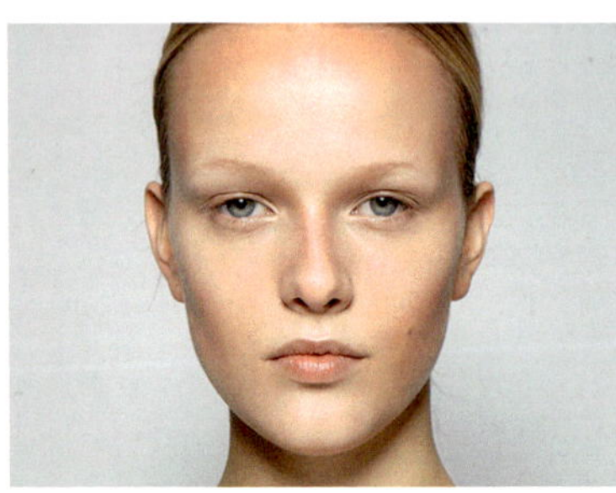

4. SOMBREIE

A seguir, uniformize essa cobertura com cuidado. A testa parecerá menor, e as maçãs do rosto, esculpidas. Trabalhe do centro da raiz do nariz para os lados.

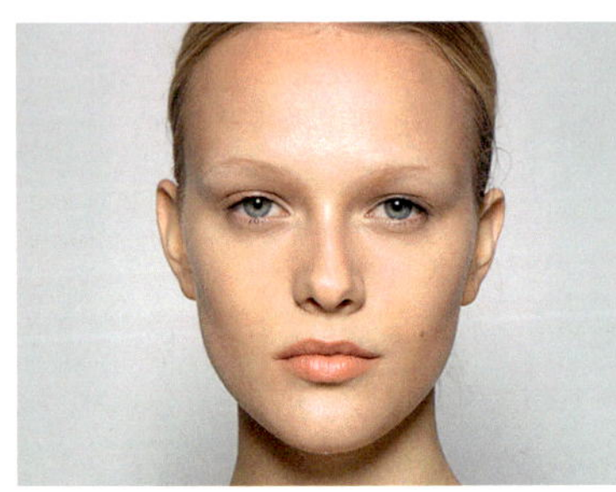

5. FINALIZE

Não deixe nenhuma marca visível. Os dois tons de base devem se fundir, criando um contorno perfeito para o rosto. Qualquer assimetria pode ser corrigida depois.

Não tenha pressa ao comprar a base. Experimente amostras na sua pele e observe a aparência delas após alguns minutos.

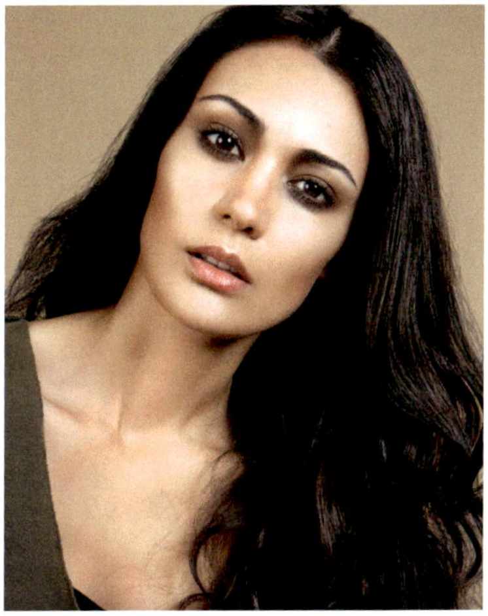

/PELE MORENA

ACESSÓRIOS:

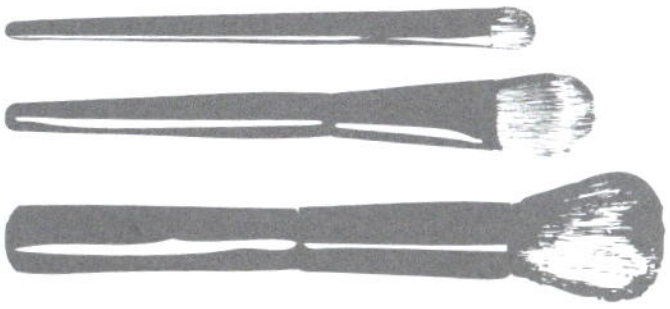

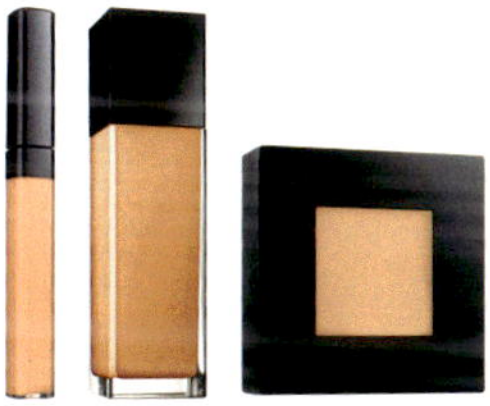

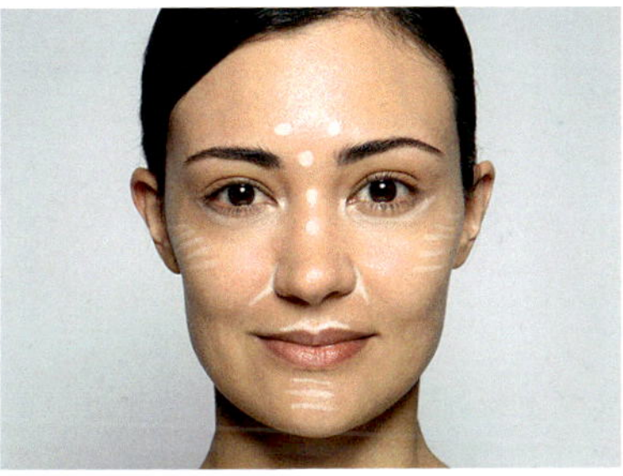

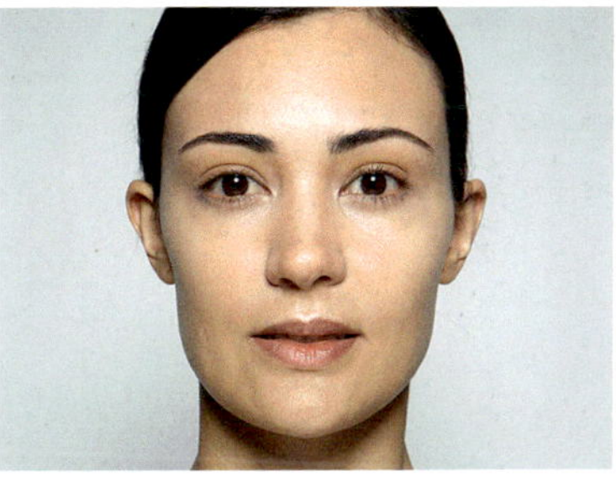

1. REALCE

Aplique a base mais clara no canto interno dos olhos, sob os olhos, no queixo, na testa, nas maçãs do rosto, acima do lábio superior e na raiz do nariz.

2. TONALIZE

Note como os olhos parecem mais vivos, o nariz mais estreito e os lábios mais definidos. Os pontos brilhantes na testa e no queixo criam ótimos reflexos.

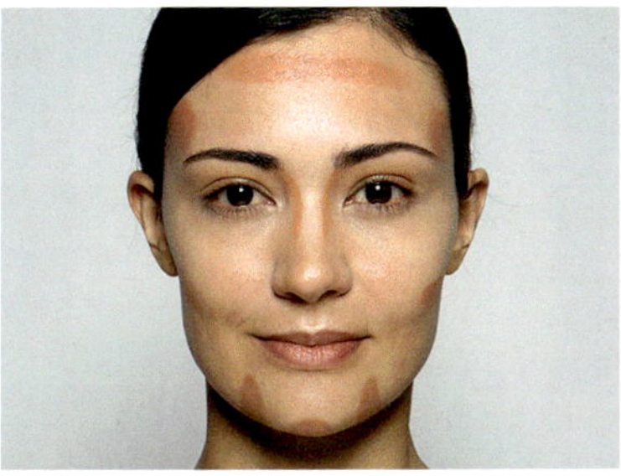

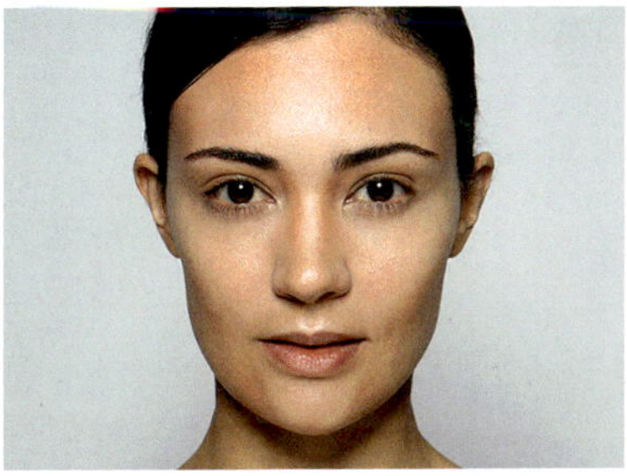

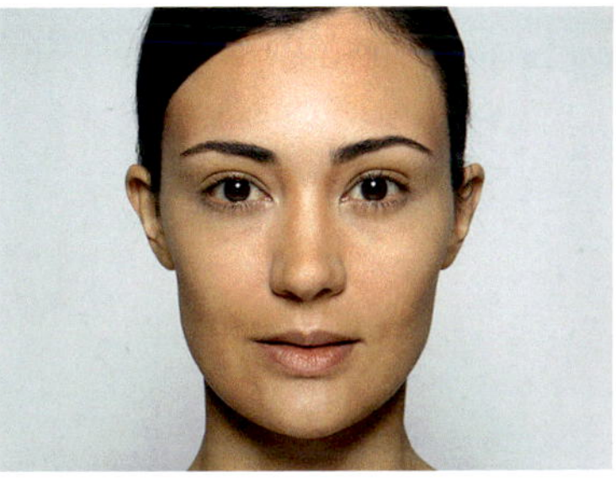

3. APLIQUE

A seguir, use o tom mais escuro de base para afinar o nariz, as maçãs do rosto e o queixo. A testa e as têmporas parecerão mais estreitas.

4. SOMBREIE

Uniformize os dois tons de base, trabalhando de dentro para fora do rosto. Observe o resultado e aplique um pouco mais de produto, conforme o efeito desejado.

5. FINALIZE

Para que o rosto fique equilibrado e com uma aparência natural, iguale os tons de base para torná-los invisíveis. Passe um pó translúcido para terminar.

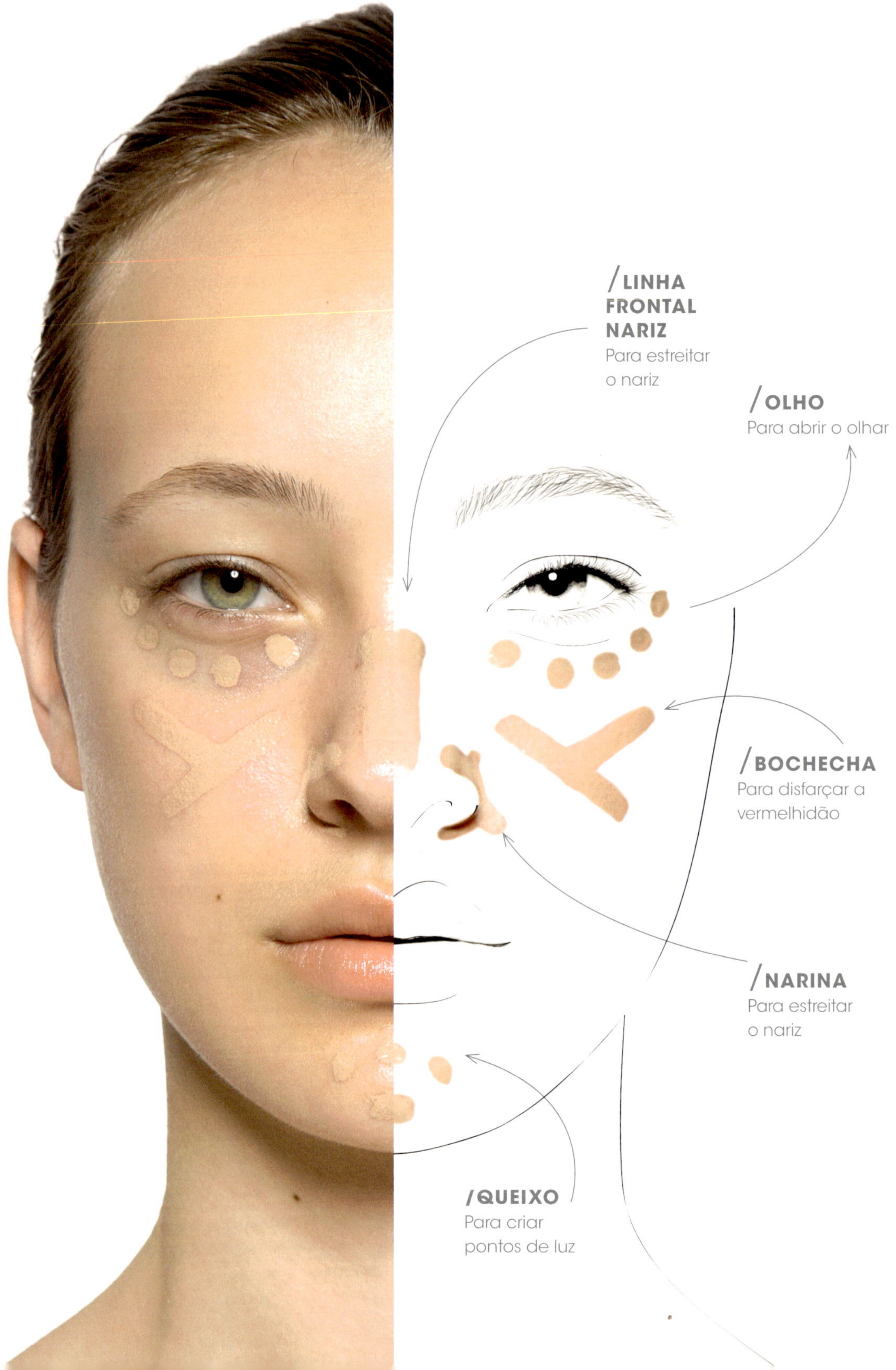
/LINHA FRONTAL NARIZ
Para estreitar o nariz
/OLHO
Para abrir o olhar
/BOCHECHA
Para disfarçar a vermelhidão
/NARINA
Para estreitar o nariz
/QUEIXO
Para criar pontos de luz

TÉCNICAS BÁSICAS: CORRETIVO

É importante escolher o tom certo para você. Para descobrir qual é, aplique um pouquinho de diversos tons no canto externo do olho. Escolha um que combine perfeitamente com a cor da sua pele.

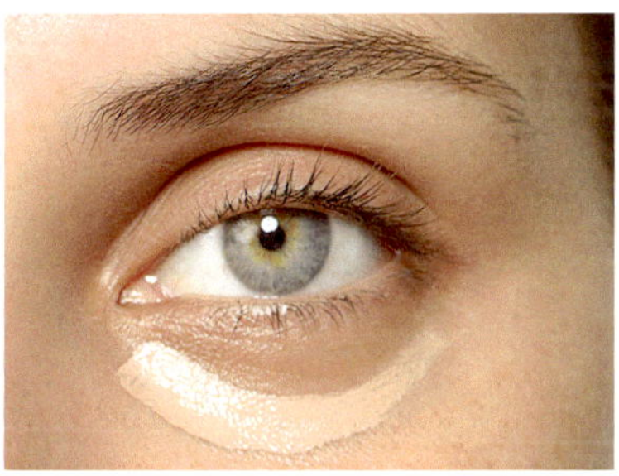

1. **OLHO**
Aplique o corretivo sob os olhos, com a ponta do dedo e dando batidinhas suaves. Não se esqueça de passar também nos cantos interno e externo dos olhos.

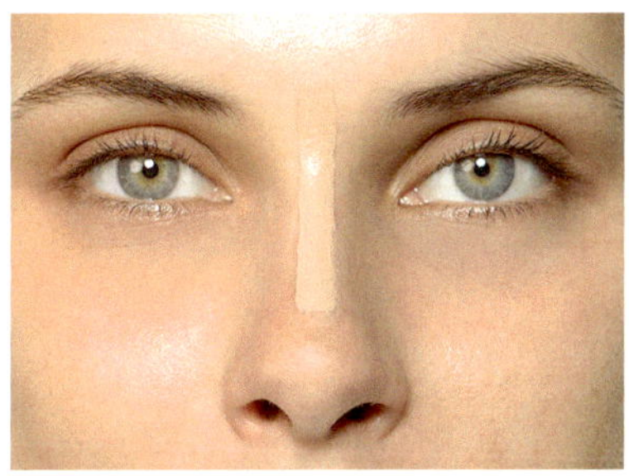

2. **LINHA FRONTAL DO NARIZ**
O corretivo não só uniformiza o tom de pele, mas também "esculpe" as formas. Aplique a partir desse ponto, mas não leve a linha até o fim – isso faz o nariz parecer mais longo.

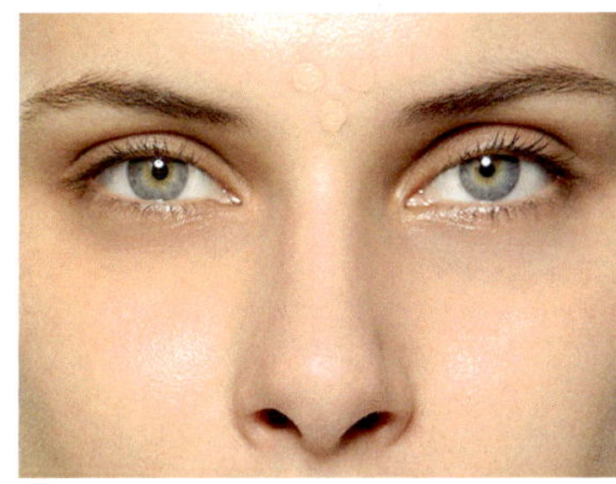

3. **TESTA**
Para dar vida ao rosto, aplique corretivo abaixo do centro da testa e espalhe com delicadeza.

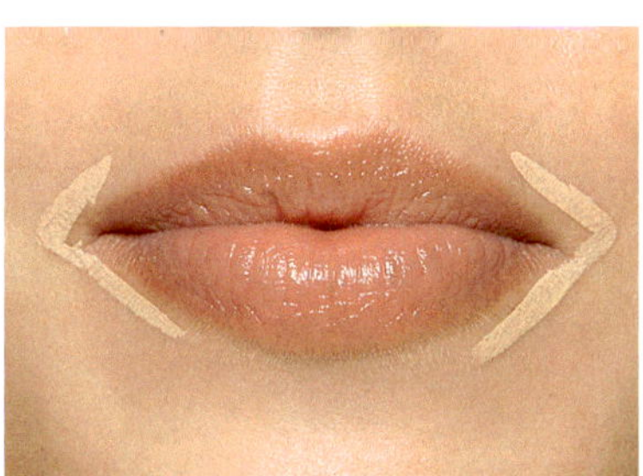

4. **CANTO DOS LÁBIOS**
Aplique corretivo na região. Espalhe para uniformizar o tom, dos cantos até a parte superior dos lábios. Isso define o contorno deles e os faz parecer mais cheios.

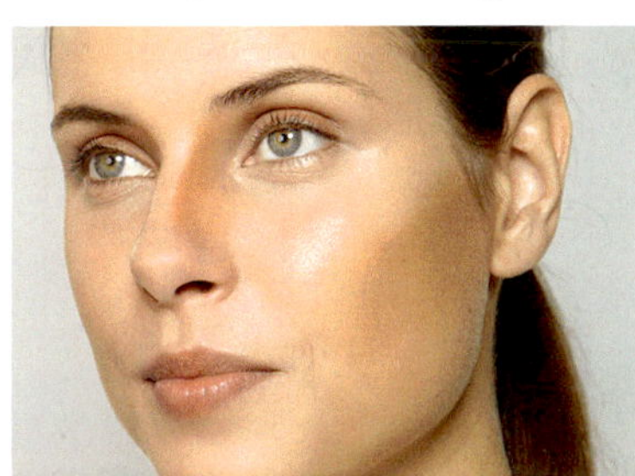

5. **CONTORNO**
Para definir a forma do rosto, passe um tom mais escuro de corretivo nas laterais do nariz e nas maçãs.

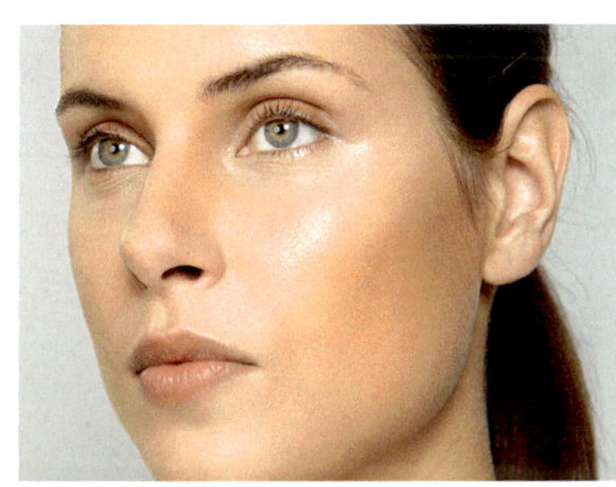

6. **APLICAÇÃO**
Agora, com delicadeza, uniformize o tom do corretivo, espalhando-o para baixo. Não exagere nos movimentos, para não retirar o produto nem a correção que ele proporciona.

03 \ TOQUE ROMÂNTICO

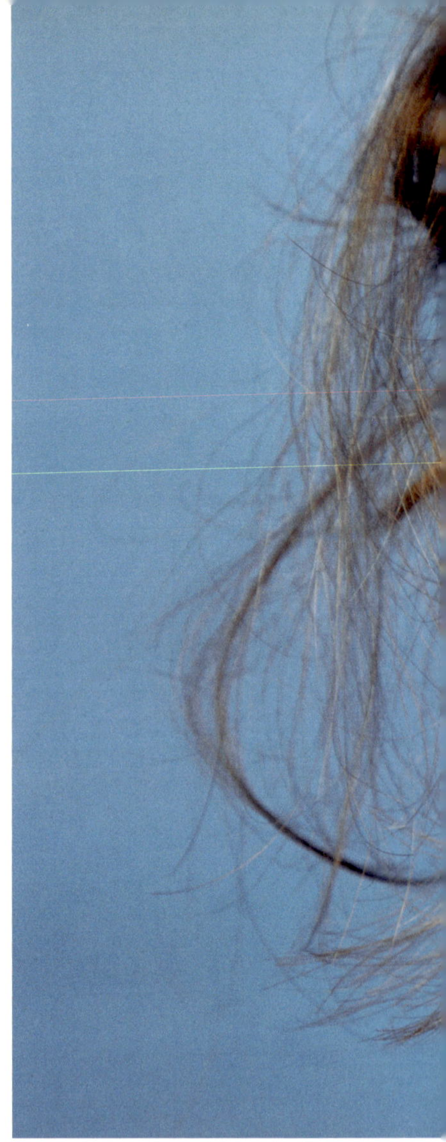

ACESSÓRIOS:

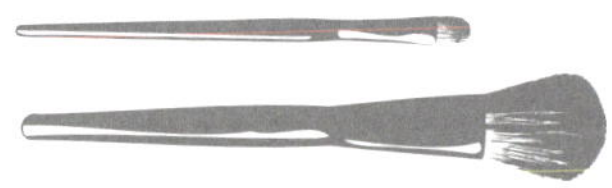

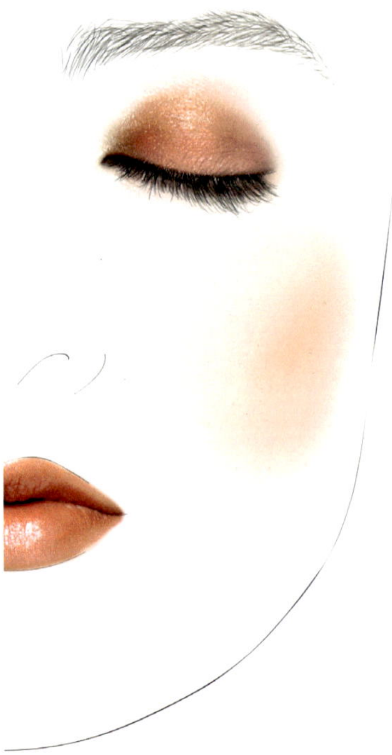

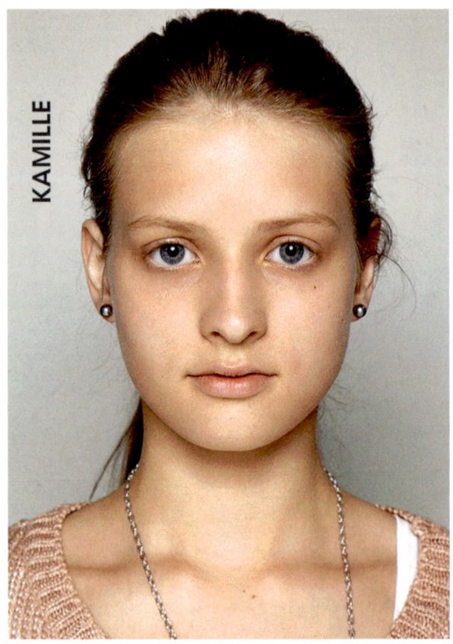

/ DICA: Para conseguir esse look natural, passe um pouco de blush e espalhe com cuidado. Tons delicados de rosa combinam com quem tem pele clara e cabelos loiros ou castanhos. Tons de marrom--claro são ideais para quem tem pele, cabelos e olhos mais escuros.

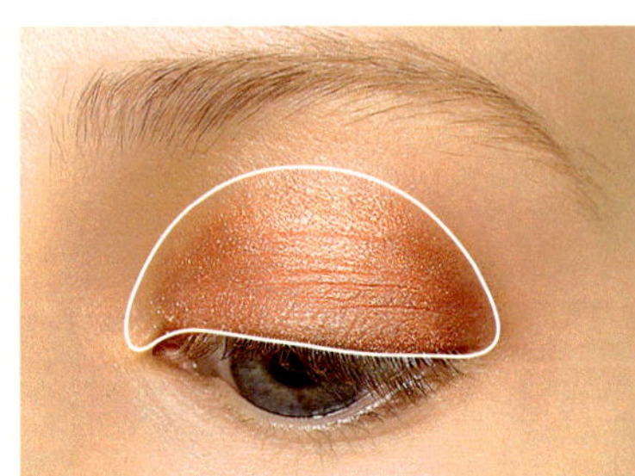

1. SOMBRA

Aplique com um pincel largo e arredondado na pálpebra superior. Quando o olho estiver aberto, a cor deve ficar visível. O ponto mais alto deve ficar na altura da pupila.

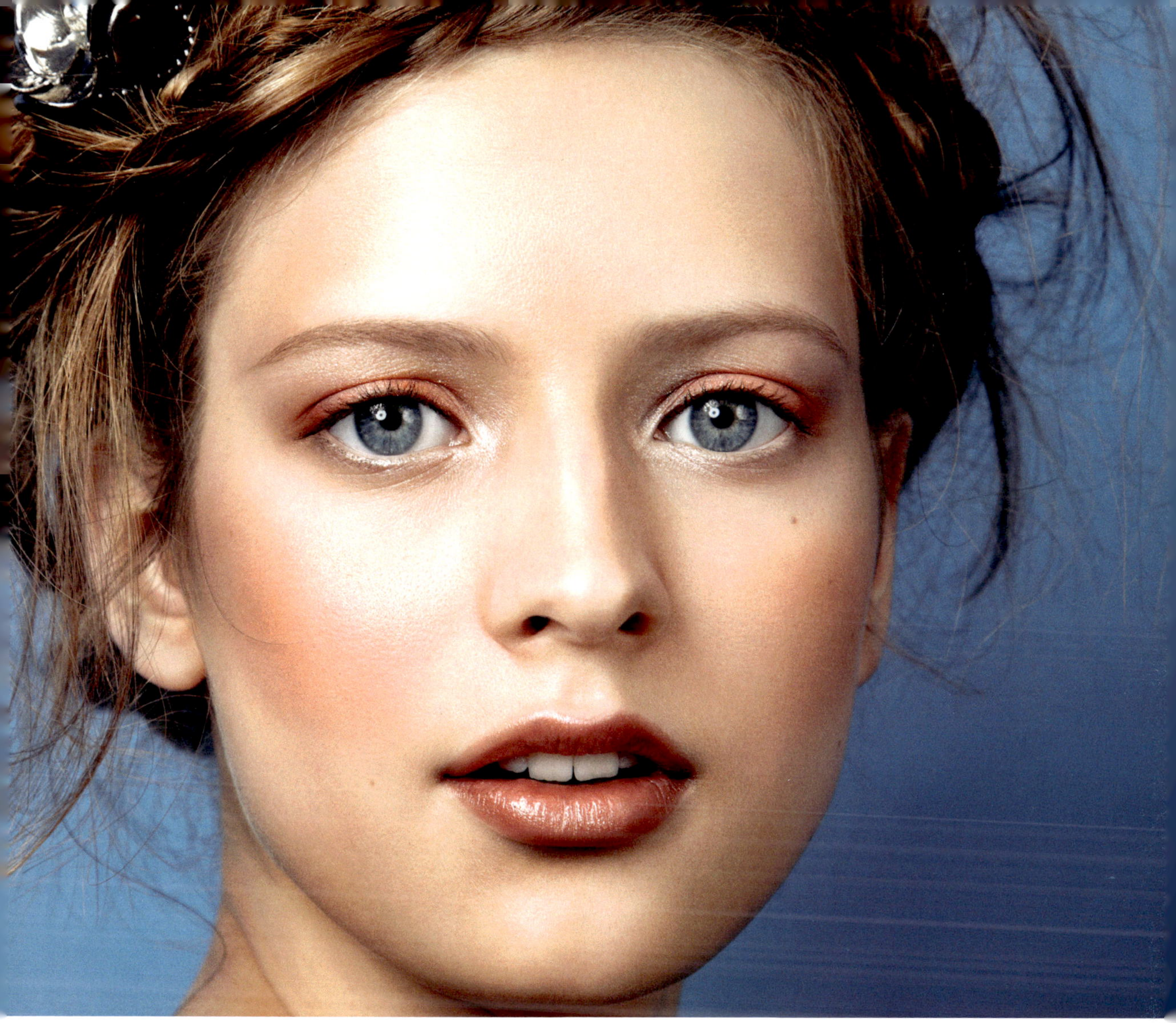

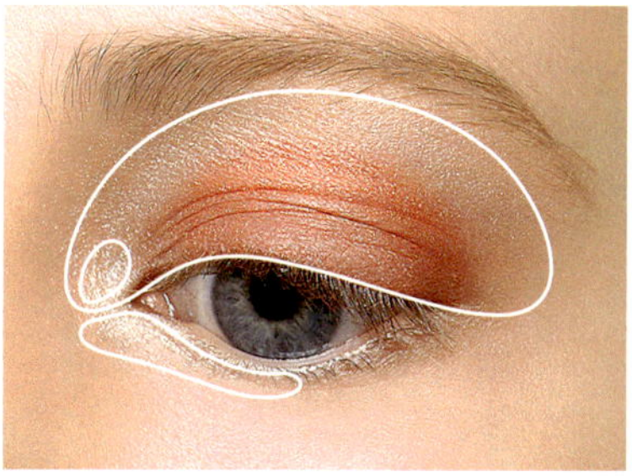

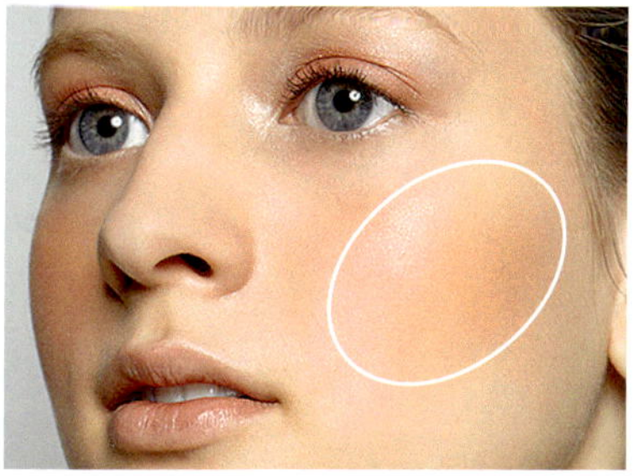

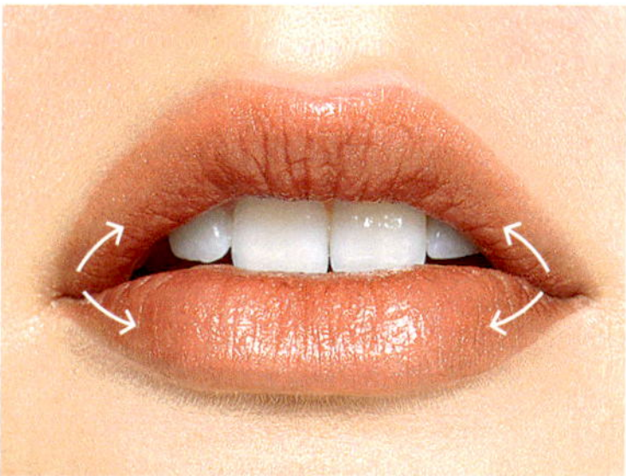

2. REALCE

Ilumine o canto interno do olho com um tom mais claro de sombra. Aplique depois na pálpebra inteira e espalhe até a linha da sobrancelha. Passe ao longo da linha dos cílios inferiores a partir do canto interno, apenas até a altura da pupila

3. BLUSH

Aplique a versão em pó até o centro das maçãs do rosto, espalhe para cima até a linha dos cabelos, depois para baixo suavizando os limites. Esfume com o dedo se ficar uma linha marcada.

4. BATOM

Escolha um tom parecido com o dos lábios para finalizar o visual natural. Aplique um pouco de pó depois de uma primeira camada de batom e depois passe outra – assim a cor durará mais.

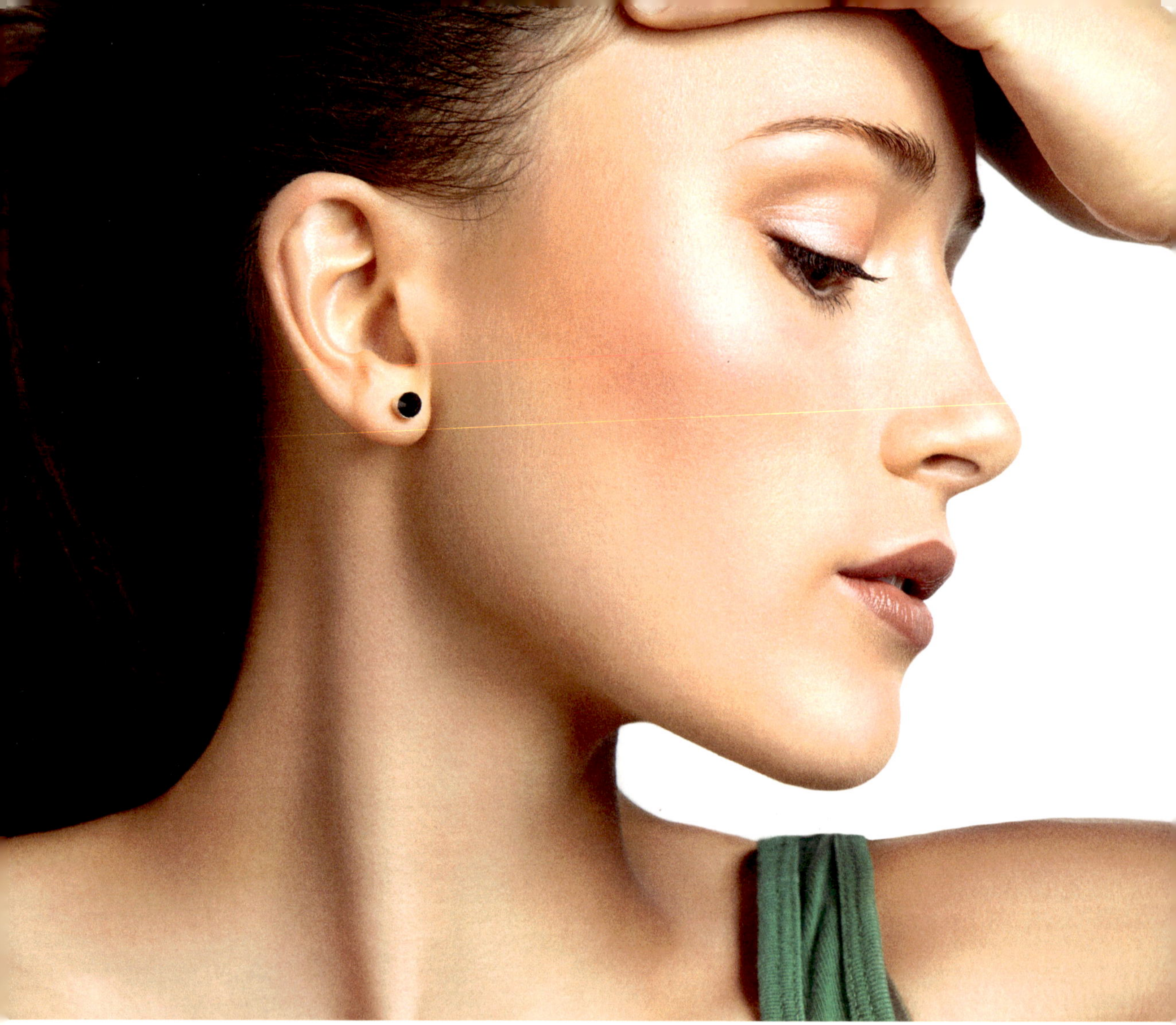

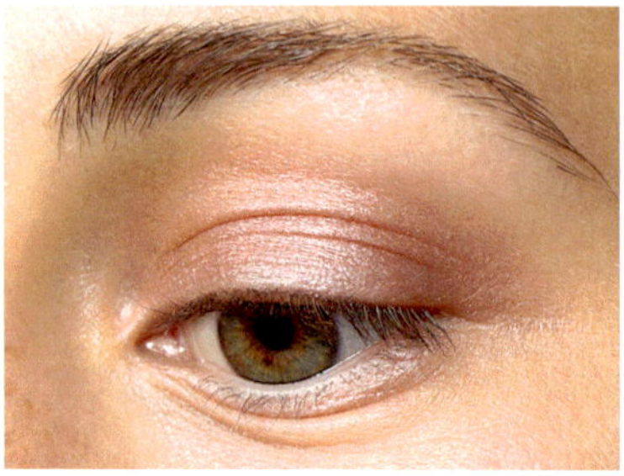

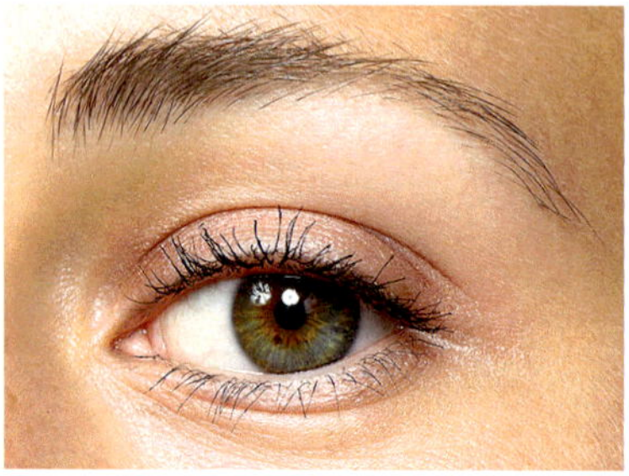

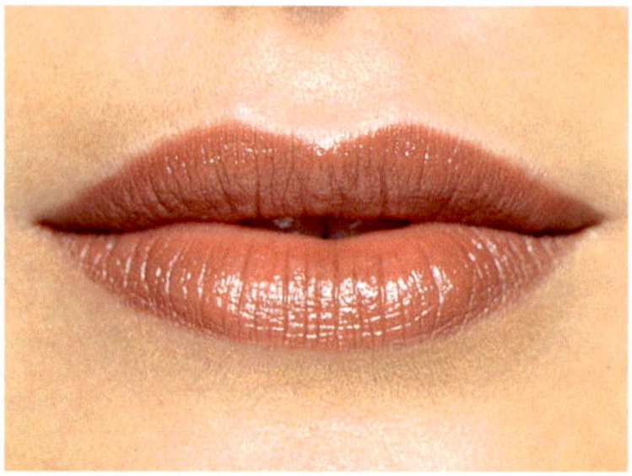

1. SOMBRA

Para um visual natural, contorne o olho com uma sombra de cor marrom-clara que reflita a luz. Esfume nos cantos. O ponto mais alto deve ficar acima do centro do olho.

2. MÁSCARA

Aplique com cuidado, cobrindo bem os cílios finos dos cantos interno e externo para "abrir" o olhar.

3. BATOM

Use um batom marrom brilhante. Os diversos tons dessa cor, sejam delicados ou intensos, favorecem a pele bronzeada.

O blush de tom cobre vibrante revigora a aparência da pele.

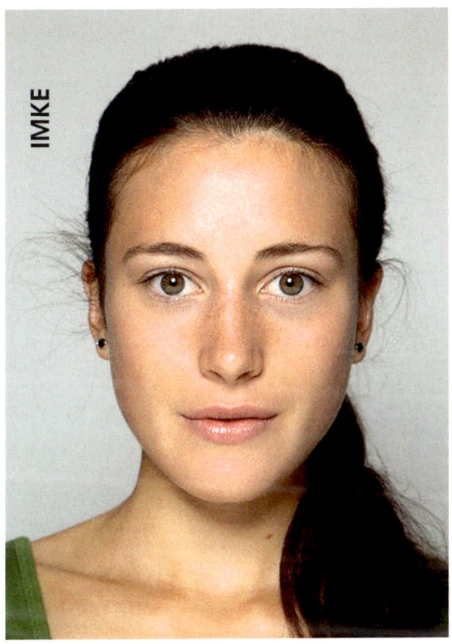

ACESSÓRIOS:

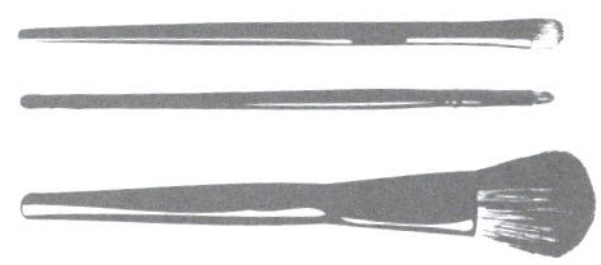

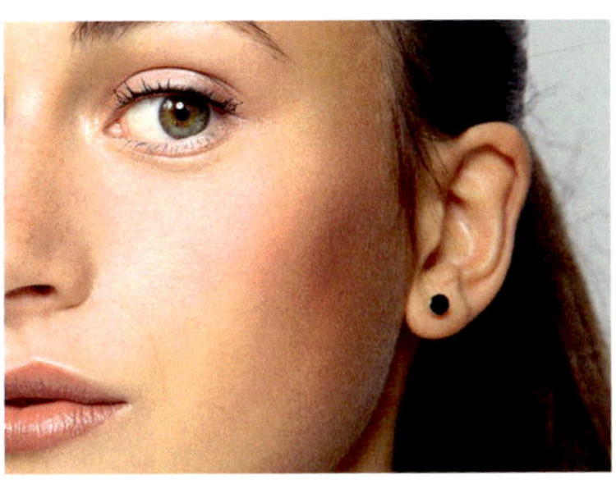

4. BLUSH

Aplique no centro da maçã do rosto, espalhe para cima até a linha dos cabelos e depois para baixo, suavizando aos poucos.

/ DICA: Um pincel menor é mais apropriado para aplicar o blush, pois permite definir o ponto focal com precisão. O ideal é que tenha cerca de 2,5 cm de diâmetro. Cores quentes como laranja, coral, marrom ou cobre ficam melhores em peles de tons mais amarelados.

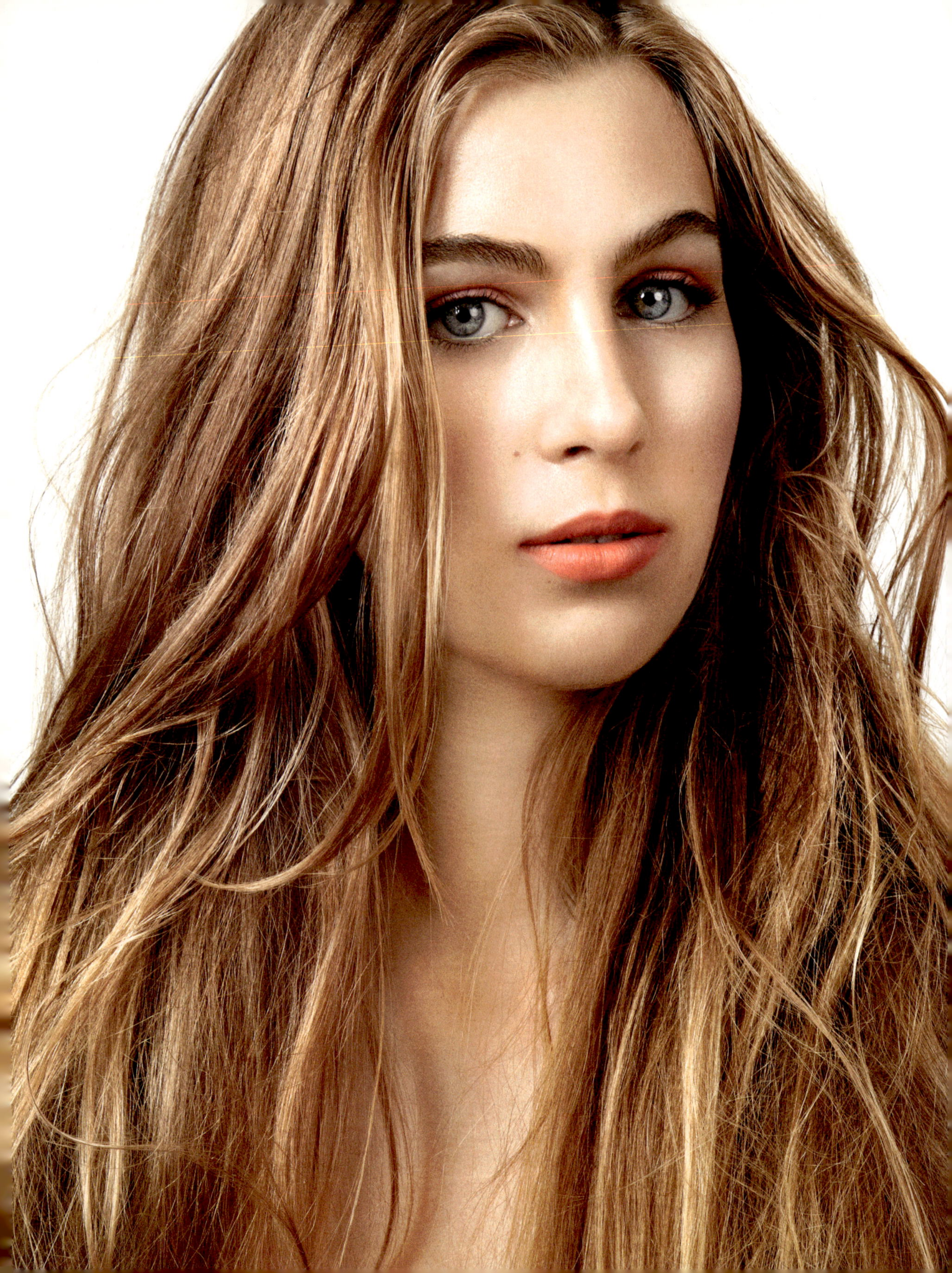

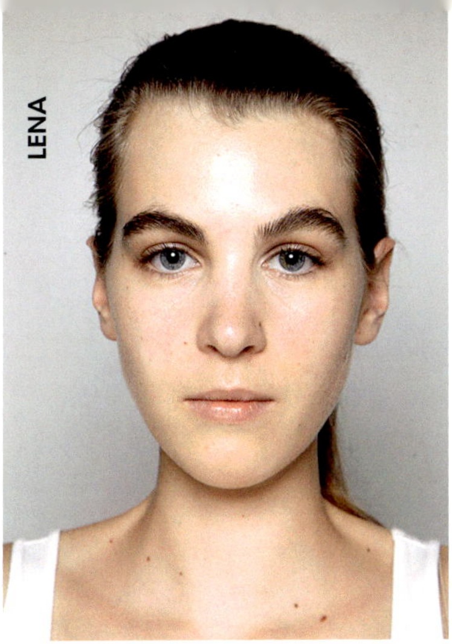

ROSÉ SUAVE /05

Muitas vezes um tom marrom de máscara é mais adequado para um visual nude, pois enfatiza os olhos com sutileza.

/ DICA: Não se incomode com pequenas imperfeições! Em vez de corrigir obsessivamente olheiras e marcas, enfatize o que você mais gosta em seu rosto – isso chamará a atenção para essas características.

ACESSÓRIOS:

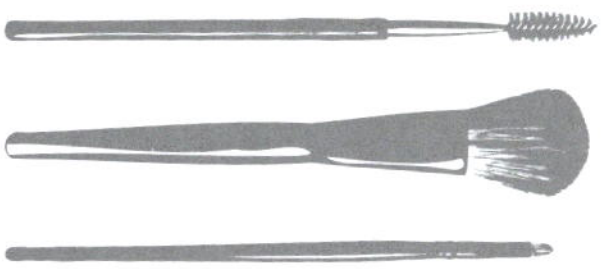

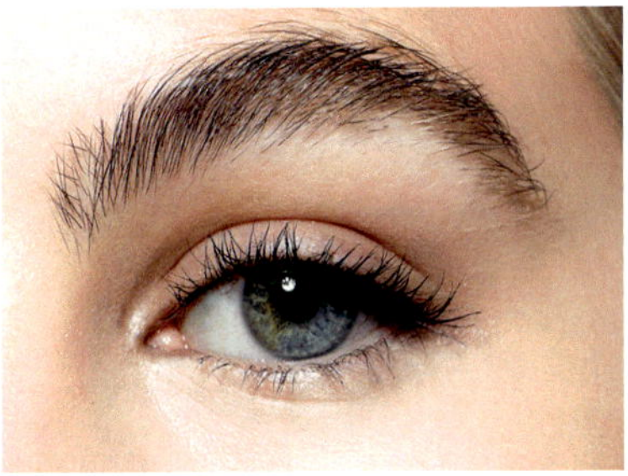

1. **CÍLIOS E SOBRANCELHAS**
Penteie as sobrancelhas e aplique uma quantidade generosa de máscara na linha dos cílios superiores e inferiores.

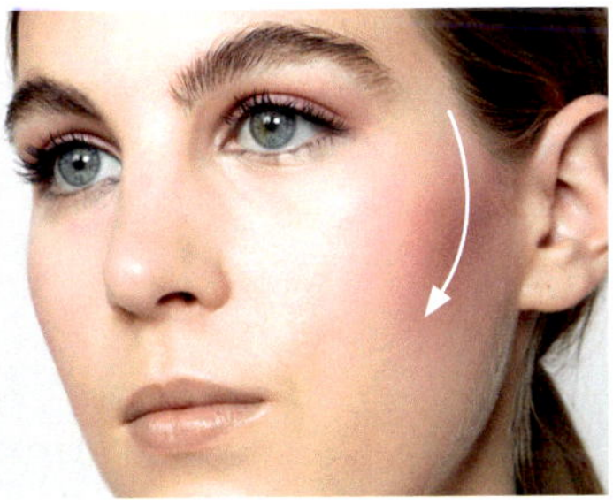

2. **BLUSH**
Para esse visual, é aplicado no ponto mais alto das maçãs do rosto, bem ao lado das têmporas.

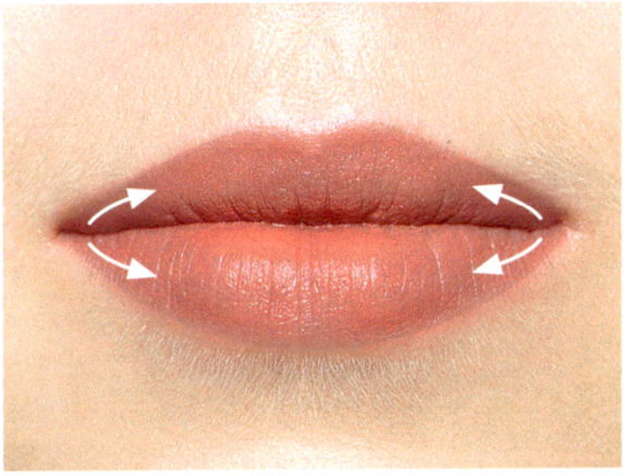

3. **LÁBIOS**
Primeiro desenhe o contorno, do canto externo para o centro. Depois, aplique um pouco de batom usando o pincel apropriado.

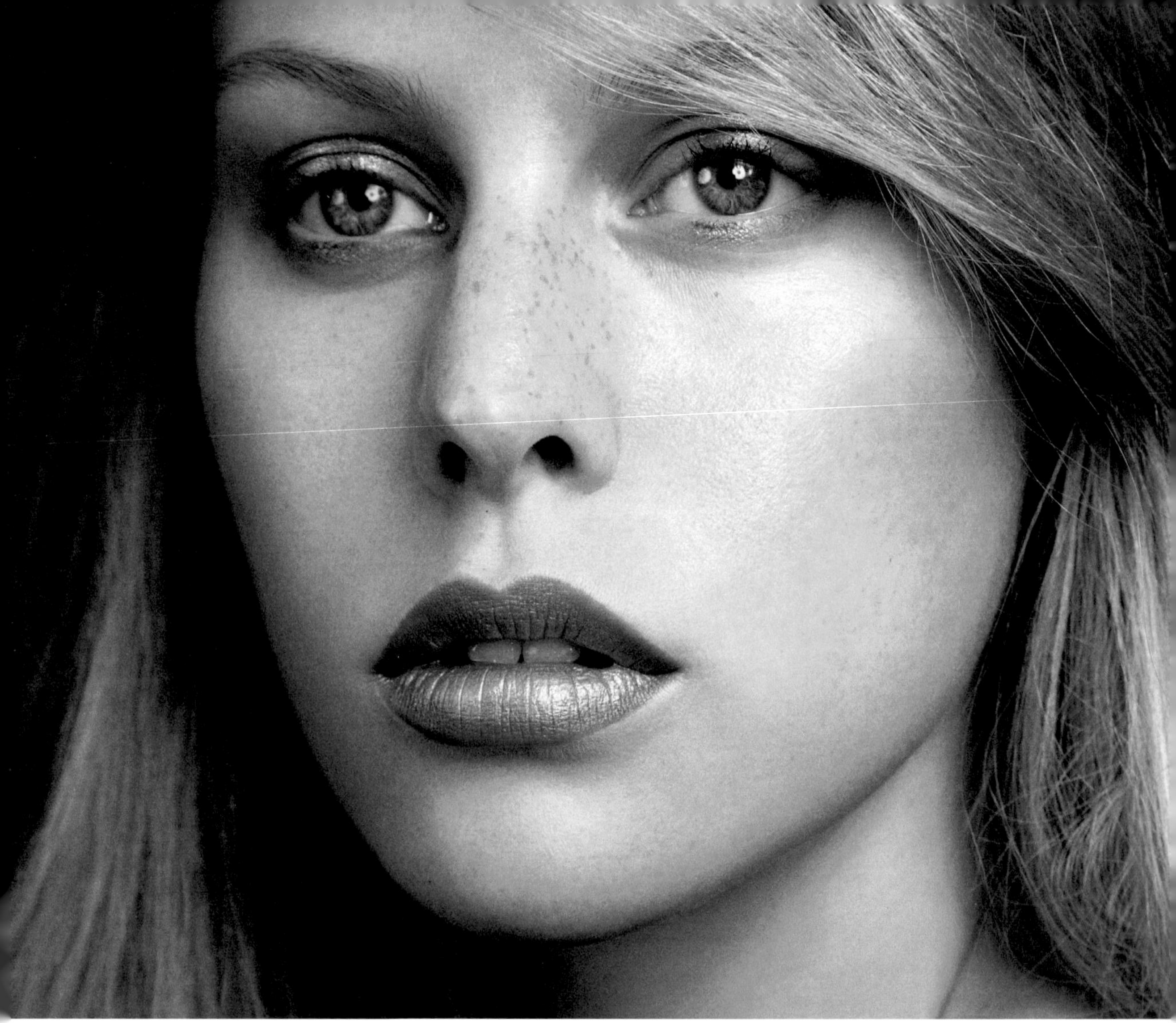

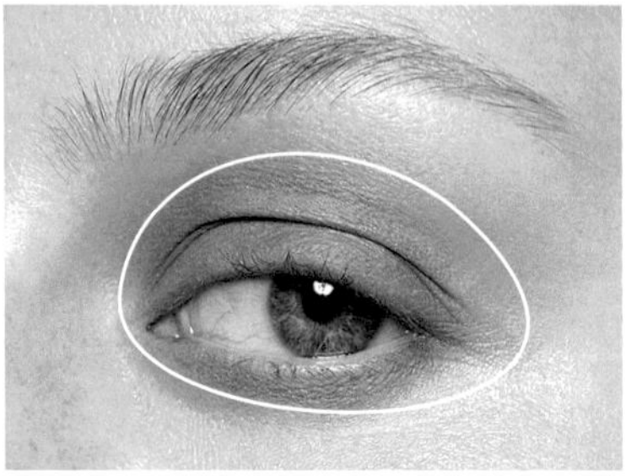

1. **COR BÁSICA**

Contorne o olho com uma sombra marrom-clara opaca. O resultado final será melhor se conseguir fundir a cor da sombra com a da pele.

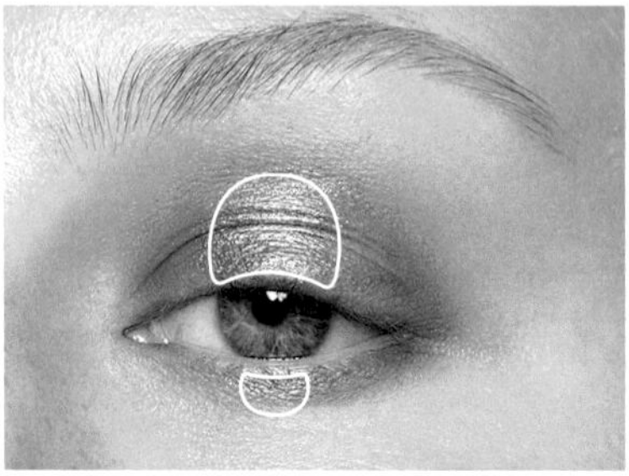

2. **REALCE**

Neste caso, use o dedo para trabalhar a cor. Dê batidinhas com a sombra cintilante na pálpebra, na parte acima da pupila até a dobra do olho. Depois, faça o mesmo na linha inferior dos cílios.

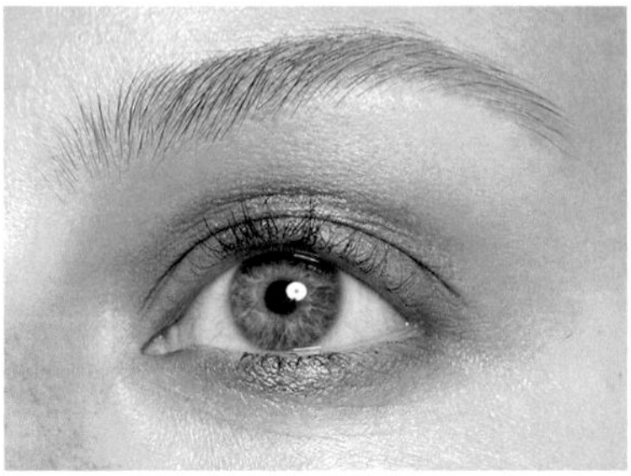

3. **CÍLIOS**

Em vez de usar o aplicador, coloque um pouco de máscara no dedo indicador e passe nos cílios, apenas acima e abaixo da pupila.

O bronze é muito versátil. É uma cor fabulosa, pois combina com todos os tons de pele, seja na sombra, no blush ou no batom.

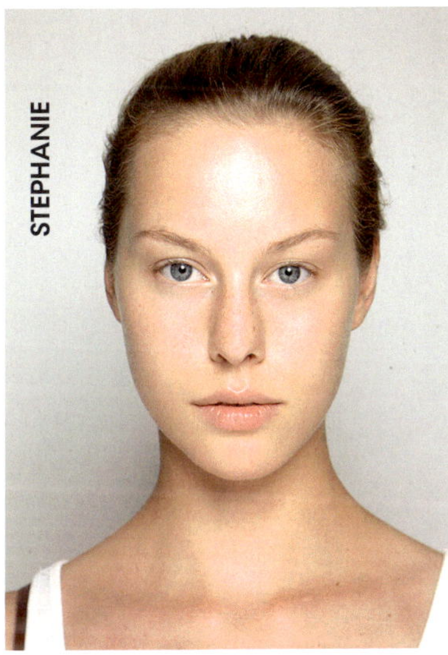

ACESSÓRIOS:

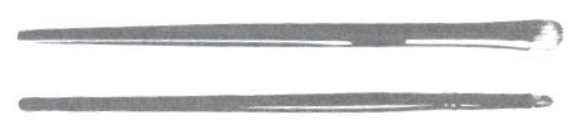

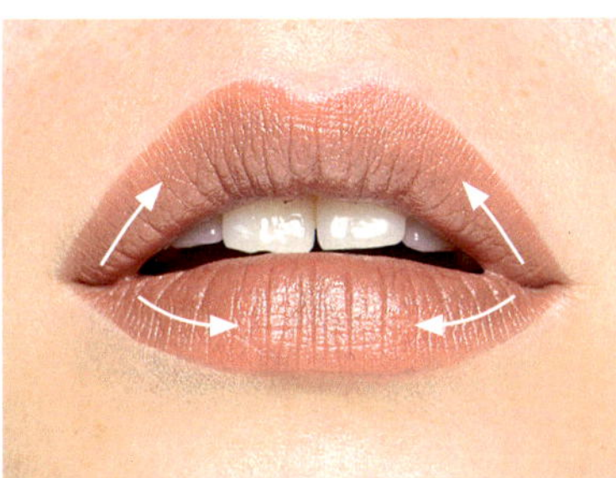

4. LÁBIOS

Para um acabamento encantador, aplique com um pincel. Faça um contorno desenhando uma linha dos cantos da boca até o centro e depois preencha os lábios.

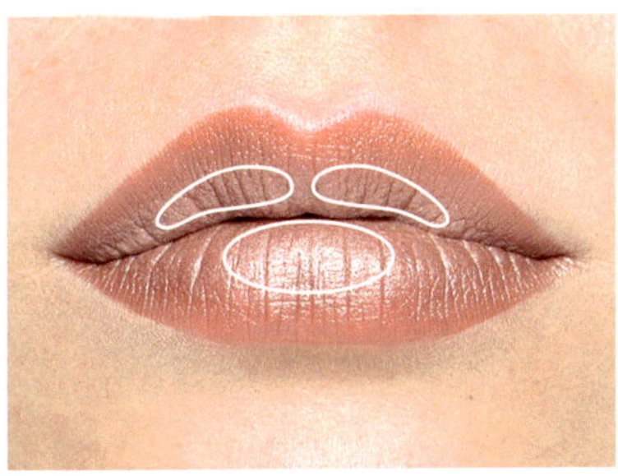

5. BATIDINHAS

Para espelhar o brilho dos olhos, abra a boca ligeiramente e dê batidinhas com o dedo, no centro dos lábios, com um pouco de sombra dourada.

/DICA: É fácil trabalhar com os dedos, porque permite controlar melhor a quantidade de cor a usar. Além disso, a sombra durará mais, pois é aplicada diretamente na pele. Brilhos leves como os desse visual podem ser criados com essa técnica, um recurso excelente para espalhar os produtos!

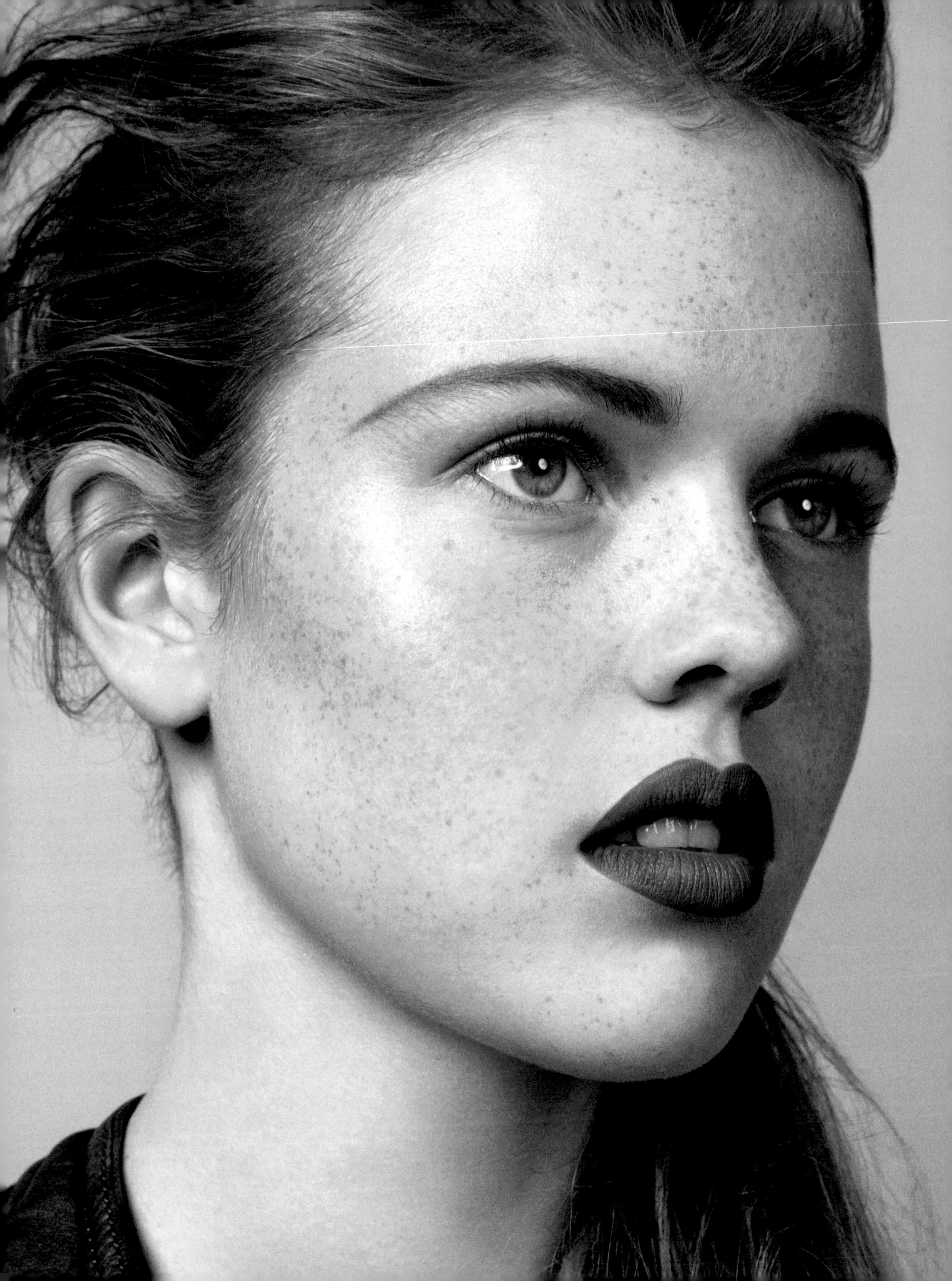

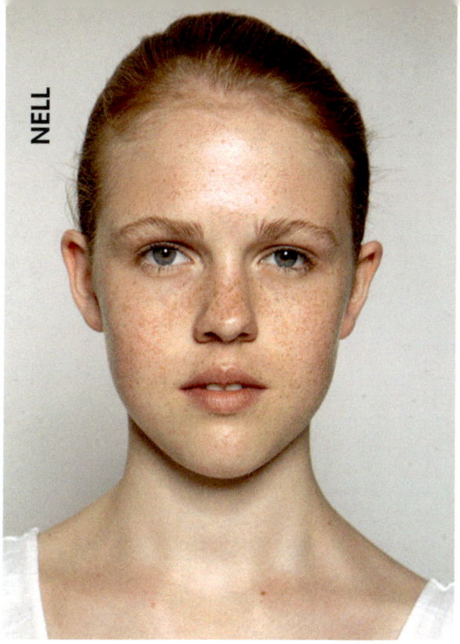

SOL DE OUTONO /07

ACESSÓRIOS:

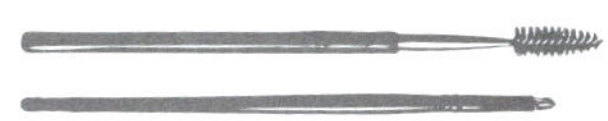

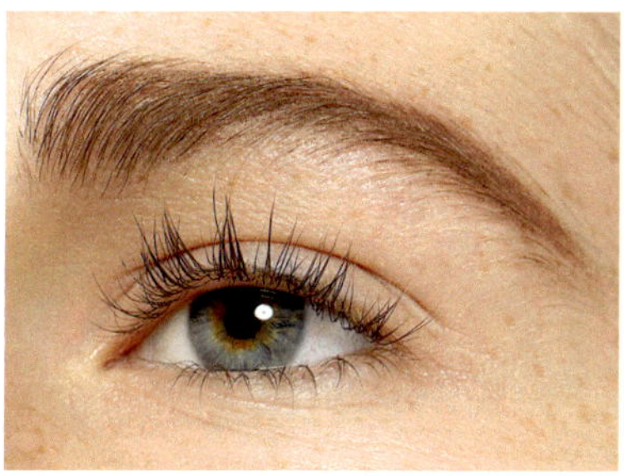

1. SOBRANCELHAS

Trace levemente a sobrancelha fazendo linhas finas com o lápis apropriado. Depois, escove-a para que as linhas desapareçam.

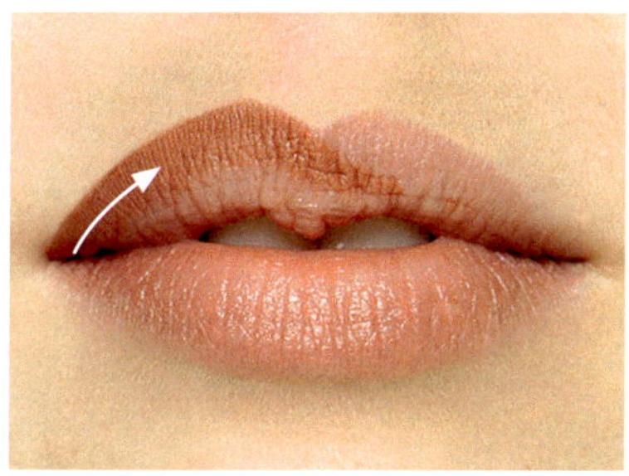

2. LÁPIS PARA LÁBIOS

Use-o para fazer um belo arco superior. Comece do canto e vá em direção ao centro.

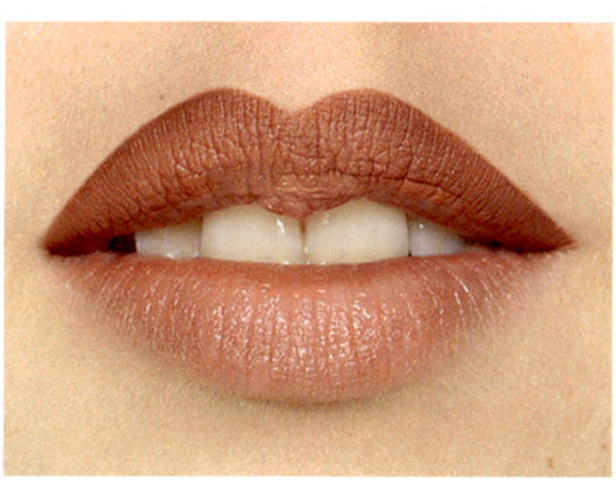

3. CONTORNO

Em vez de passar batom, estique os lábios e preencha a parte superior cuidadosamente usando o lápis, com linhas curtas e firmes.

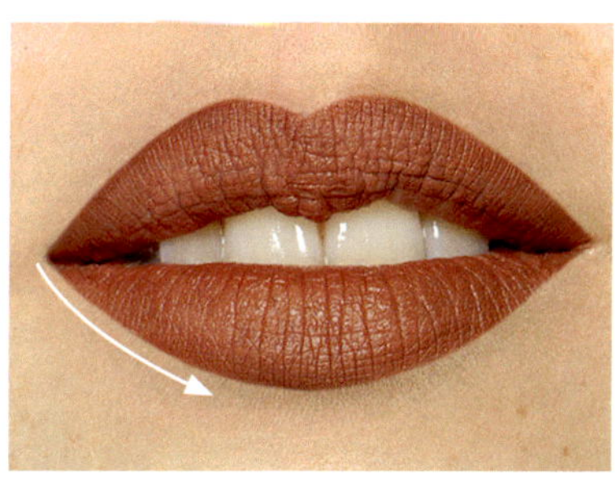

4. PREENCHIMENTO

Faça o contorno do lábio inferior dos cantos até o centro. Para que a linha seja uniforme, descanse o queixo na mão e segure o lápis em ângulo reto. Depois preencha o interior.

/DICA: Quando os lábios forem o foco de um visual, o contorno deve ser perfeito. Para consegui-lo, use corretivo e pincel. O produto deve combinar com o tom da pele e fundir-se a ela. Coloque um pouco de corretivo nas costas da mão e aplique com o pincel. Trace o contorno externo dos lábios e espalhe bem o produto.

TÉCNICAS BÁSICAS: BLUSH

Um toque de blush no lugar certo pode fazer seu rosto parecer mais cheio, mais estreito, mais vivo, mais revigorado e até mais selvagem. Se exagerou na quantidade sem querer, cubra com um pouco de base líquida.

/DELICADO

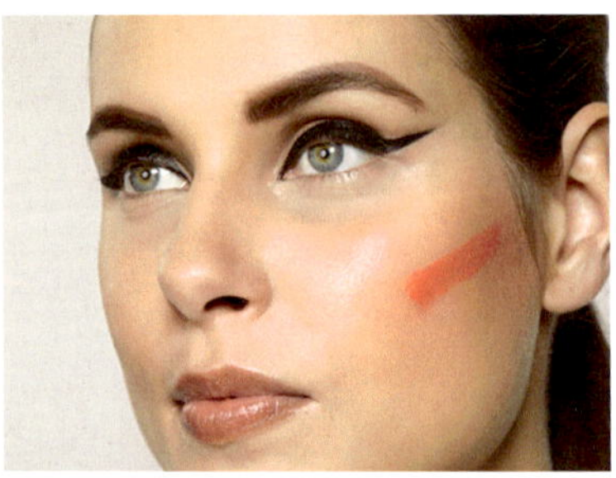

1. APLIQUE

Passe o blush em creme ou o batom sob o ponto mais alto da maçã do rosto.

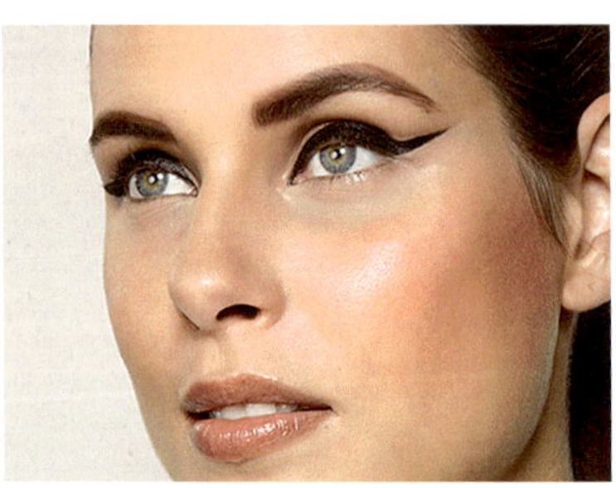

2. FINALIZE

Espalhe para cima em direção à têmpora com o dedo e aos poucos, para a pele não manchar e a cobertura ficar o mais uniforme possível.

/RADICAL

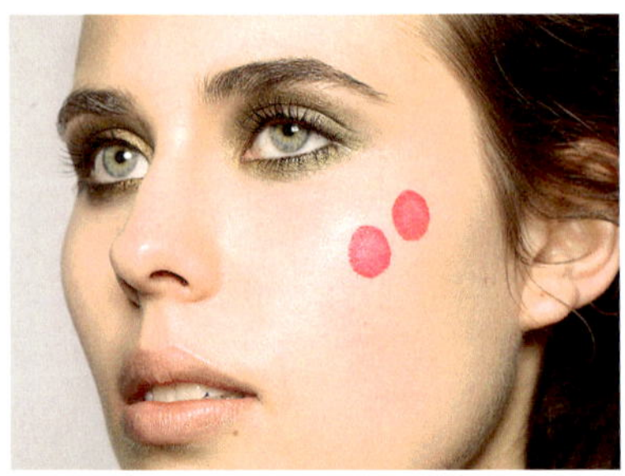

1. APLIQUE

Para um visual ousado, use o blush em creme no ponto mais alto da maçã do rosto.

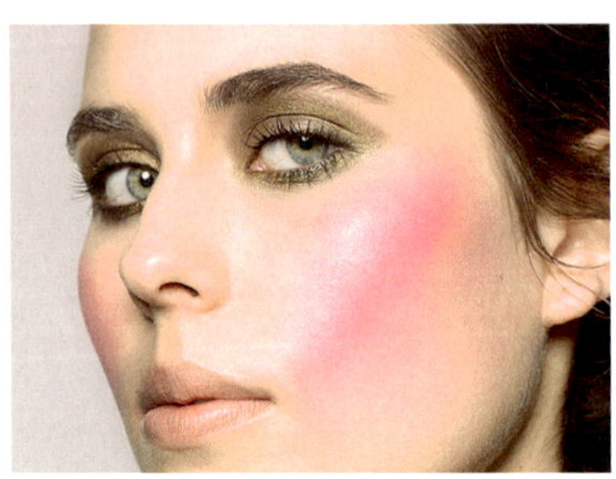

2. FINALIZE

Espalhe bem com o dedo, da linha do cabelo até o canto da boca. Faça movimentos para cima e para baixo, para garantir bordas suaves.

/JOVIAL

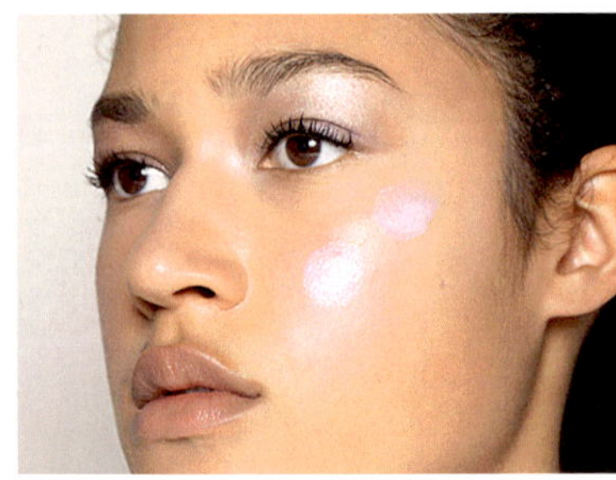

1. APLIQUE

Passe um blush claro no ponto mais alto da maçã do rosto e perto das narinas.

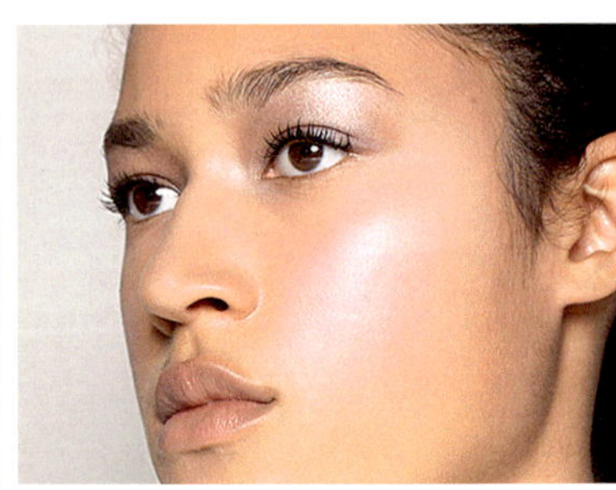

2. FINALIZE

Espalhe para baixo em direção ao nariz e uniformize com cuidado até a borda do rosto para obter um visual alegre e brilhante.

/DICA: O blush em pó, solto ou compacto, é muito versátil e tem boa fixação. Se for em creme, cria efeitos brilhantes ou cintilantes e deve ser aplicado e espalhado com o dedo. Quase todas as cores de blush combinam com todos os tipos de pele – a questão é saber o efeito que se quer: o rosado revigora, o marrom bronzeia, o violeta refresca e o vermelho anima.

/ONDE APLICAR O BLUSH

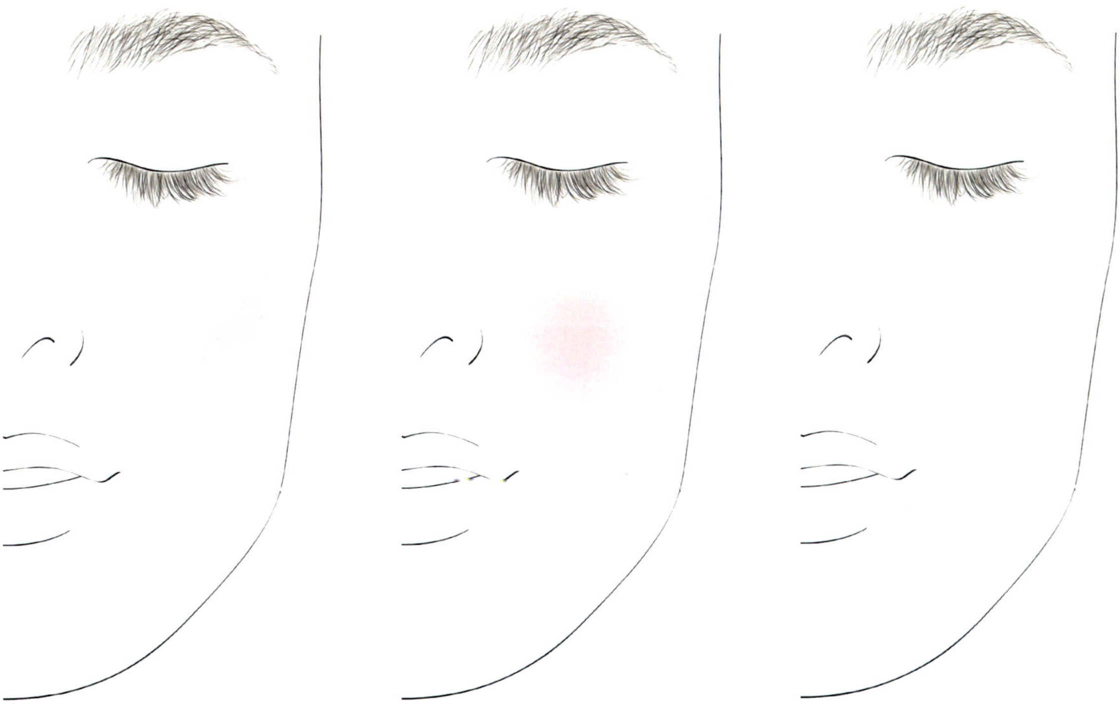

/EM FORMA DE V

Para chamar a atenção para os olhos, aplique nas têmporas e espalhe na direção das sobrancelhas em forma de V e para baixo até as maçãs do rosto.

/ALEGRE E VIBRANTE

Para dar ao rosto um brilho saudável de quem acabou de sair da aula de ioga, sorria e aplique blush rosa – ou pêssego – diretamente nas maçãs do rosto.

/ESCULPIDO

Para um visual esculpido, aplique blush embaixo do ponto mais alto das maçãs do rosto. Espalhe para cima e para fora em direção à linha do cabelo, e depois para baixo.

TÉCNICAS BÁSICAS: TIPOS DE ROSTO

Os truques certos valorizam todos os tipos de rosto. Seja o seu oval, triangular, redondo ou quadrado, siga as dicas destas duas páginas para realçar suas melhores características.

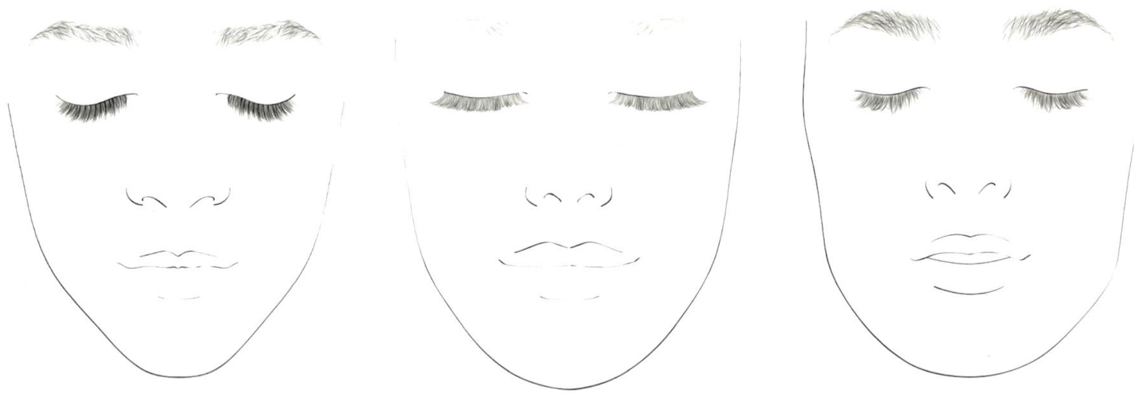

/FORMATO DE CORAÇÃO
QUEIXO ESTREITO

O rosto lembra um triângulo invertido. Características típicas desse formato são os olhos bem separados e o queixo estreito. Sombreie levemente as têmporas e bochechas com o blush, criando um contorno suave que reduz a largura.

/OVAL
SIMETRIA PERFEITA

Não é preciso corrigir as proporções quando o rosto é oval. Aplique o blush conforme o visual desejado. Um pouco do produto aplicado acima das têmporas, ao longo da linha do cabelo, enfatizará ainda mais as proporções.

/ALONGADO
RETANGULAR

O formato alongado pode ser estreito demais, desequilibrando o conjunto. Aplique blush nas maçãs do rosto e sombreie embaixo do queixo e no alto da testa, para que o rosto pareça mais largo e oval.

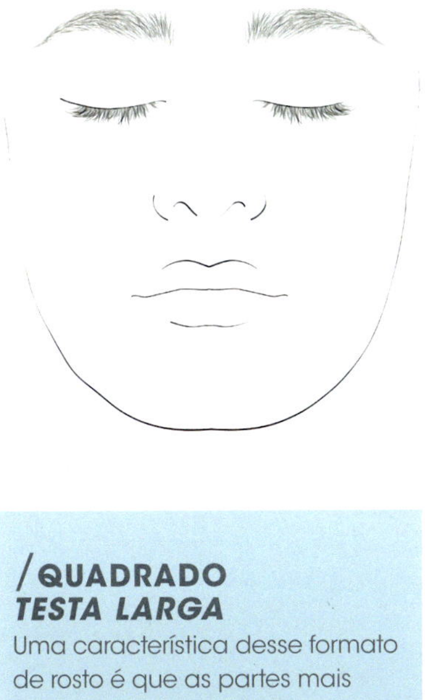

/QUADRADO
TESTA LARGA

Uma característica desse formato de rosto é que as partes mais largas são as têmporas e o maxilar. Projete nele uma forma oval imaginária e sombreie com blush tudo o que ficar fora dela.

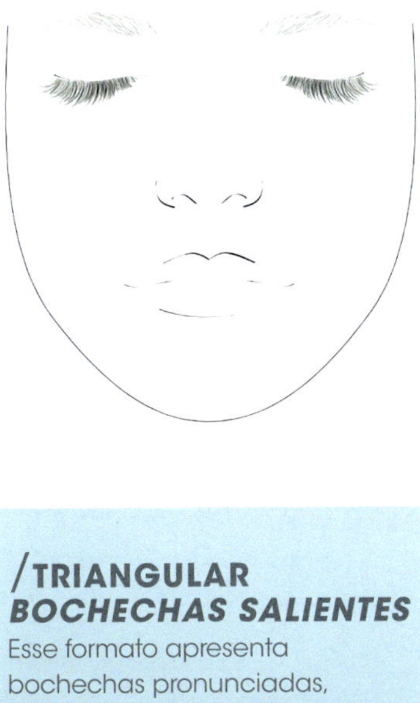

/TRIANGULAR
BOCHECHAS SALIENTES

Esse formato apresenta bochechas pronunciadas, chamando a atenção para o queixo proeminente. Sombreie o ponto mais largo das maçãs do rosto para cima até as orelhas. Repita o movimento do queixo para as laterais.

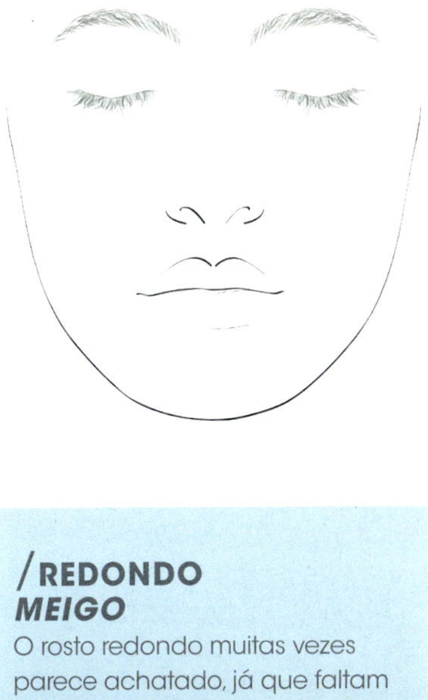

/REDONDO
MEIGO

O rosto redondo muitas vezes parece achatado, já que faltam contornos definidos. Passe uma cor delicada de blush bem abaixo e ao longo das maçãs do rosto. Sombreie a região do maxilar e junto à linha dos cabelos para criar um belo efeito esculpido.

08 ÊNFASE NO LÁPIS PARA OLHOS

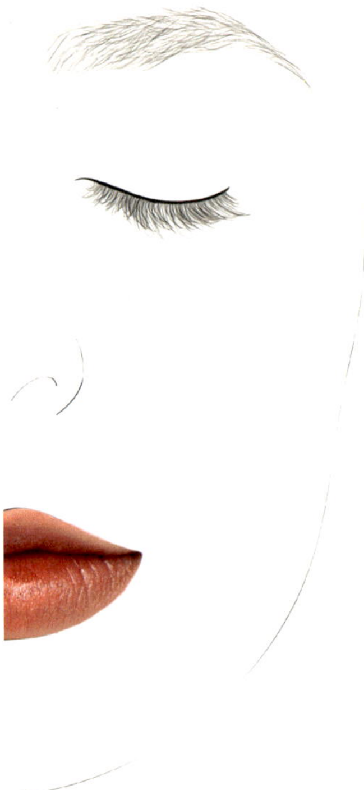

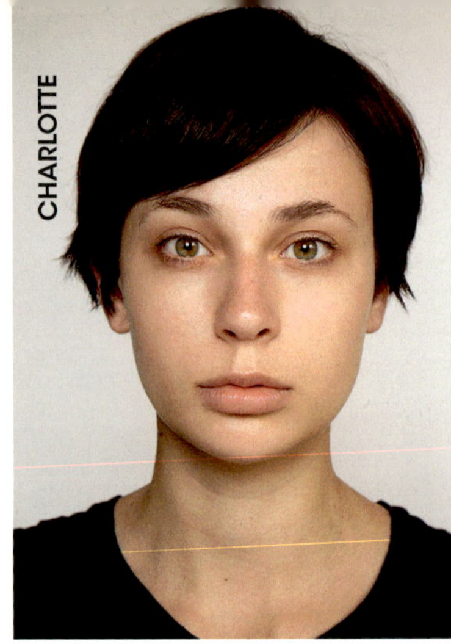

ACESSÓRIO:

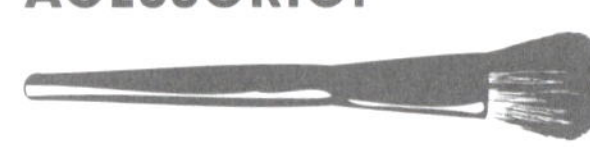

Toda mulher tem um batom que nunca usa porque é muito forte. Aqui está uma oportunidade para aproveitá-lo. Primeiro, passe protetor labial. Depois, com o dedo ou com um pincel, aplique a cor apenas na parte central dos lábios superior e inferior, criando um visual bem discreto.

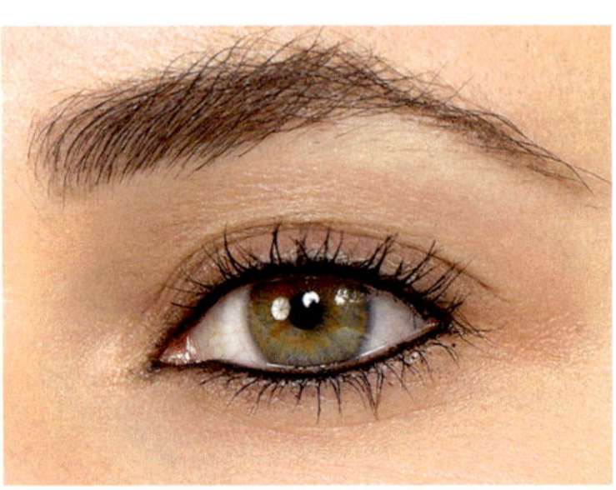

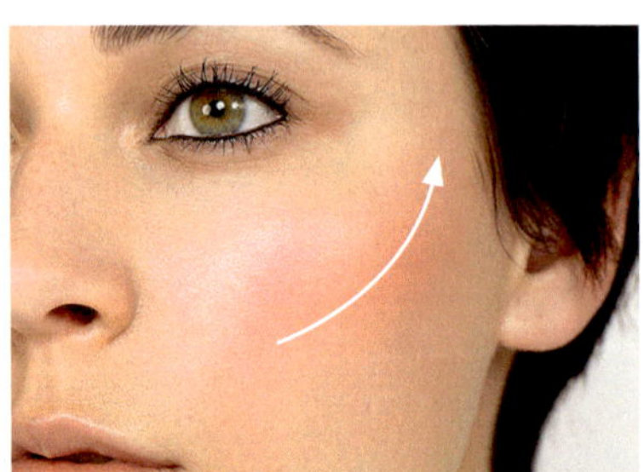

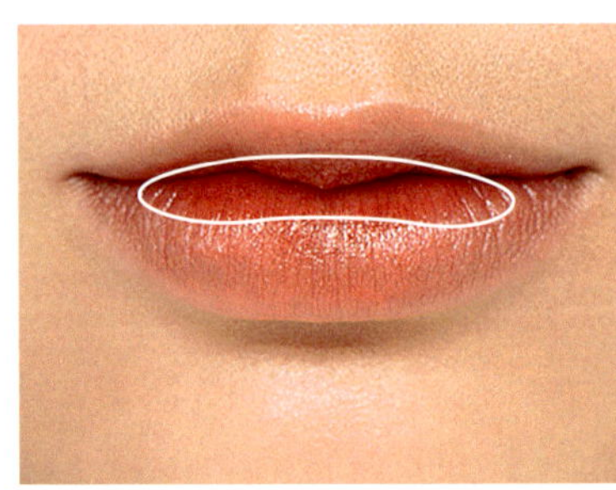

1. LÁPIS PARA OLHOS E MÁSCARA

Delineie as linhas-d'água superior e inferior com lápis preto. Use também junto à linha dos cílios, o que os fará parecerem mais grossos. A seguir, aplique a máscara.

2. BLUSH

Aplique-o nas maçãs do rosto e espalhe para cima até a têmpora. Para não exagerar na quantidade, retire o excesso do pincel batendo-o levemente nas costas da mão.

3. BATOM

Aplique protetor labial. Coloque um pouco de batom vermelho com o dedo no centro dos lábios. A cor deve ficar concentrada nessa área.

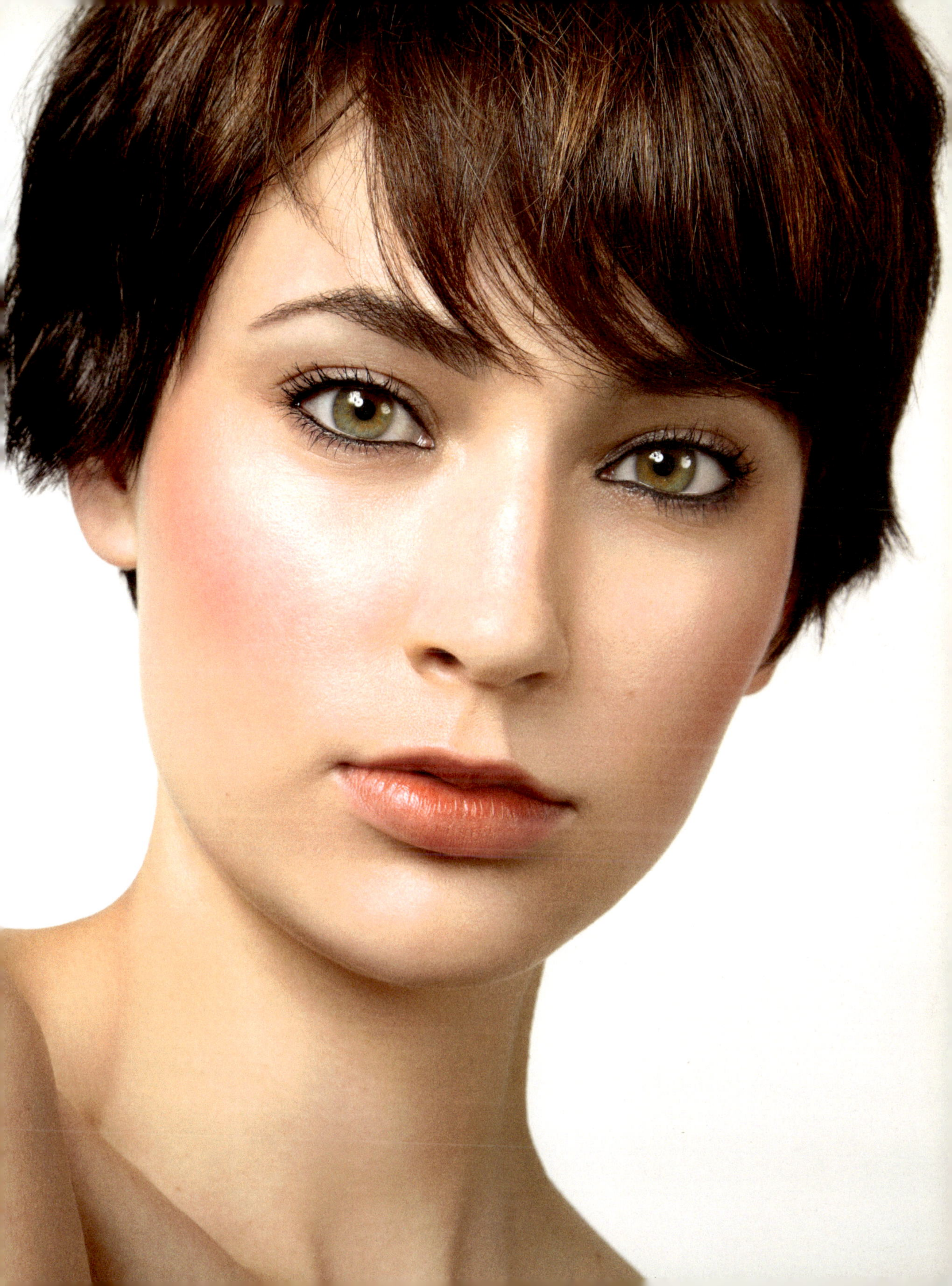

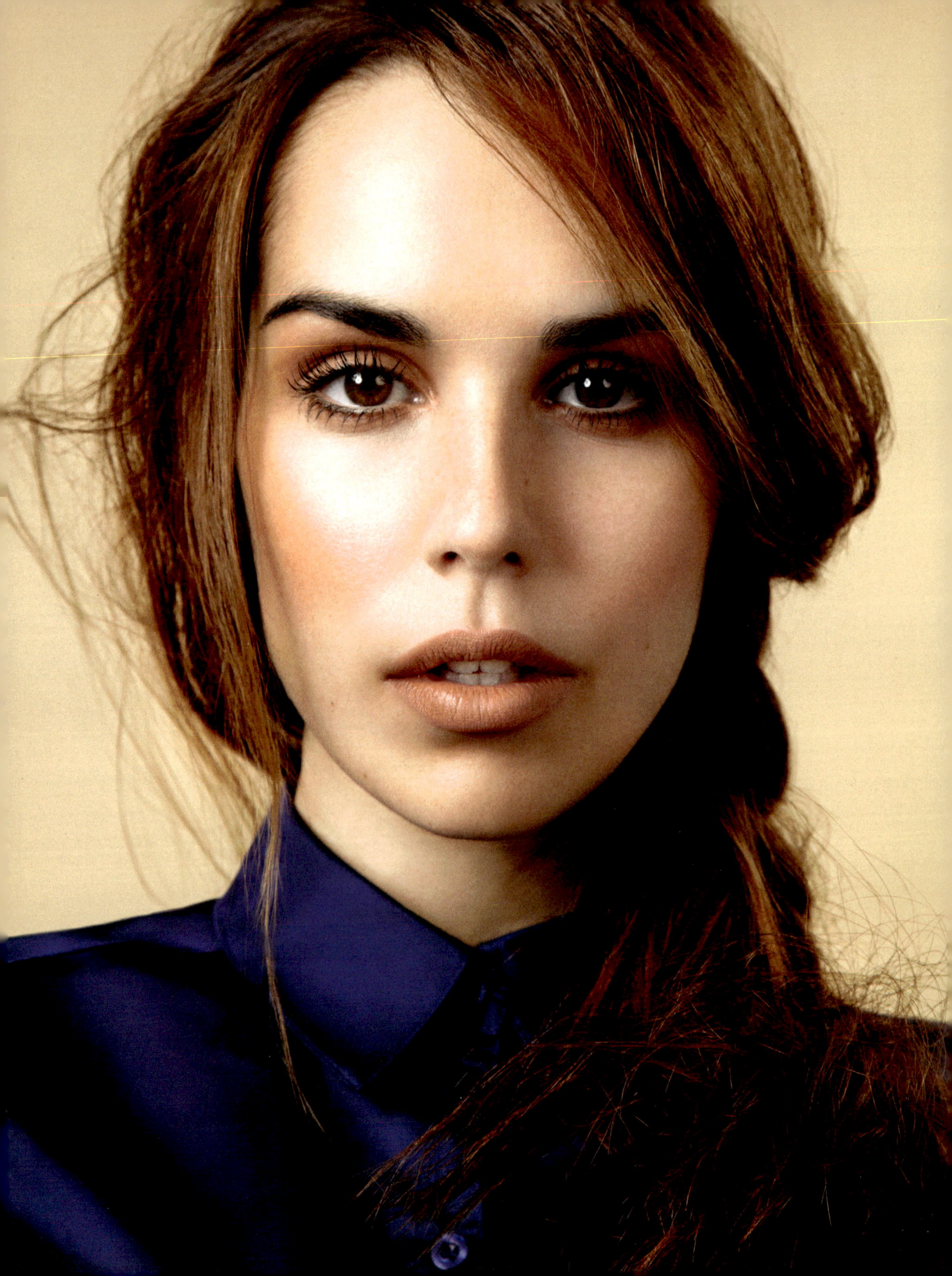

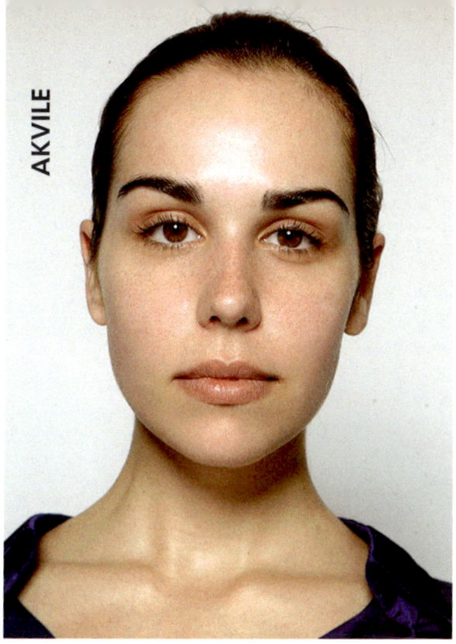

A VEZ DA SOMBRA CREMOSA /09

ACESSÓRIOS:

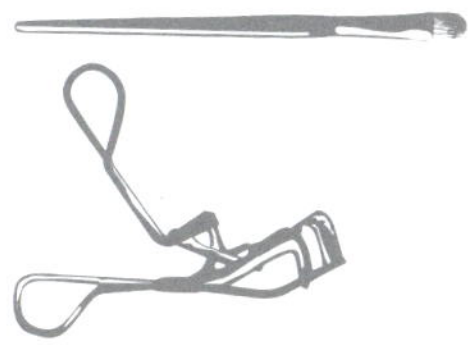

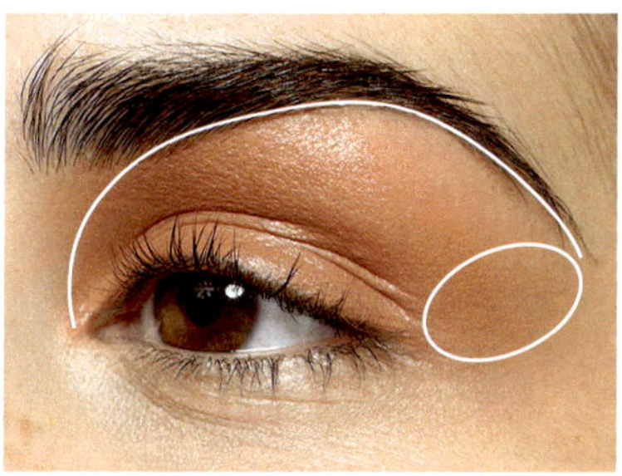

1. PÁLPEBRA SUPERIOR

Espalhe sombra cremosa rosada do canto interno do olho até abaixo da sobrancelha – o movimento deve ser para cima. Esfume com o dedo até o canto externo.

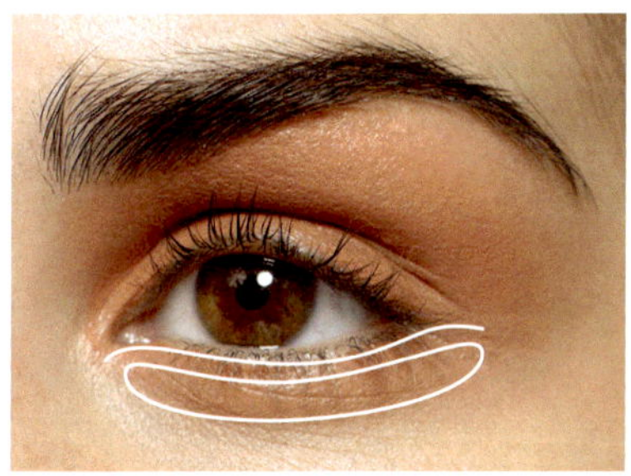

2. PÁLPEBRA INFERIOR

Aplique a sombra ao longo da linha inferior dos cílios. Comece no canto interno do olho e esfume bem as bordas.

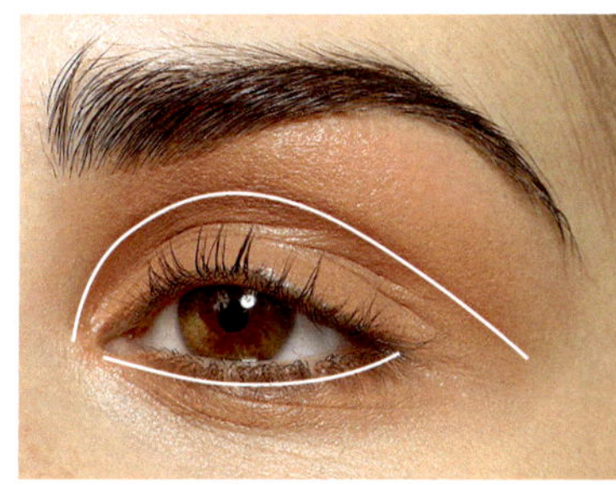

3. DOBRA DO OLHO

Para dar a impressão de elevá-la ligeiramente, faça uma linha ao longo e acima dela com um lápis para olhos macio e de cor marrom. Depois, trace ao longo da linha dos cílios inferiores.

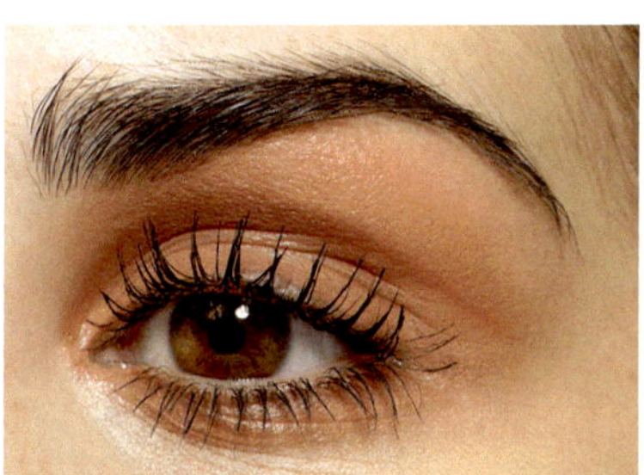

4. CÍLIOS

É muito fácil conseguir que fiquem perfeitamente separados. Use o curvador, apertando-o com firmeza. Aplique várias camadas de máscara ao longo da linha inferior dos cílios e depois nas pontas.

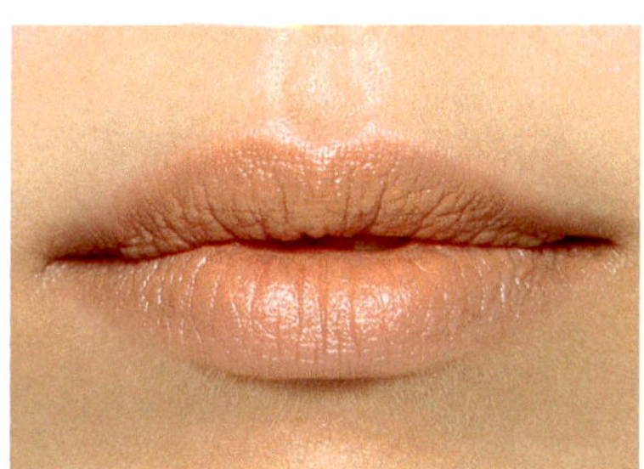

5. LÁBIOS

Para terminar, aplique sombra cremosa nos lábios, dando batidinhas com o dedo.

/ DICA: Para conseguir esse visual suave, é importante que a pele esteja uniforme – e o pó faz isso maravilhosamente. Aplique com um pincel pequeno, para fixar o produto.

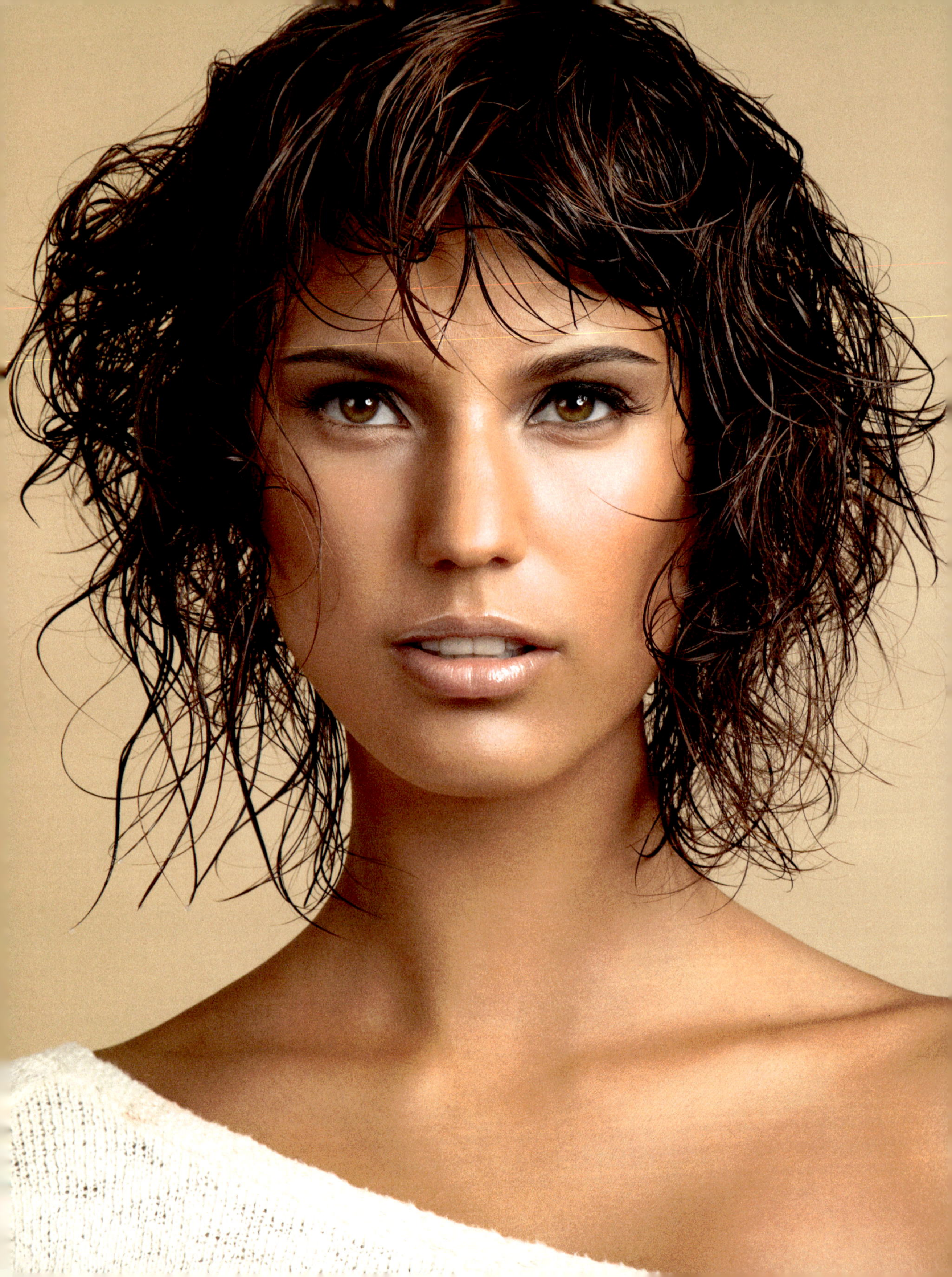

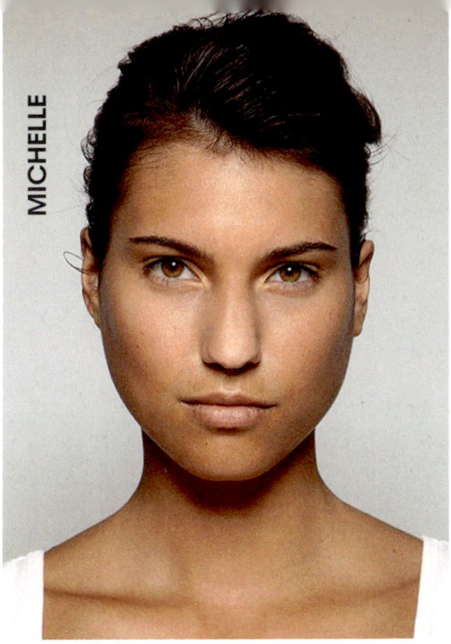

VISUAL DE VERÃO/10

Esse look de verão é bem prático. Aplique várias camadas de máscara, destaque os olhos com delineador líquido e passe um pouco de gloss – está pronto!

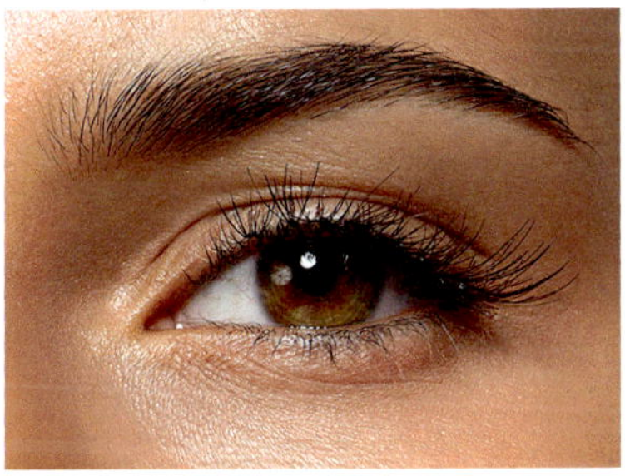

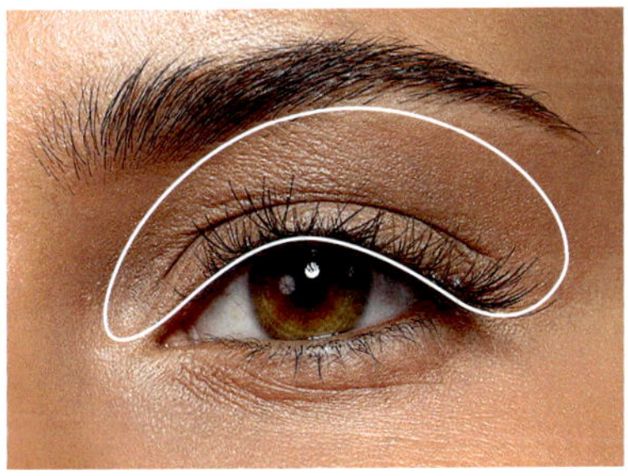

ACESSÓRIOS:

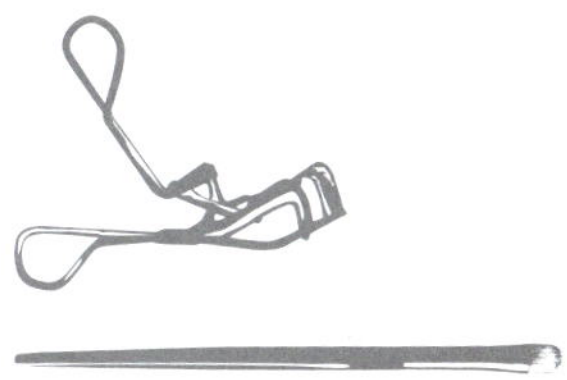

1. MÁSCARA

Coloque o curvador diretamente na linha dos cílios e aperte com firmeza. Aplique várias camadas do produto ao longo da linha dos cílios e depois nas pontas.

2. SOMBRA

Aplique um tom marrom sobre a parte móvel da pálpebra e acima da dobra dos olhos até a sombrancelha. Espalhe e esfume bem.

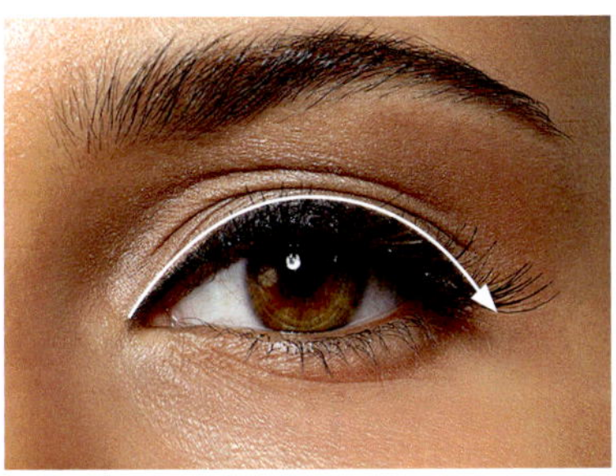

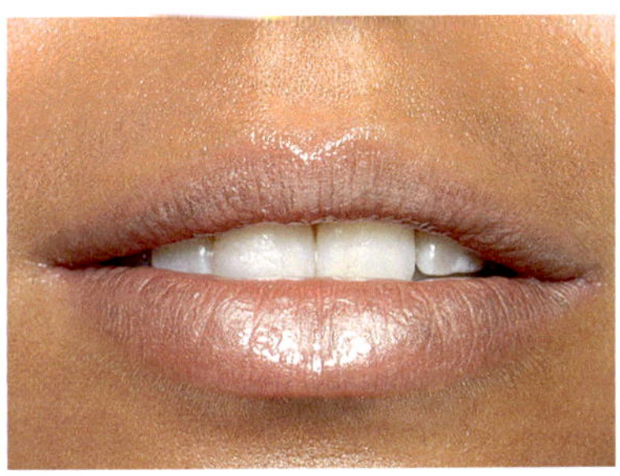

/DICA: A pele perfeita raramente precisa de base, especialmente quando o rosto está bronzeado. Use apenas corretivo, se houver manchas, e espalhe bem.

3. DELINEADOR

Para que o olho pareça maior e os cílios mais espessos, aplique delineador líquido no canto interno superior do olho e pare no canto externo.

4. GLOSS

Para finalizar, aplique um pouco de gloss nos lábios. Seu visual de verão está pronto!

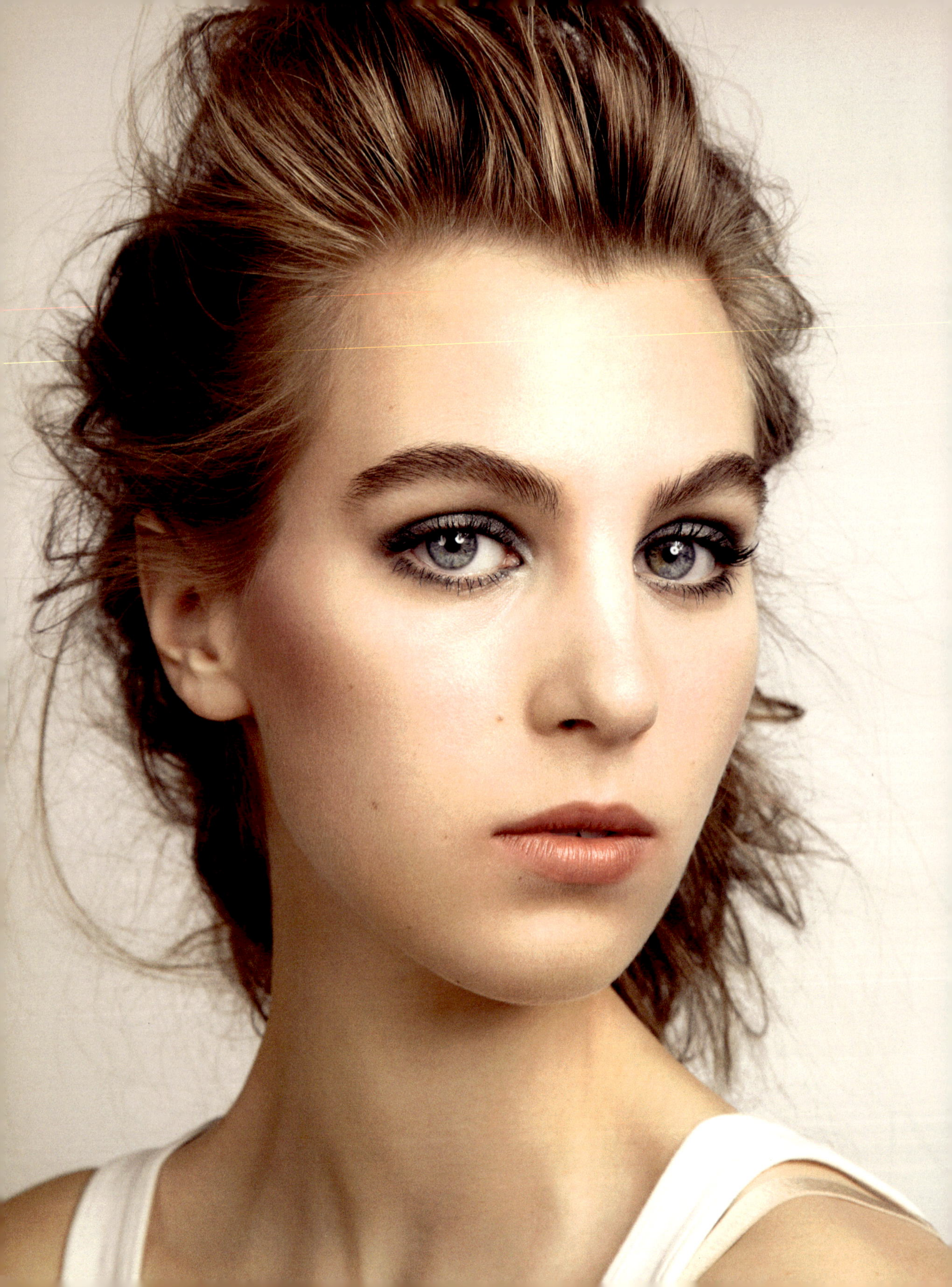

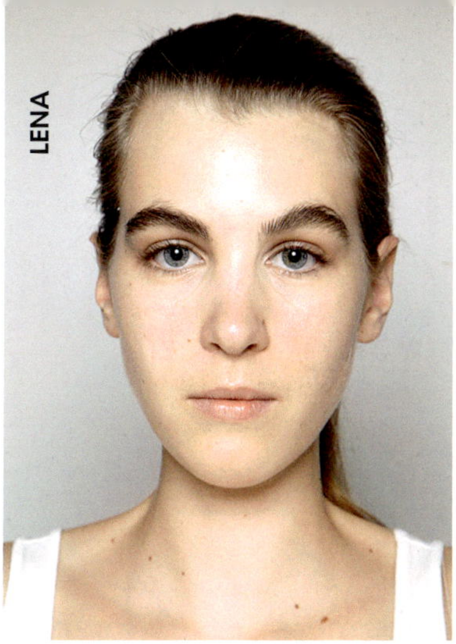

CINZA CATIVANTE /11

Para aplicar sombra de maneira uniforme, vá do canto interno do olho até o externo e depois volte ao interno. Isso garante que a cor da sombra tenha a mesma intensidade em toda a pálpebra.

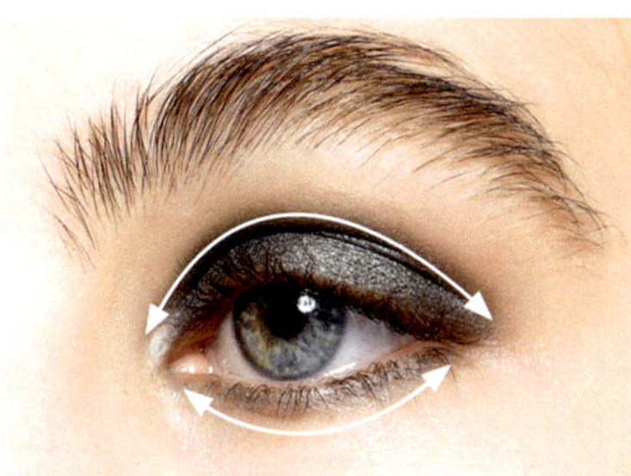

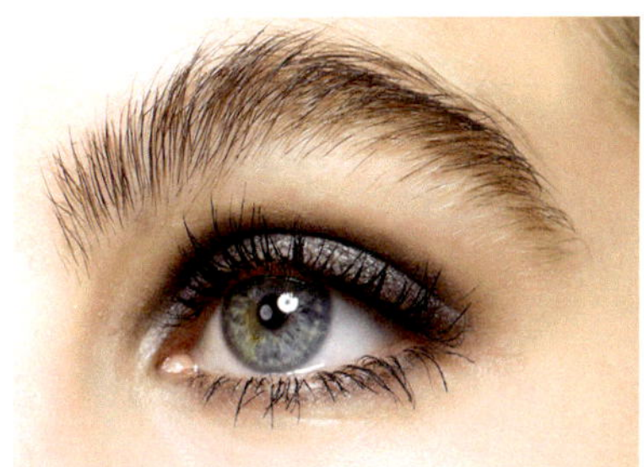

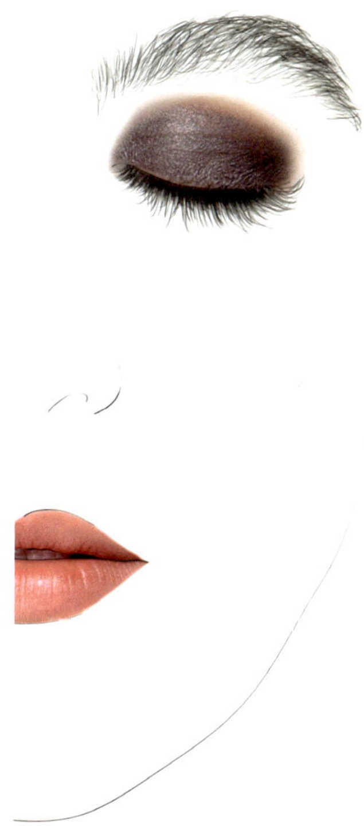

1. **SOMBRA**
Contorne o olho com sombra cinza. Vá do canto interno ao externo e volte ao interno, tanto na parte móvel da pálpebra superior quanto na linha-d'água.

2. **MÁSCARA**
Aplique várias camadas nos cílios superiores e inferiores. Penteie as sobrancelhas com uma escovinha adequada.

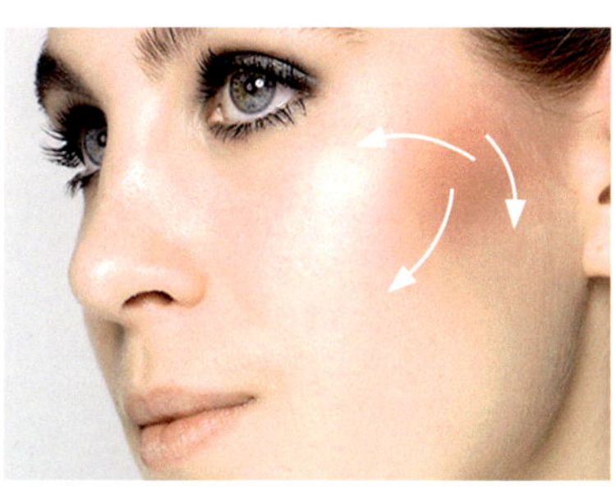

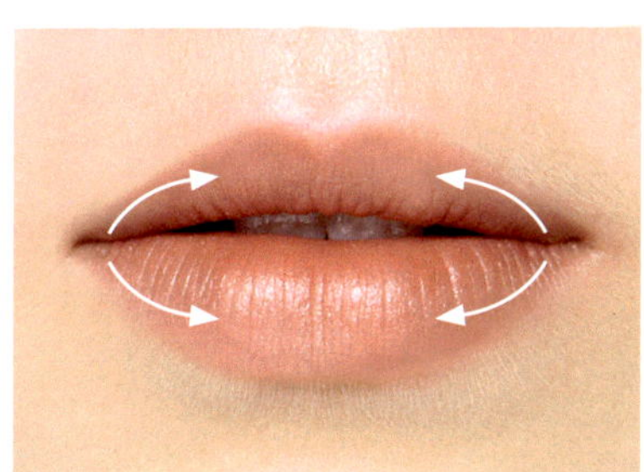

3. **BLUSH**
Aplique no topo das maçãs do rosto e suavize para todos os lados, proporcionando às bochechas um brilho natural, que contribui para um visual radiante.

4. **BATOM**
Use um cor-de-rosa delicado e aplique do canto dos lábios para o centro. Tire o excesso com um lenço de papel, passe pó e de novo o batom, para que ele dure mais.

ACESSÓRIOS:

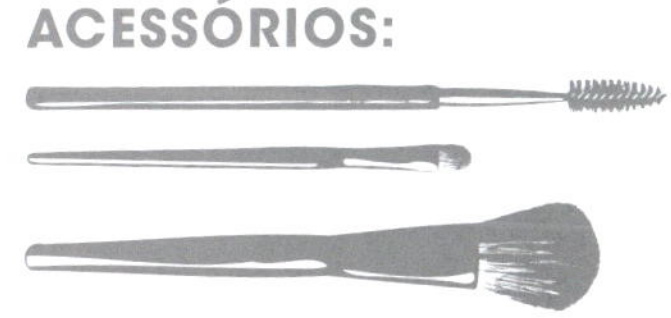

12 \ LILÁS ESFUMADO

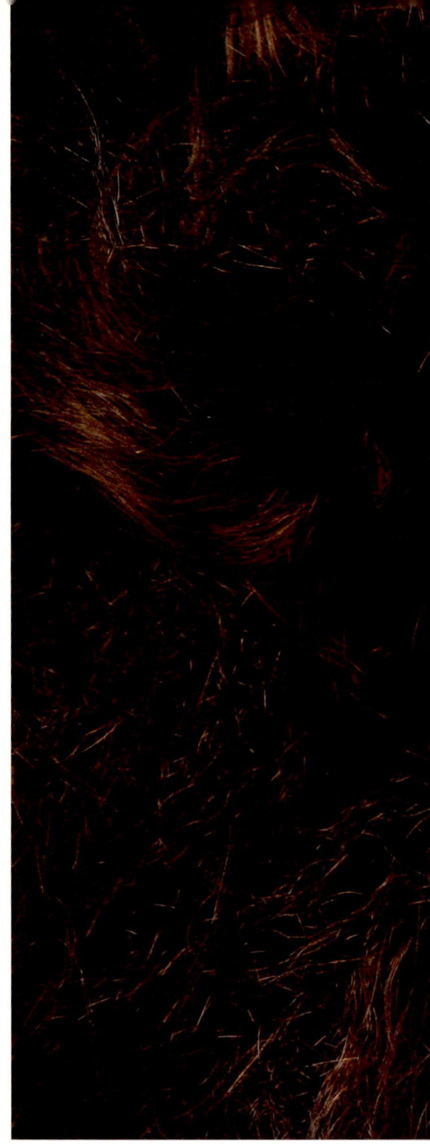

ACESSÓRIOS:

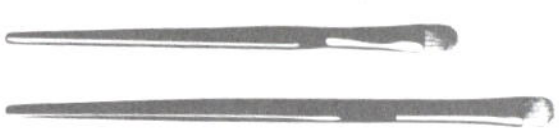

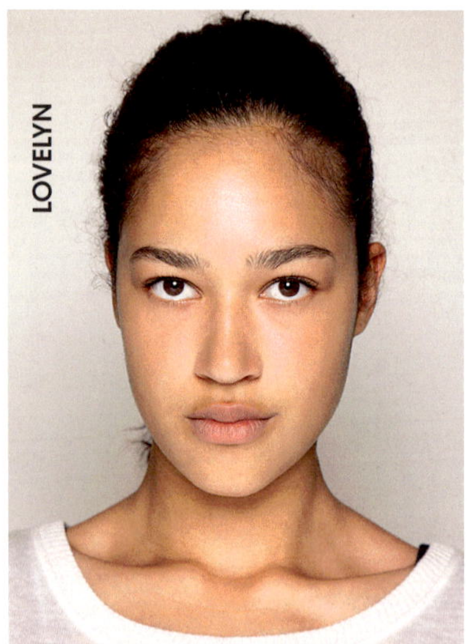

/ DICA: Muitos produtos podem ser usados com um fim diferente do original. Por exemplo: use sombra nos lábios quando não tiver batom à mão – a cor fica fabulosa e é um recurso prático quando você tiver pouco tempo para se arrumar. Crie um efeito como o da foto aplicando-a diretamente sobre o protetor labial.

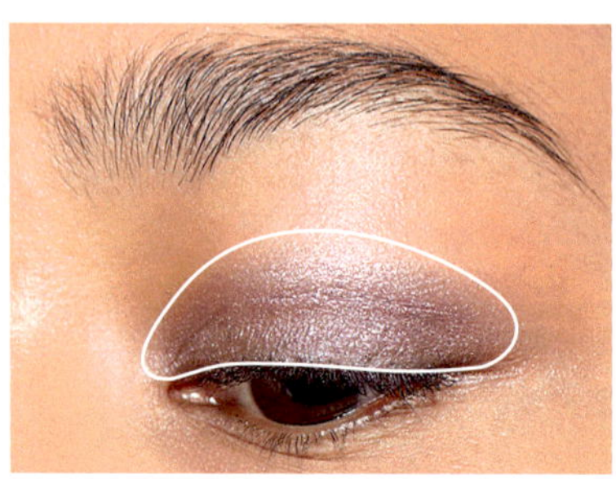

1. **SOMBRA**
Aplique um tom violeta cintilante sobre a parte móvel da pálpebra com um pincel arredondado.

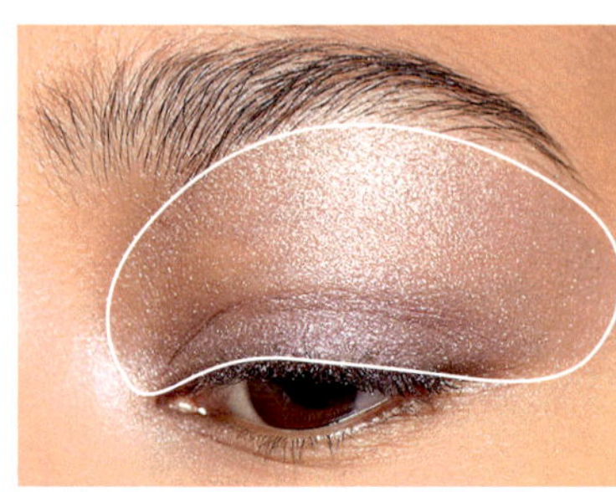

2. **REALCE**
Usando um pincel maior, passe uma camada de sombra mais clara, esfumando a cor para cima até a linha da sobrancelha.

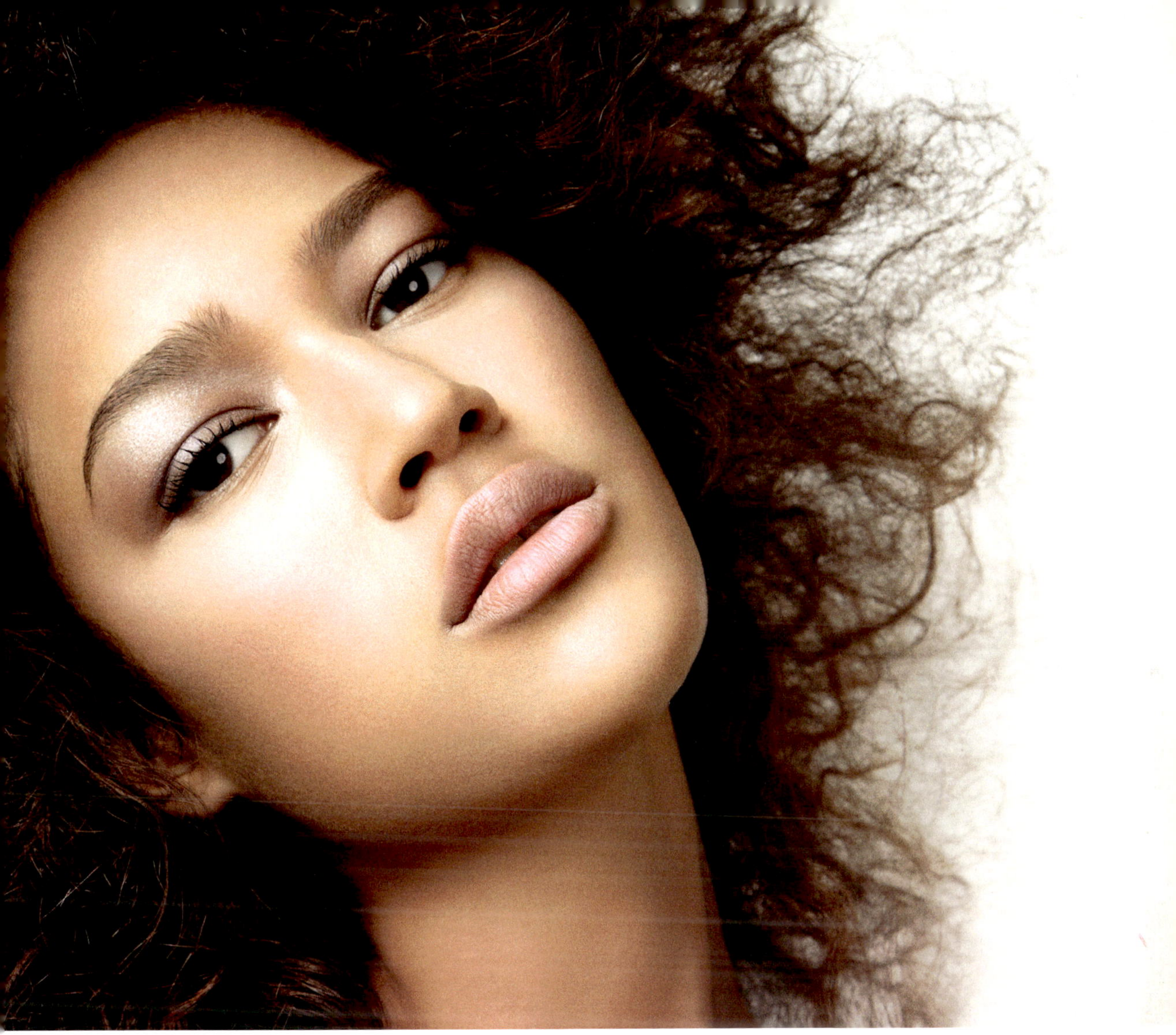

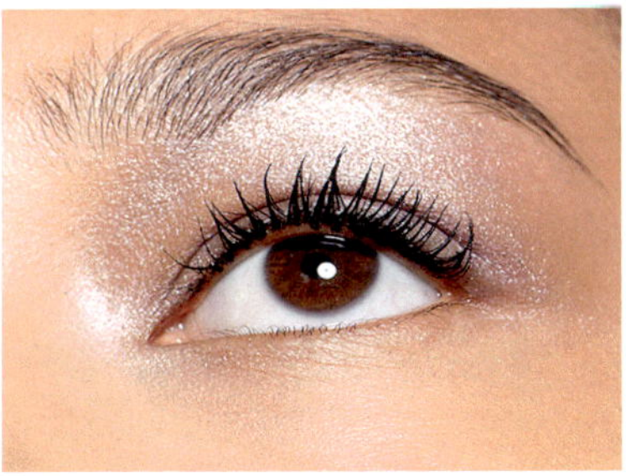

3. MÁSCARA

Aplique com cuidado nos cílios superiores. Não se esqueça de passar também nos cílios finos dos cantos interno e externo do olho.

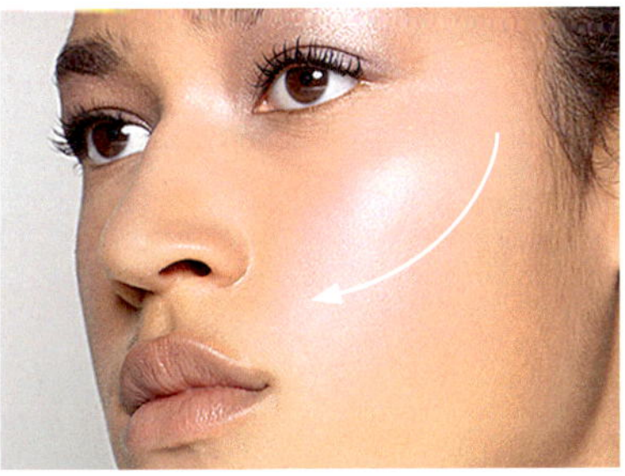

4. BLUSH

Passe um em creme com brilho prateado no ponto mais alto das maçãs do rosto e perto das narinas. Espalhe bem.

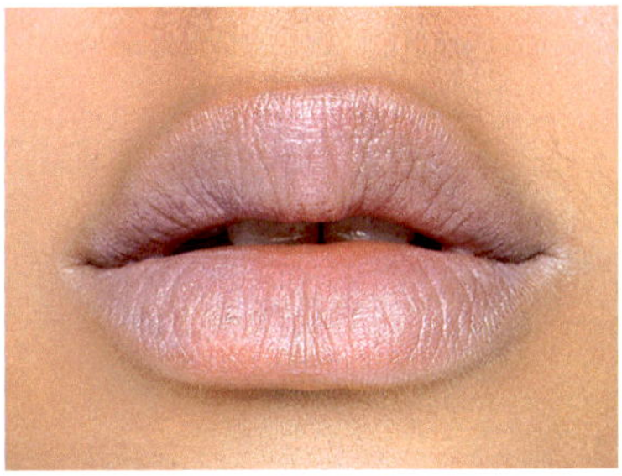

5. LÁBIOS

Para um efeito opaco e discreto, aplique protetor labial e, com o dedo, dê batidinhas suaves com sombra violeta.

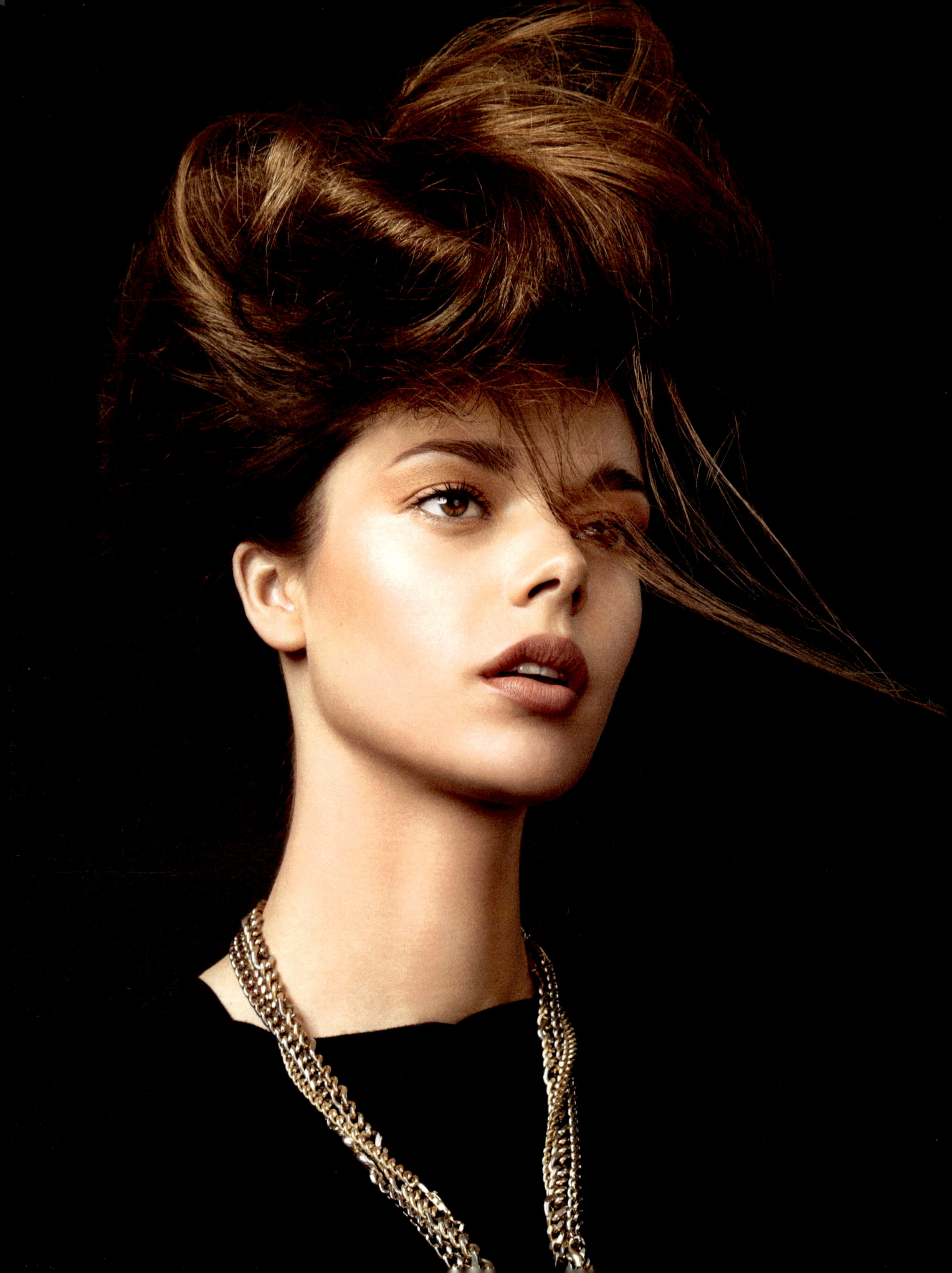

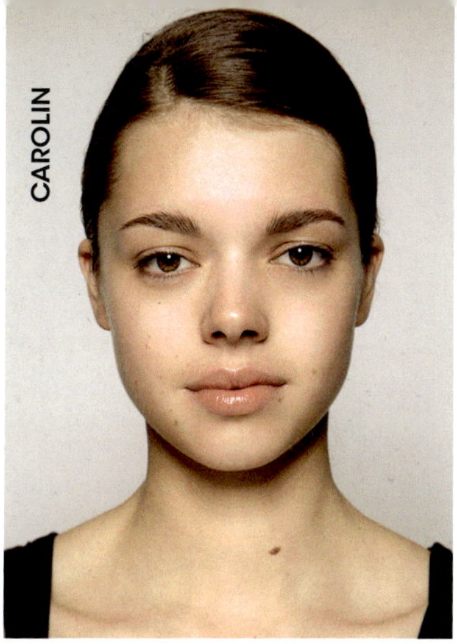

NUDE INCRÍVEL /13

É possível tirar o brilho do batom em um instante. Depois de passá-lo nos lábios, cubra com uma camada de pó translúcido.

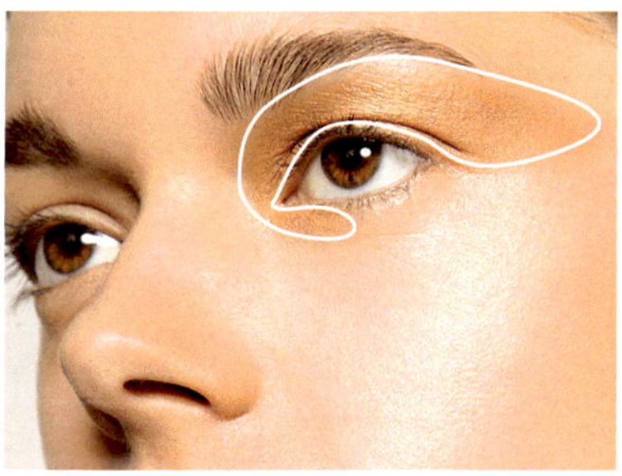

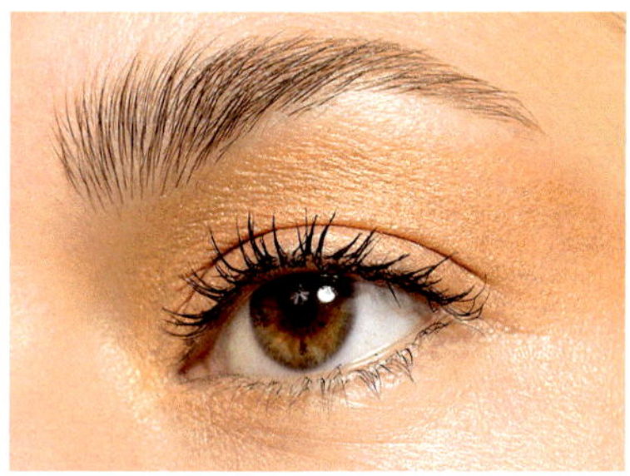

ACESSÓRIO:

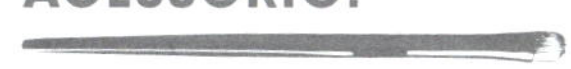

1. **SOMBRA**
Não precisa limitar-se ao canto externo do olho. Aqui, um tom dourado é aplicado no canto interno e na parte móvel da pálpebra, e depois continua até a têmpora.

2. **MÁSCARA**
Ao aplicá-la, concentre-se primeiro na linha dos cílios e só depois vá para as pontas. Isso os separará e eles não ficarão grudados.

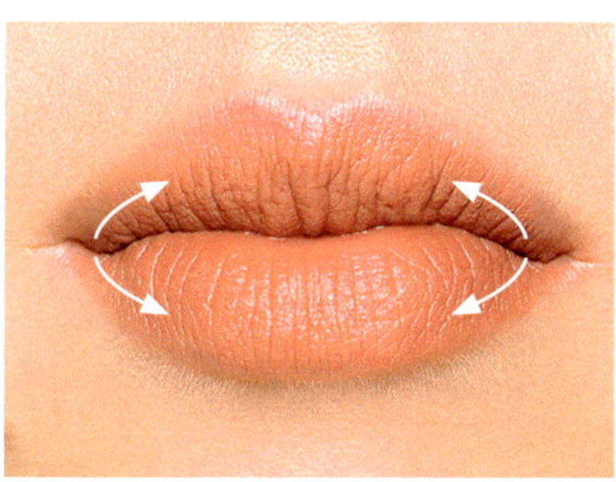

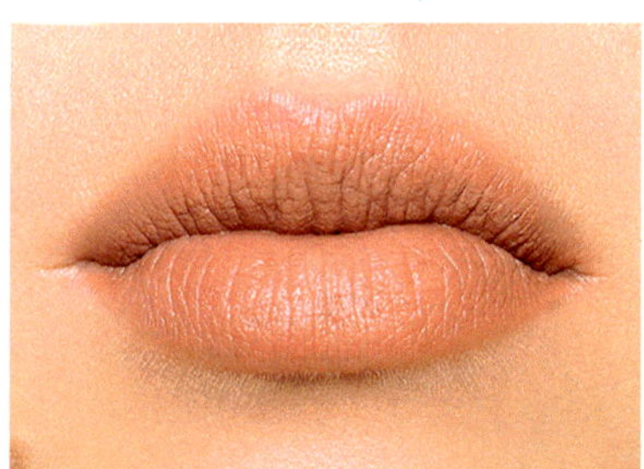

3. **BATOM**
O tom coral claro, parecido com a cor natural dos lábios, resulta em uma cobertura uniforme.

4. **PÓ**
Para um visual sutil e opaco nos lábios, passe um pouco de pó sobre o batom.

/DICA: Como aplicar a sombra sem que ela caia abaixo dos olhos? É simples. Primeiro, retire o excesso dela do pincel. Depois, use as costas da mão para ver quanto sobrou de cor nele. Se mesmo assim cair sombra em algum lugar indesejado, limpe com haste flexível e um pouco de hidratante para o rosto.

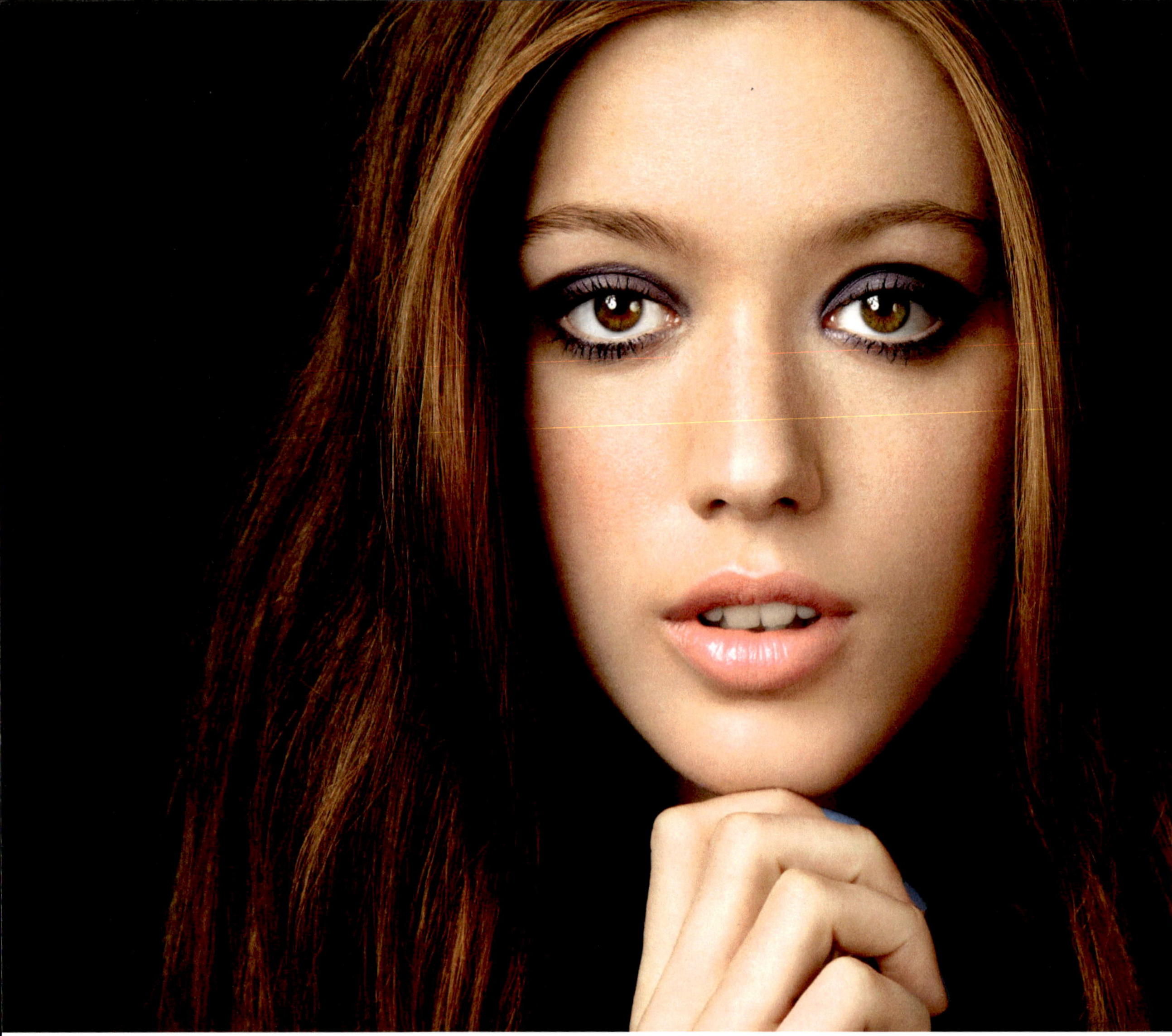

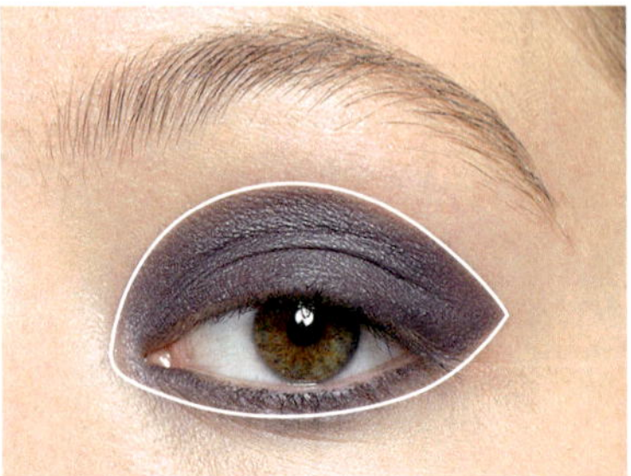

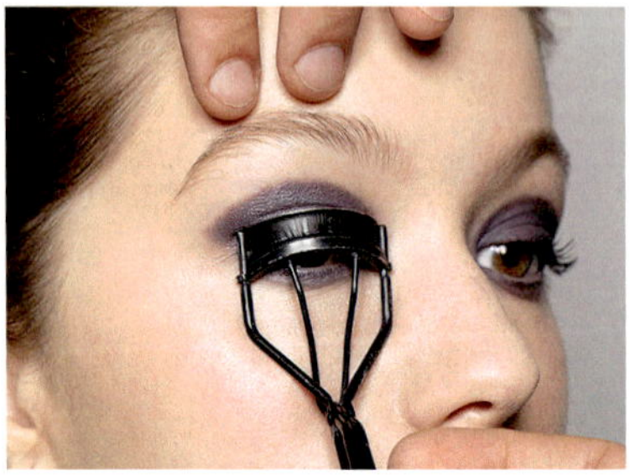

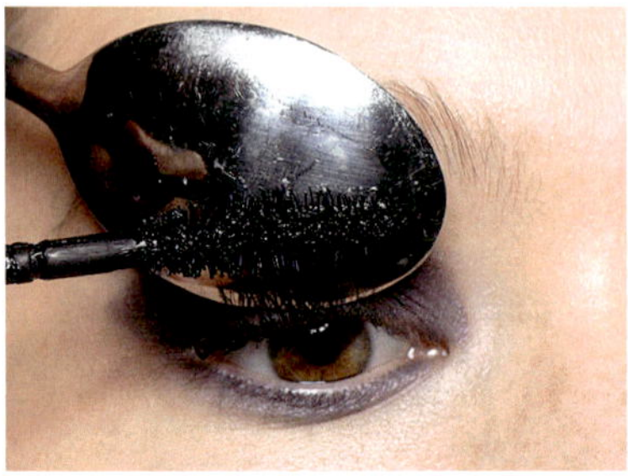

1. CONTORNO

Usando um tom lilás profundo, desenhe um formato amendoado em torno dos olhos. Comece com um pincel grande e depois use um estreito e arredondado para definir a forma.

2. CURVADOR

Dê formato aos cílios antes de aplicar a máscara. Coloque o curvador na linha superior dos cílios e aperte-o com firmeza.

3. MÁSCARA

Para que nenhum resíduo do produto manche a sombra, posicione uma colher de chá sobre a pálpebra superior e aplique-o sobre os cílios "apoiados" nas costas do utensílio.

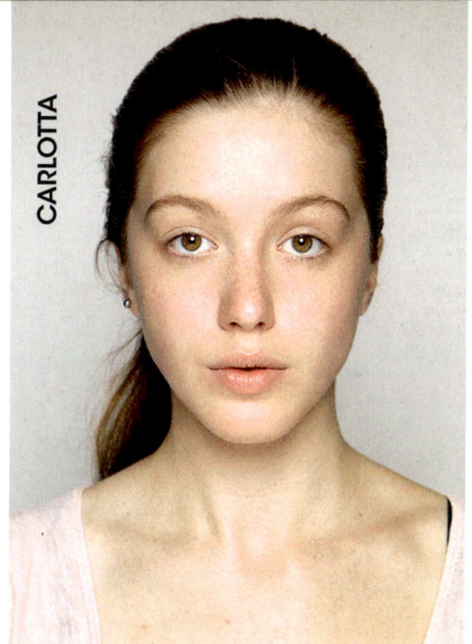

OLHOS EM VIOLETA / 14

/ DICA: Use cores complementares para realçar seu olhar, ou seja: tons frios para olhos de tons quentes e vice-versa. Por exemplo: se tiver olhos azuis, escolha um tom de bronze; para destacar os acinzentados, use um verde cálido; para os castanhos, o lilás combina bem. Experimente e verá como a cor dos seus olhos se intensifica.

ACESSÓRIOS:

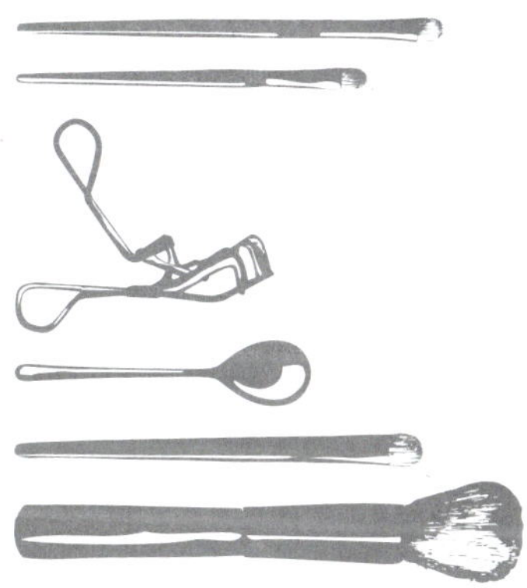

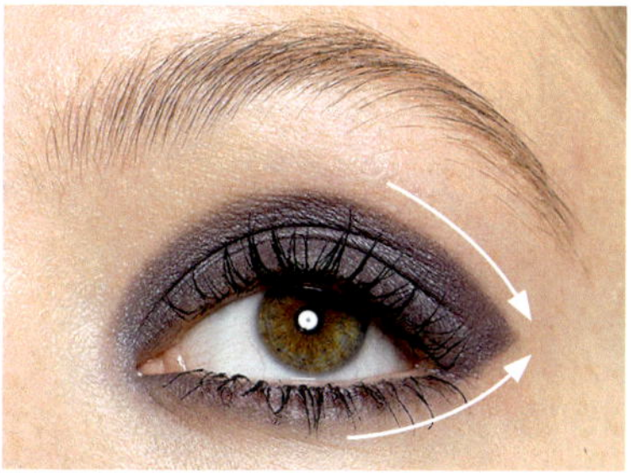

4. CORRETIVO

Defina os limites da cor com ele. Coloque um pouco do produto nas costas da mão, molhe com um pincel e delineie o contorno da sombra.

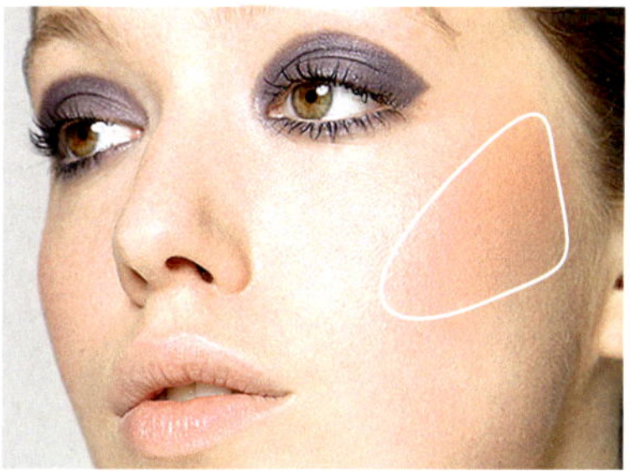

5. BLUSH

Para um visual mais jovial, aplique acima das maçãs do rosto e espalhe para cima até a têmpora. Sempre gire o pincel nas costas da mão antes de usá-lo, para não exagerar na quantidade de blush.

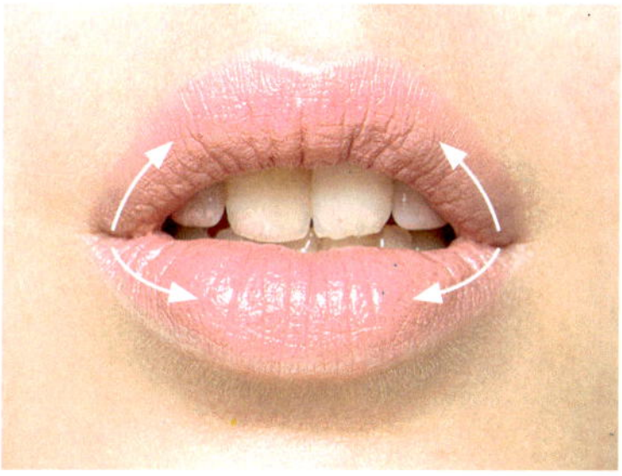

6. BATOM

Como o foco são os olhos, os lábios ficam discretos. Aplique um pouco de batom rosa, cubra com pó e aplique novamente para o acabamento durar mais.

15 \ OLHOS EM CHOCOLATE

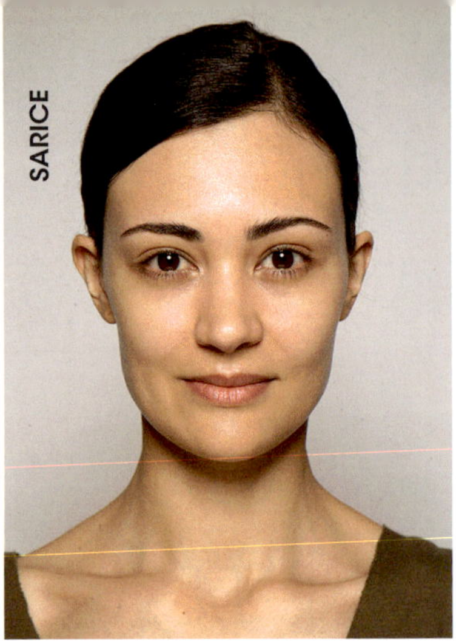

ACESSÓRIOS:

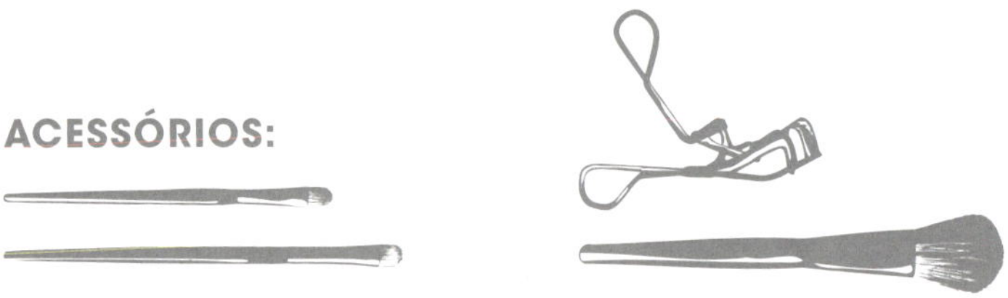

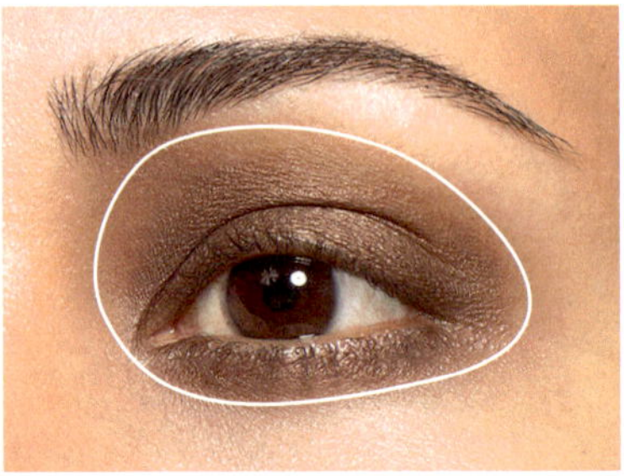

1. **SOMBRA**
Use um pincel arredondado para contornar os olhos com uma versão em pó marrom chocolate. Depois, com um pincel maior, suavize as bordas.

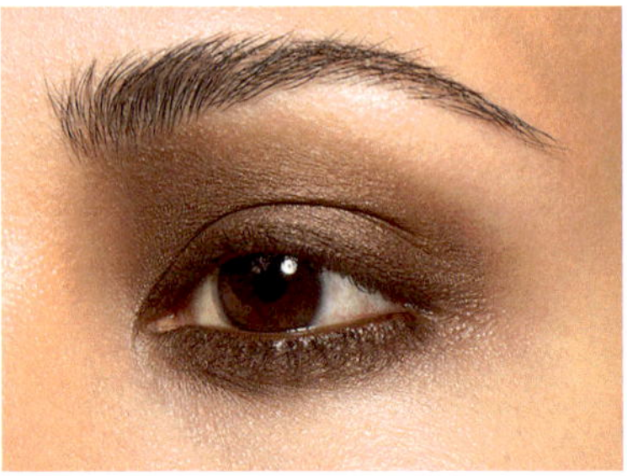

2. **LÁPIS PARA OLHOS**
Para acentuar a expressão, contorne os olhos com um tom que combine com o da sombra, sem esquecer os cantos internos (retoque-a para fixar).

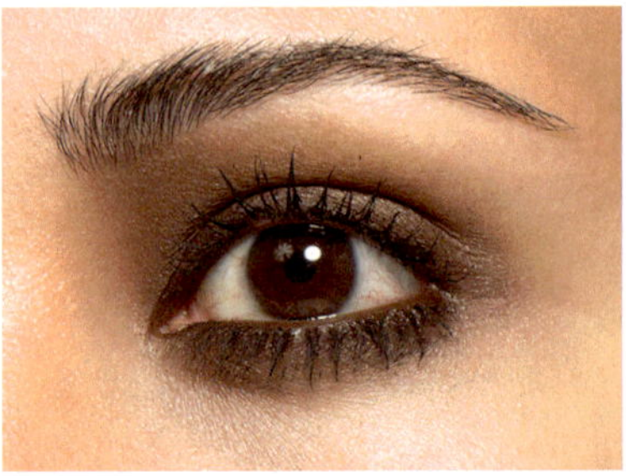

3. **MÁSCARA**
Para concluir esse look sensual, levante os cílios com o curvador e aplique-a em bastante quantidade.

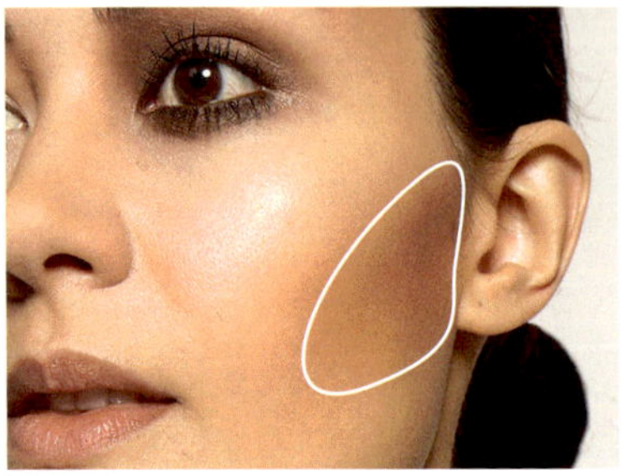

4. **CONTORNO**
Use pó facial de tom escuro para esculpir o rosto. Sombreie a área abaixo das maçãs e também na direção das têmporas.

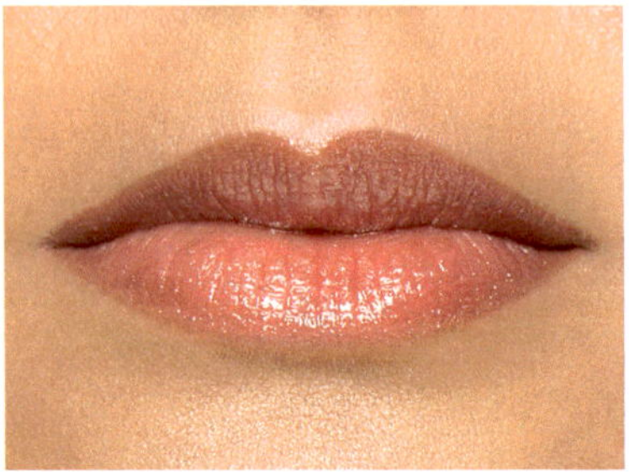

5. **GLOSS**
Use apenas um nude claro para realçar a cor natural dos lábios.

/ DICA: Há inúmeras maneiras de destacar olhos castanhos. O tom sobre tom torna-os mais sensuais. Já cores frias como lilás, verde e cinza os realçam – experimente!

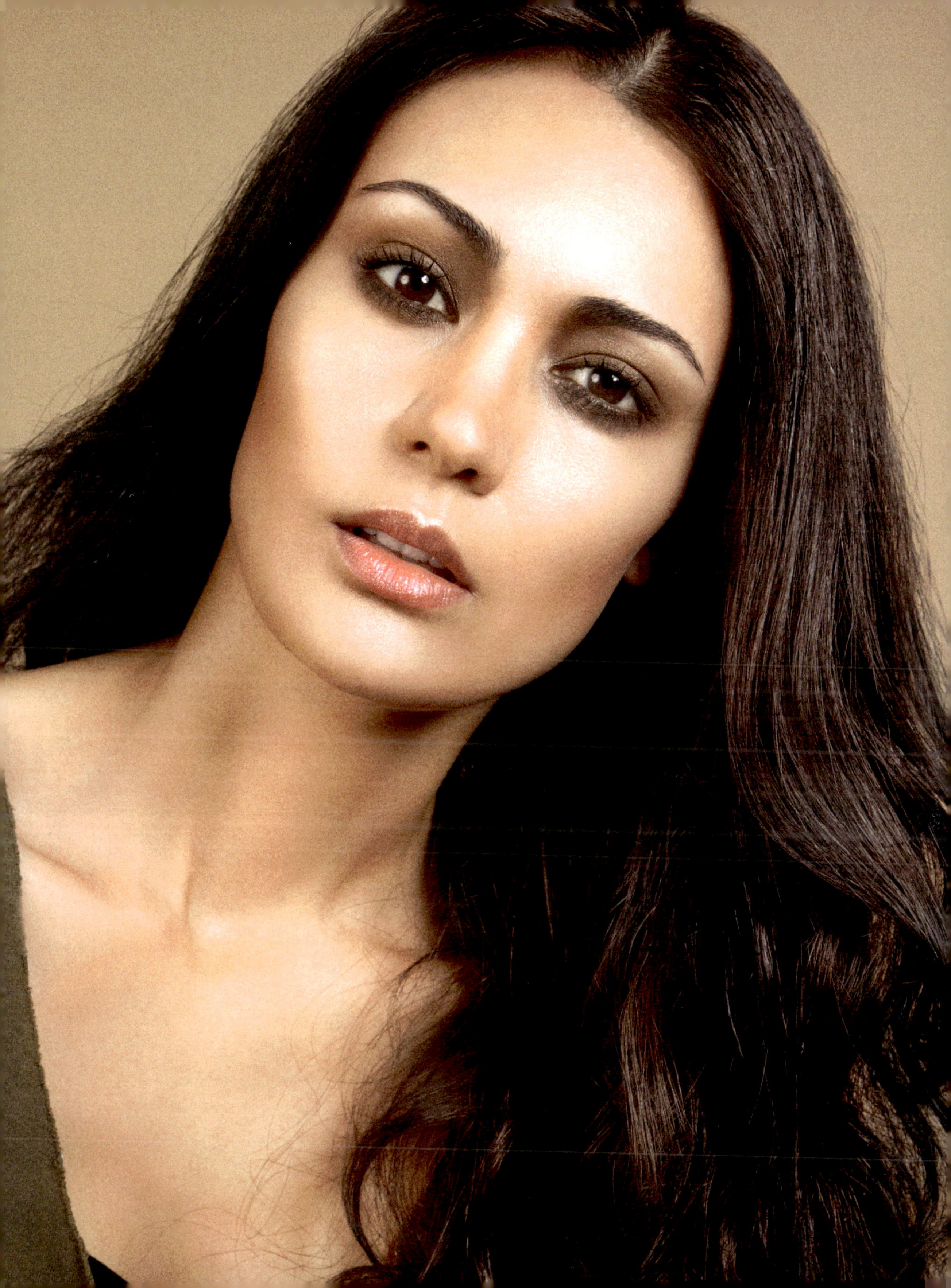

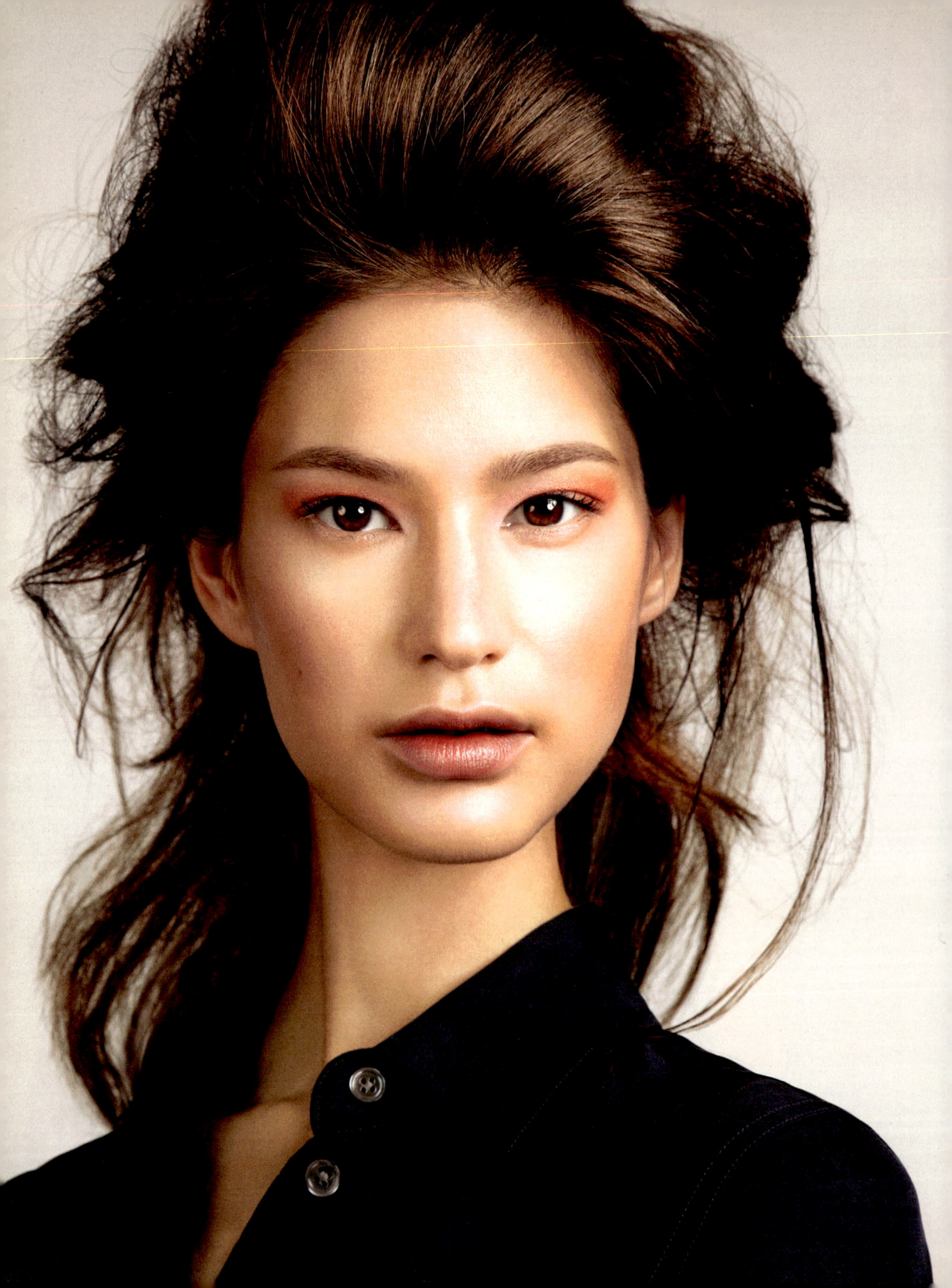

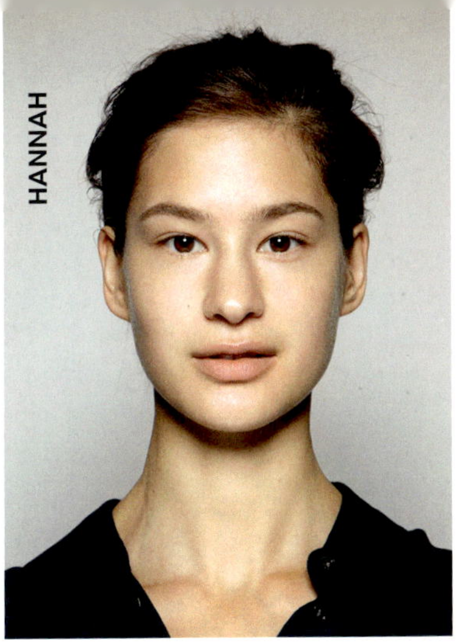

LÁBIOS NATURAIS /16

ACESSÓRIOS:

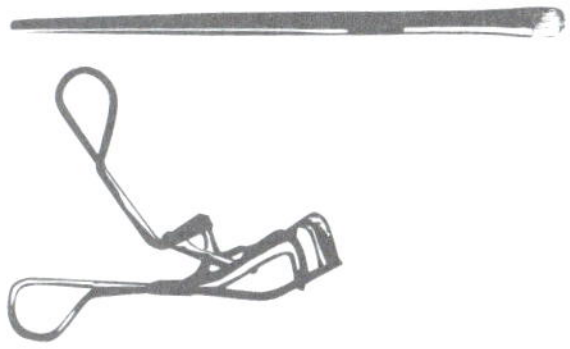

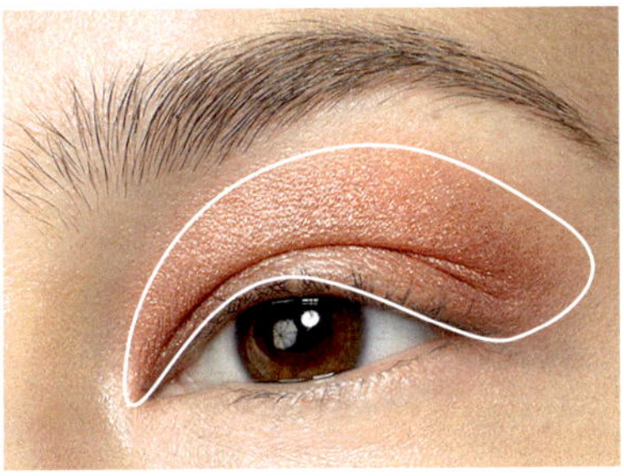

1. SOMBRA
Aplique-a em toda a parte móvel da pálpebra. O ponto mais alto deve ficar acima da pupila, mais para o lado externo.

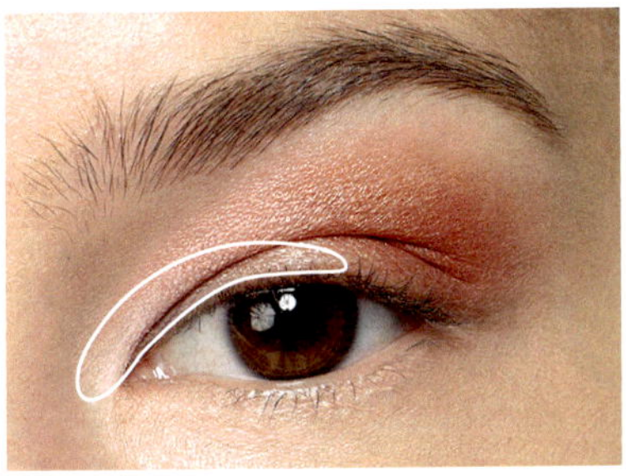

2. REALCE
Use sombra branca para destacar o canto interno do olho. Esfume em direção ao centro.

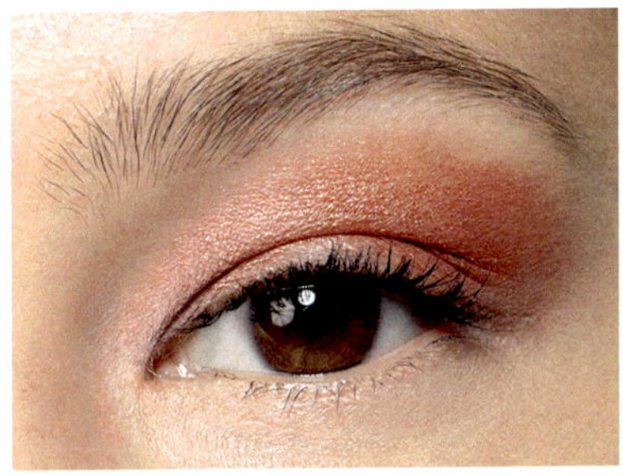

3. MÁSCARA
Use o curvador de cílios e aplique-a para engrossar os fios superiores.

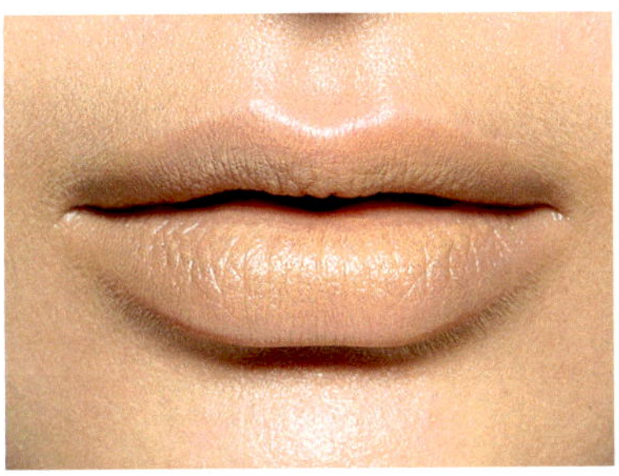

4. SUAVIZE
Os lábios podem ser suavizados para ficar discretos. Para criar esse efeito, aplique protetor labial e, com o dedo, um pouco de base.

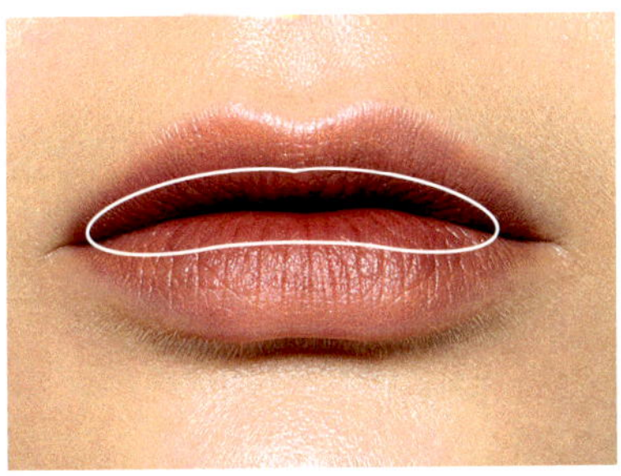

5. BATOM
Escolha um de tom intenso e, de novo com a ponta do dedo, aplique com batidinhas no centro dos lábios.

/ DICA: O ponto mais alto da sombra nem sempre precisa ser diretamente acima da pupila. Se você tiver olhos estreitos, pode ser na diagonal externa, o que os torna amendoados.

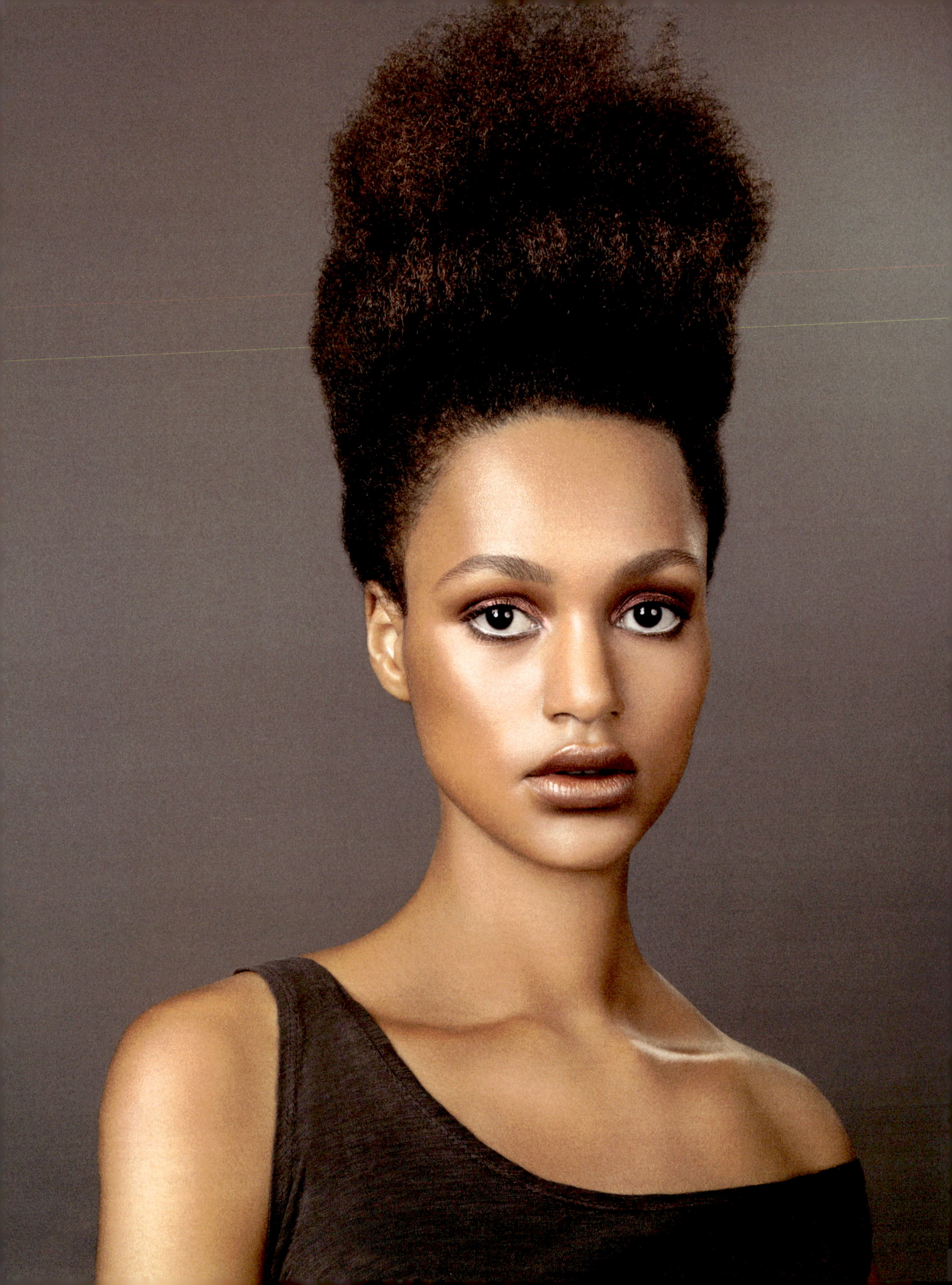

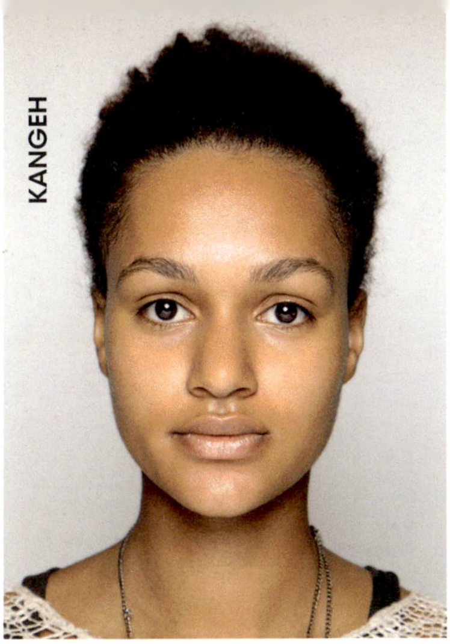

BELEZA METÁLICA /17

ACESSÓRIOS:

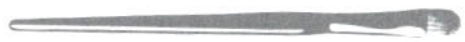

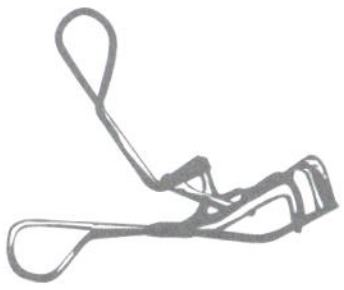

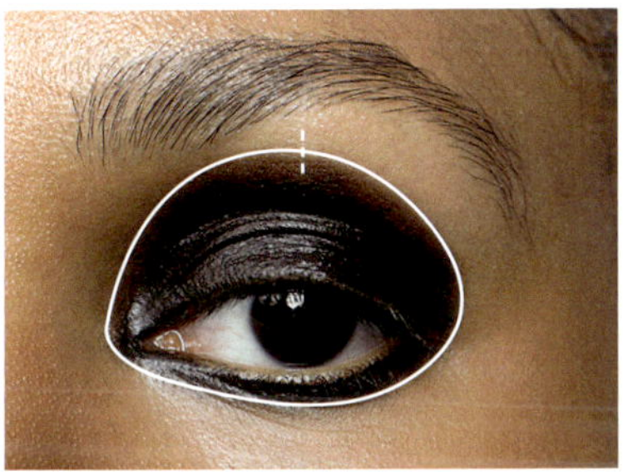

1. LÁPIS PARA OLHOS

Faça o contorno todo. O ponto mais alto deve ser acima do centro da pupila; estenda o traço do canto interno até além do canto externo para que o olho pareça maior.

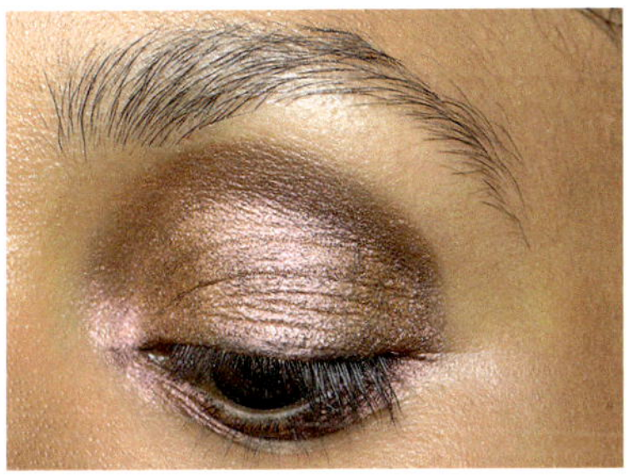

2. SOMBRA

Aplique uma de cor metálica com um pincel arredondado sobre a cobertura em lápis – isso confere uma intensidade nova ao tom.

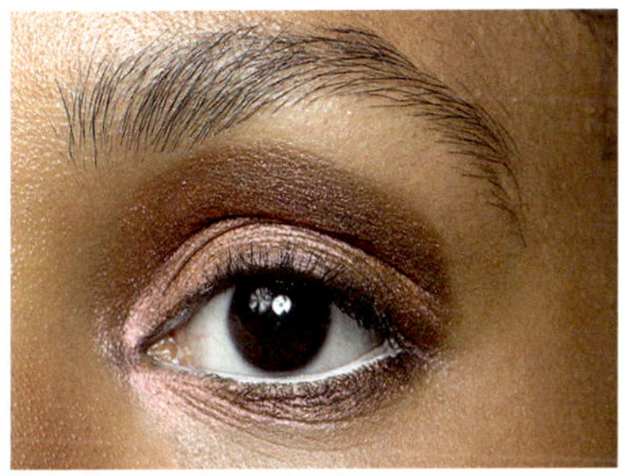

3. LÁPIS BRANCO PARA OLHOS

Para destacar a cor da pupila, delineie a linha-d'água com lápis branco ou bege, de acordo com o tom da sua pele.

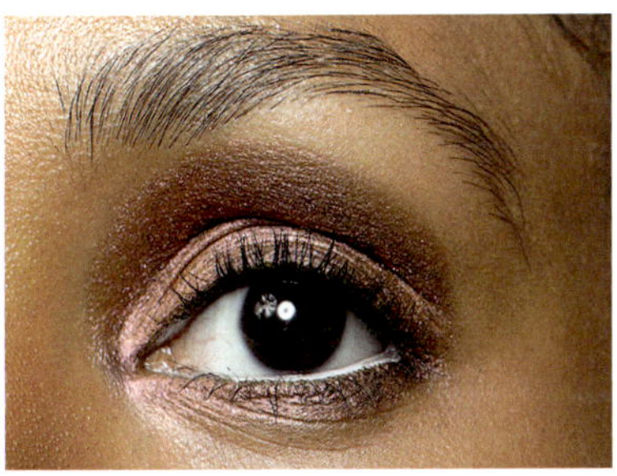

4. MÁSCARA

Use o curvador e aplique-a em bastante quantidade nos cílios superiores e inferiores – primeiro na linha dos fios, depois nas pontas.

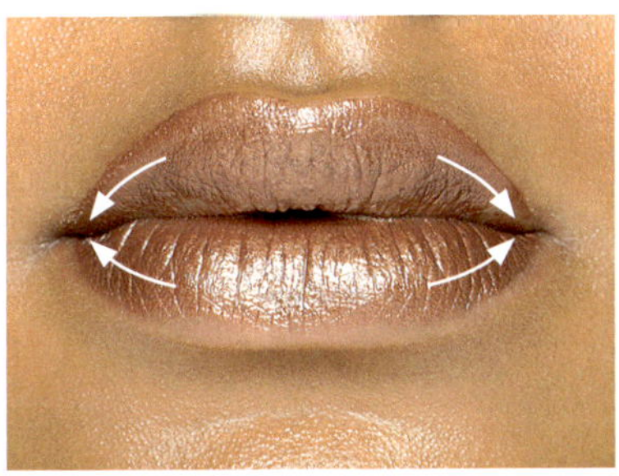

5. GLOSS

O tom bronze faz um "eco" perfeito com o brilho ao redor dos olhos. Passe um pouco no centro dos lábios e espalhe para fora com delicadeza.

/ DICA: A sombra dura mais e fica mais intensa quando aplicada diretamente sobre a cobertura feita com lápis macio. Nesse caso, é melhor usar um pincel ou aplicador, e não o dedo – dê batidinhas com ele, sem esfregar. O lápis da cor da sua pele destacará a cor dos olhos.

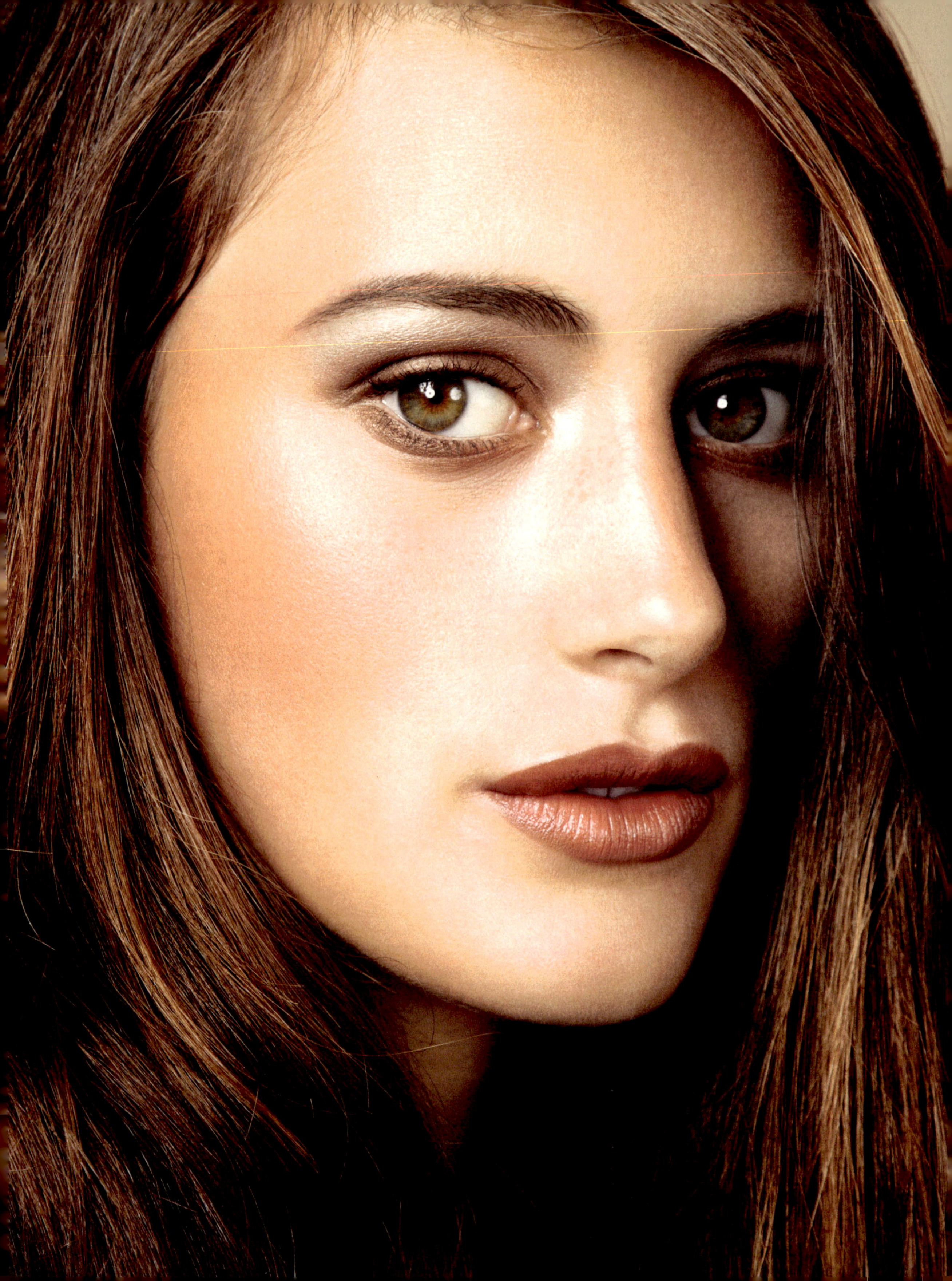

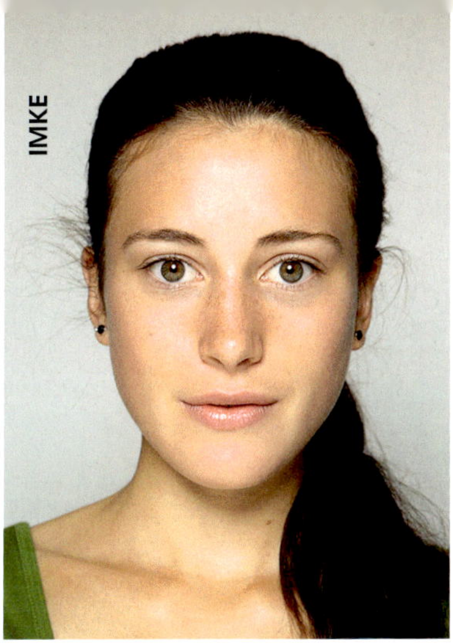

BRILHO ELEGANTE /18

Realce a cor de seus olhos contornando-os com sombra – lembre-se de que o ponto mais alto da cobertura deve ficar acima do centro da pupila.

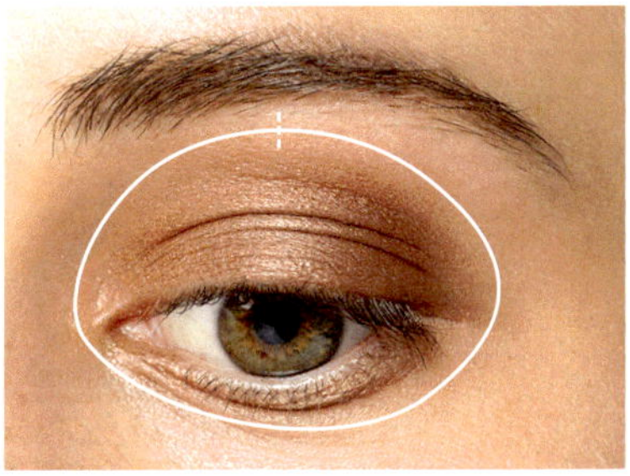

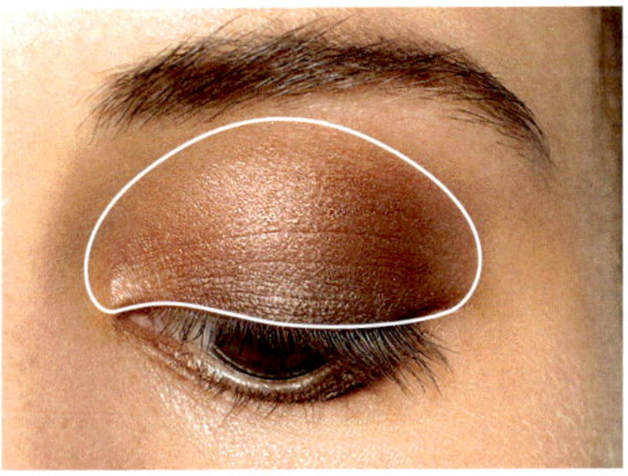

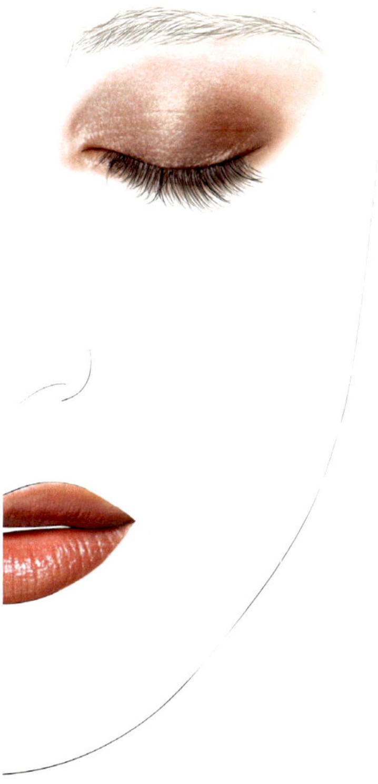

1. **SOMBRA**
Contorne o olho completamente com uma de tom acobreado. O ponto mais alto da cobertura deve ficar acima do centro da pupila.

2. **ESFUMAR**
Aplique sombra marrom ao longo da linha dos cílios. Os dois tons devem se fundir em harmonia.

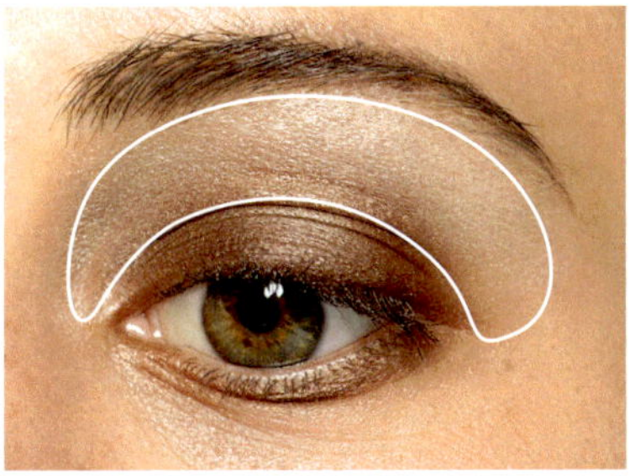

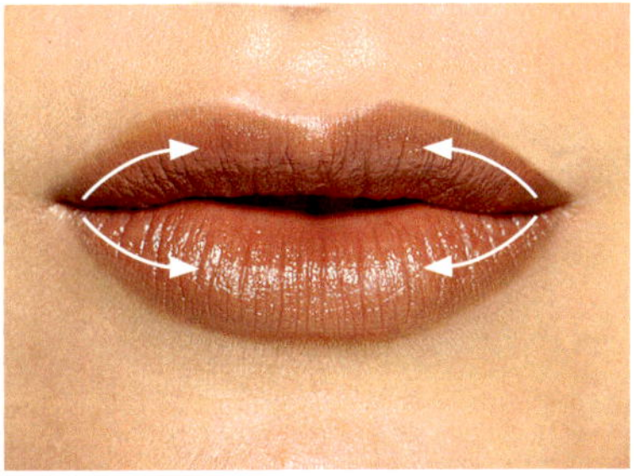

3. **ILUMINAR**
Agora passe sombra clara da dobra da pálpebra ao arco da sobrancelha. Esfume bem, em especial nos cantos dos olhos, para não deixar marcas entre as cores.

4. **BATOM**
Aplique o produto cuidadosamente com um pincel pequeno e arredondado, dos cantos em direção ao centro.

ACESSÓRIOS:

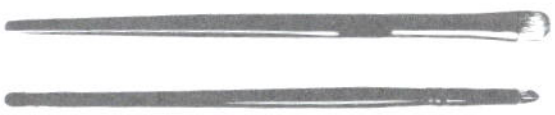

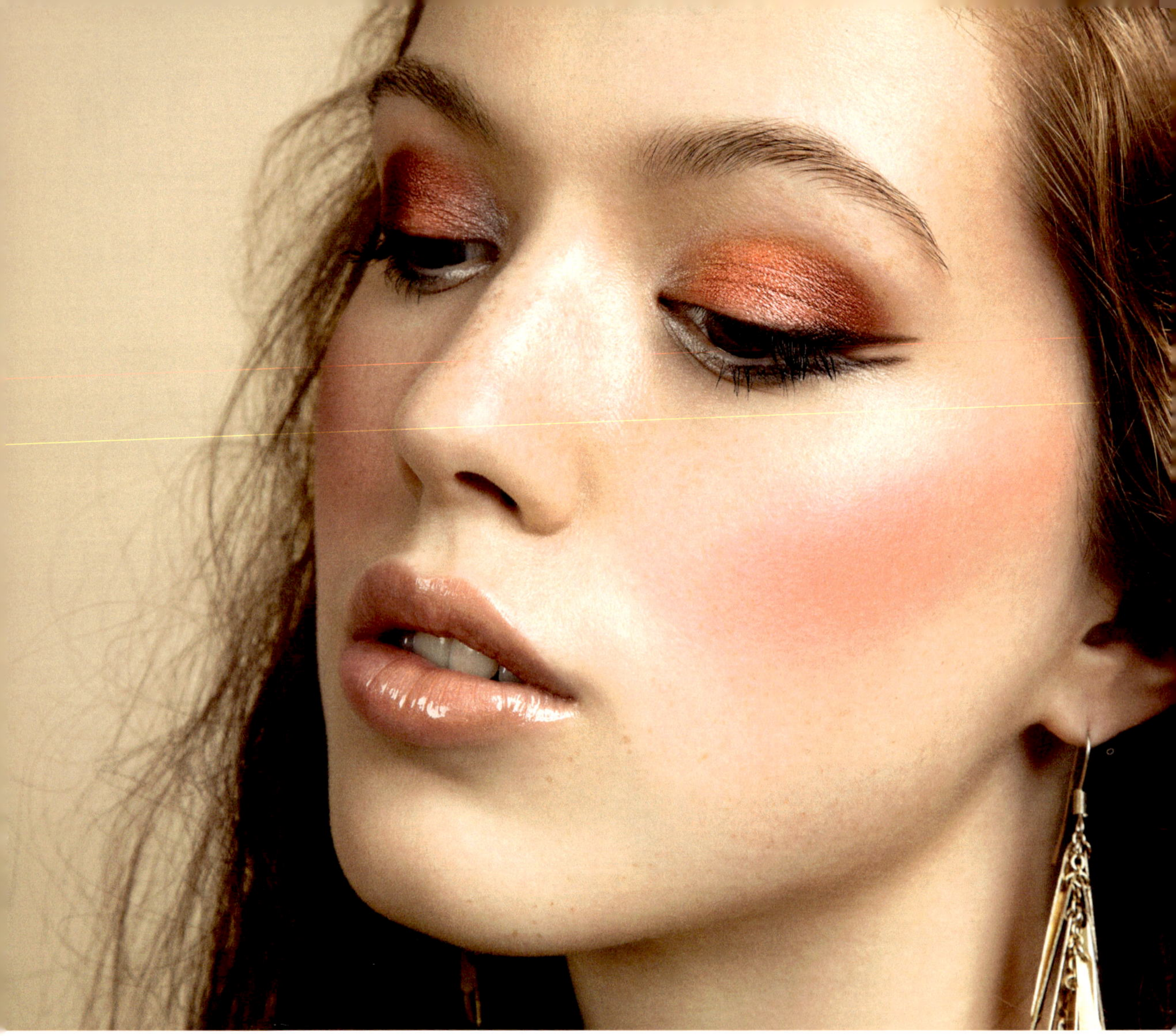

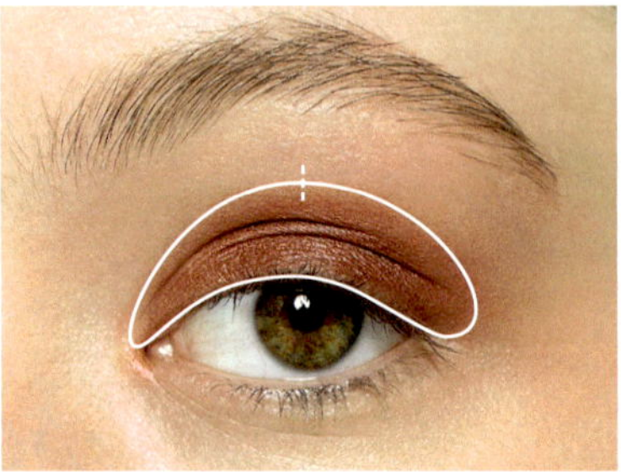

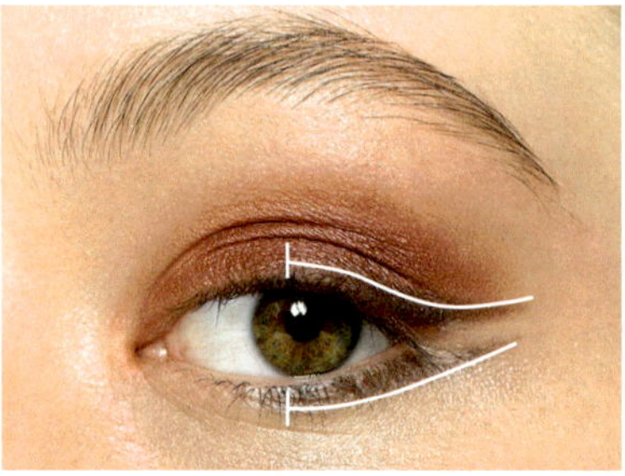

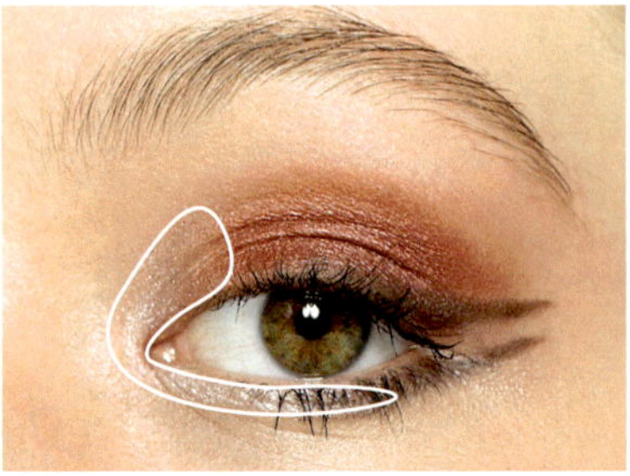

1. **SOMBRA**

Com um pincel com a ponta arredondada espalhe o produto sobre a parte móvel da pálpebra. O ponto mais alto da cobertura deve ficar bem acima do centro da pupila.

2. **LÁPIS PARA OLHOS**

Use um macio e comece o traço acima da pupila. Delineie seguindo as linhas superior e inferior dos cílios e estenda-as além do canto externo do olho.

3. **MÁSCARA**

Cubra os cílios superiores e inferiores, mas apenas do centro do olho até o canto externo. Passe iluminador no canto interno.

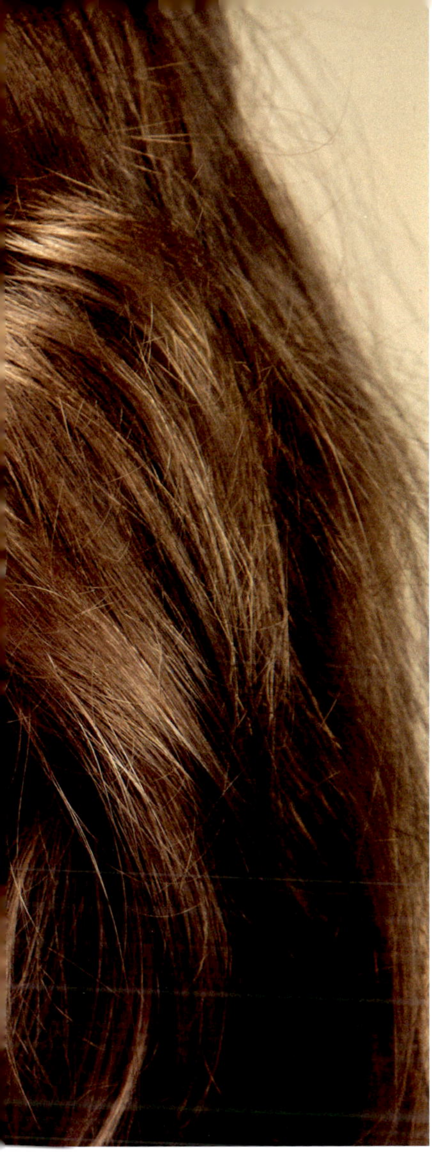

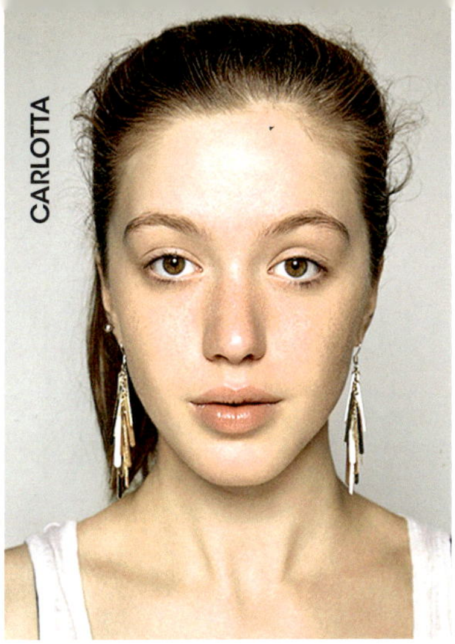

/**DICA:** Quer lábios mais cheios? Use gloss! É muito fácil: aplique um da mesma cor do batom, apenas no centro e dando batidinhas com a ponta dos dedos. Não deixe que o produto se aproxime do contorno dos lábios, para não borrar.

ACESSÓRIOS:

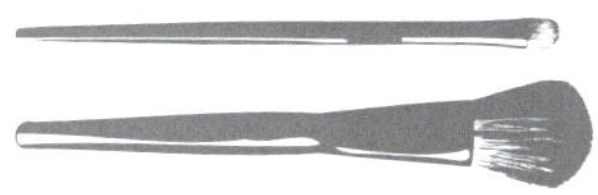

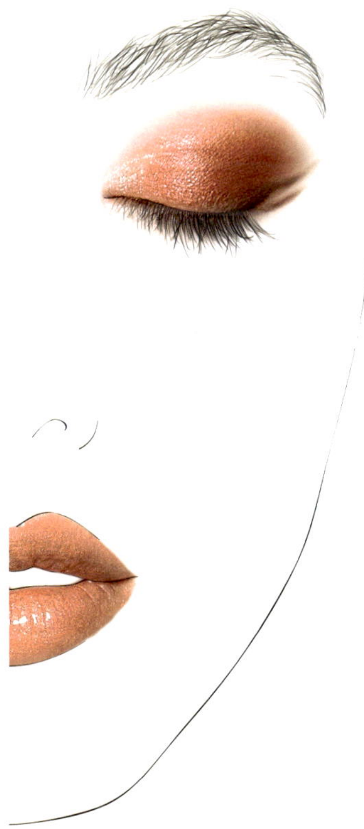

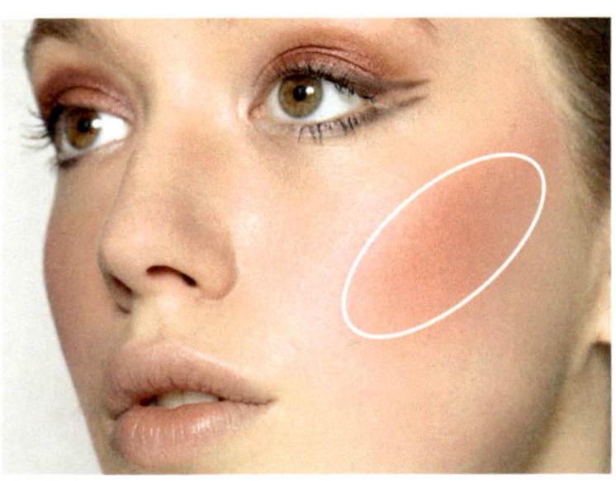

4. **BLUSH**
Aplique no centro das maçãs do rosto e suavize o contorno, esfumando para as laterais.

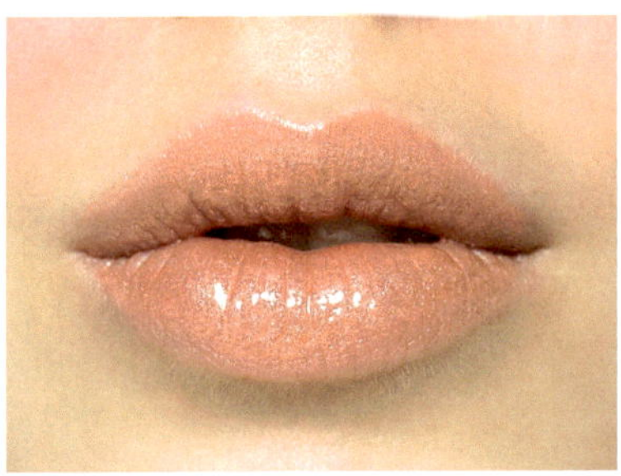

5. **GLOSS**
Escolha um com glitter, pois é a melhor combinação para a sombra brilhante.

20 \ CHIQUE CASUAL

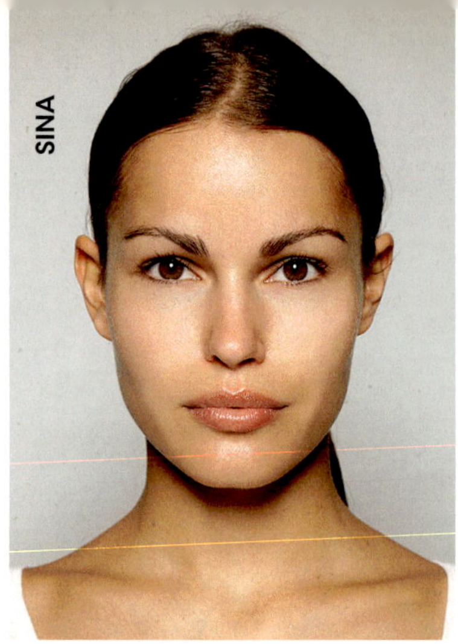

ACESSÓRIOS:

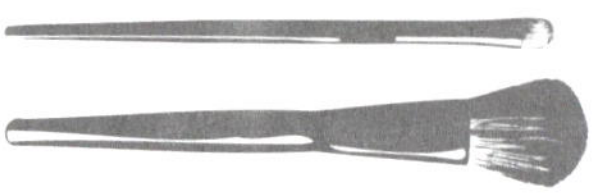

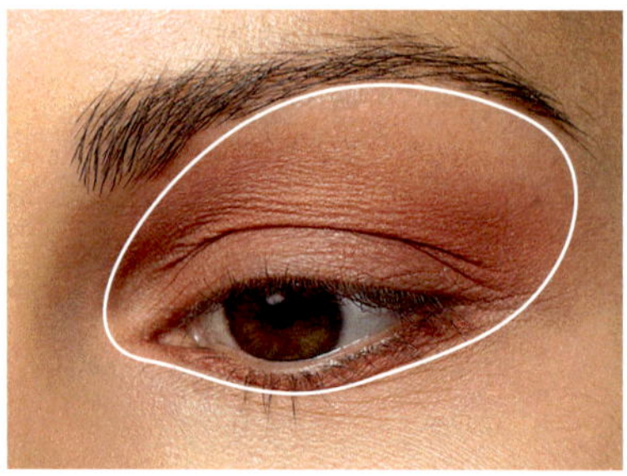

1. **SOMBRA**
Contorne todo o olho, subindo até abaixo da sobrancelha. Deixe a cobertura bem uniforme.

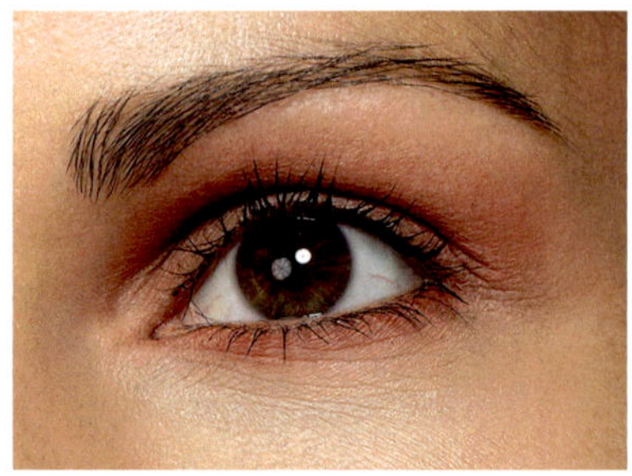

2. **MÁSCARA**
É um item essencial se quiser realçar os olhos. Primeiro, aplique nos fios finos dos cantos interno e externo; depois, nos superiores e inferiores.

/ **DICA:** Não é preciso ter uma bolsa repleta de produtos para conseguir um belo visual. Para criar esse estilo de maquiagem, use a sombra também como blush e batom. Complete com máscara e o visual está pronto.

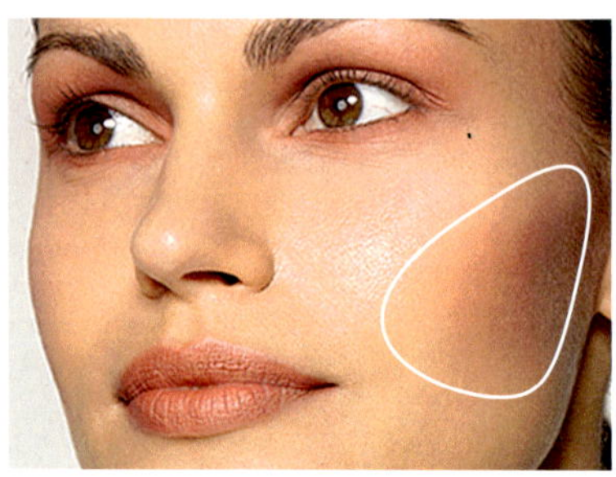

3. **DESTAQUE**
Para obter um visual jovial que também acentua as maçãs do rosto, coloque um pouco de sombra no pincel de blush e aplique logo abaixo delas. Espalhe bem.

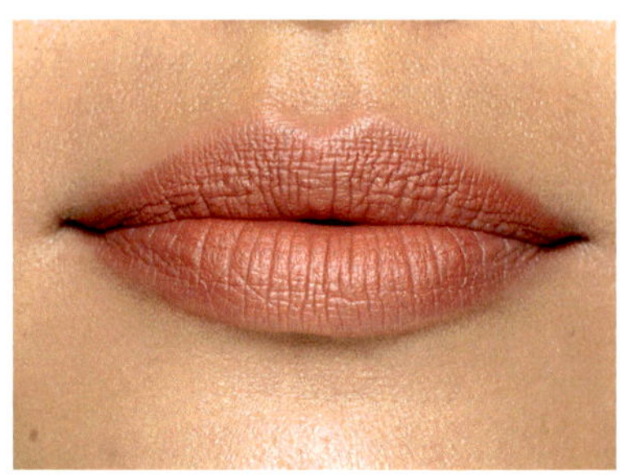

4. **LÁBIOS**
Primeiro, passe protetor labial. Depois, dando batidinhas com a ponta do dedo, aplique um pouco de sombra.

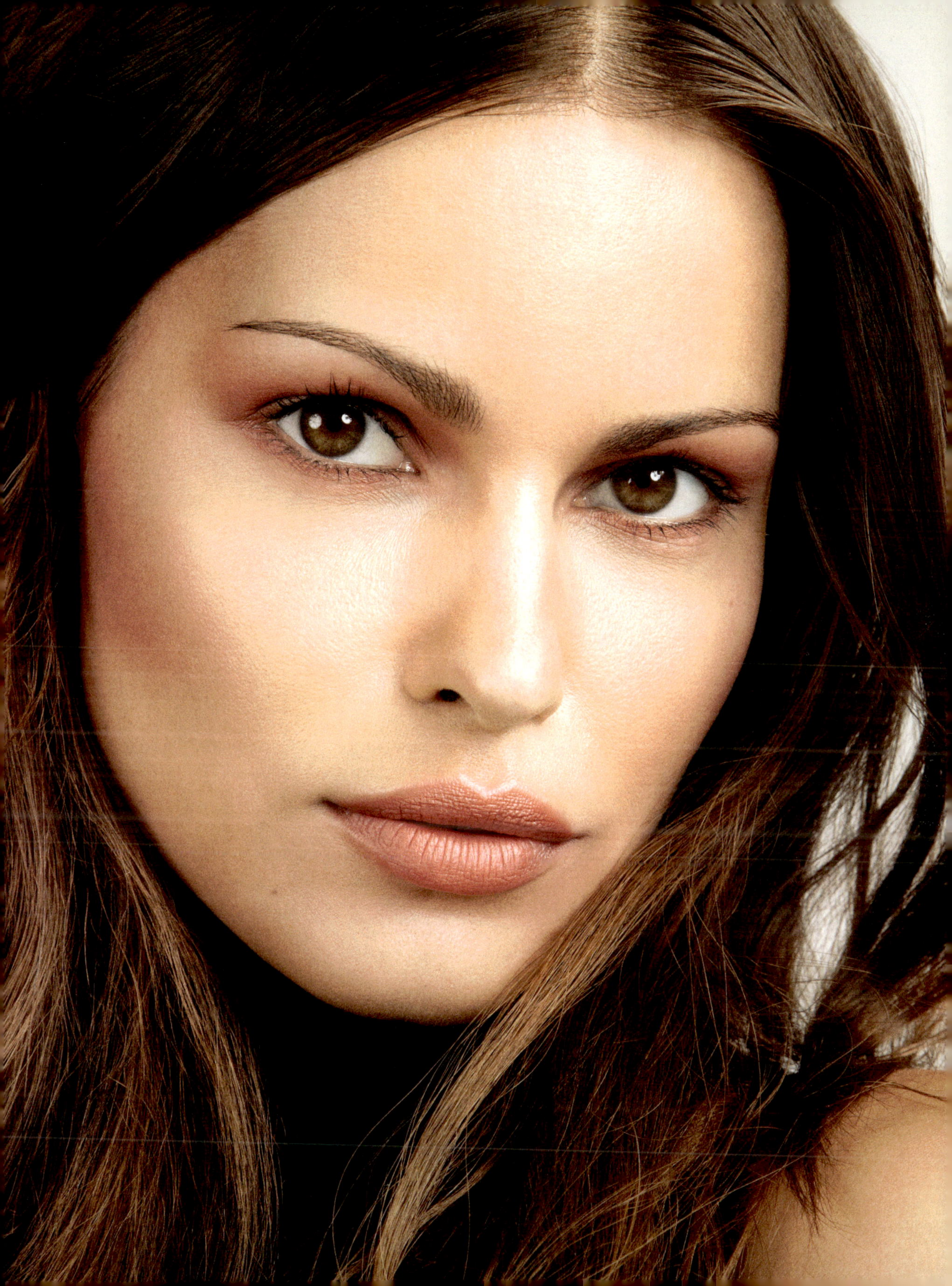

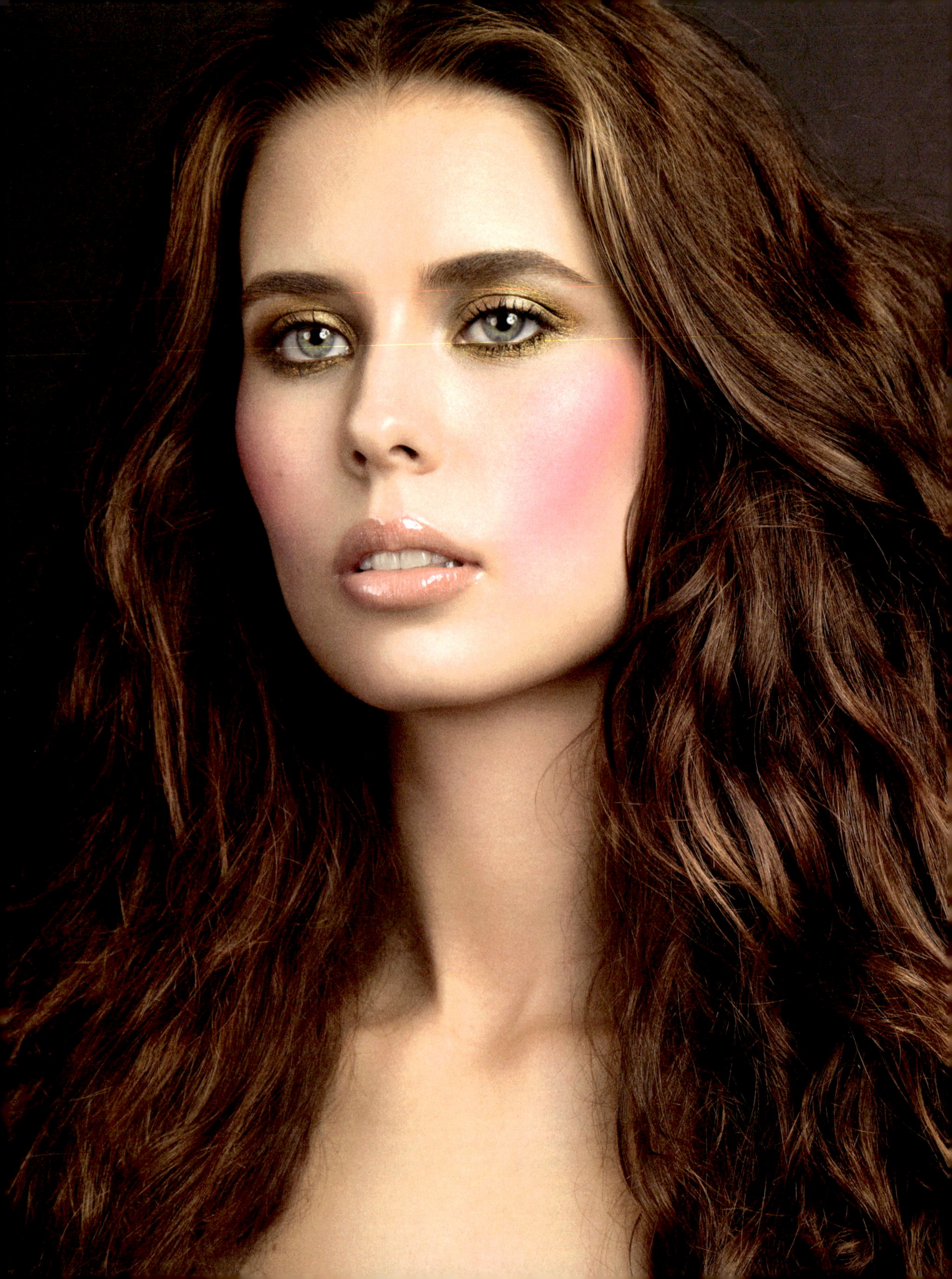

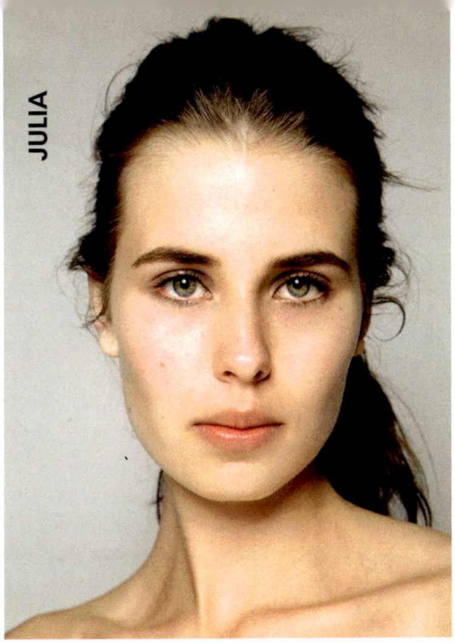

DOURADO EXPRESSIVO /21

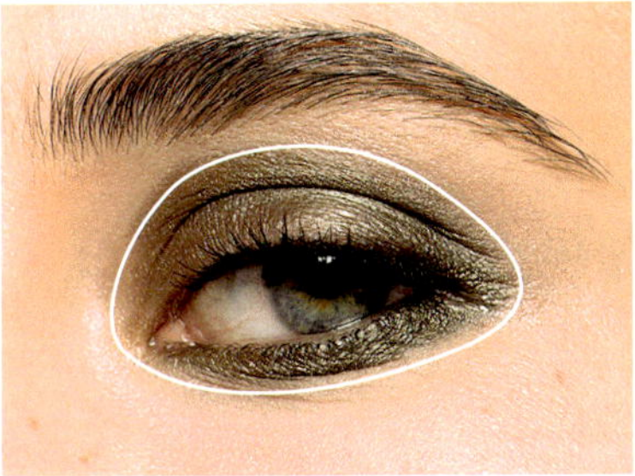

1. CONTORNO

Pinte em torno do olho com uma sombra em tom cinza furta-cor, que deve se encontrar nos cantos interno e externo do olho.

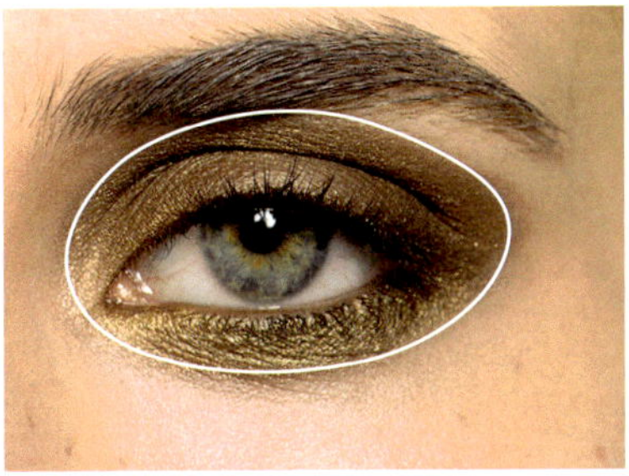

2. SEGUNDA COR

Pincele sombra dourada sobre a cinza, subindo até a linha da sobrancelha. Trace também a linha inferior dos cílios, do canto interno do olho em direção ao externo.

ACESSÓRIOS:

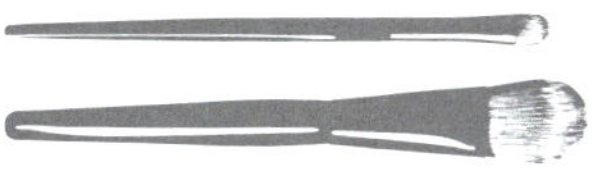

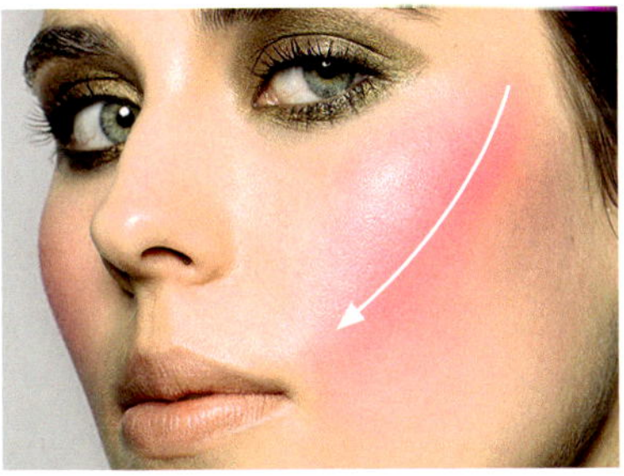

3. BLUSH E MÁSCARA

Com um pincel próprio para base, aplique um blush cremoso no ponto mais alto da maçã do rosto e desça até o canto da boca. Em seguida, cubra os cílios com máscara.

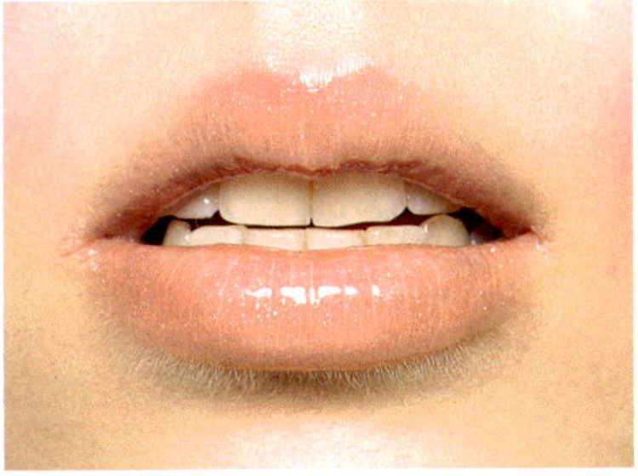

4. GLOSS

Para finalizar, basta aplicar gloss de cor pastel, e a maquiagem está pronta.

/ DICA: Brilhante, cintilante, perolada. Essas texturas de batom refletem a luz e preenchem pequenos vincos dos lábios, fazendo com que pareçam mais cheios. É por isso que a sombra cintilante ou perolada também rejuvenesce os olhos.

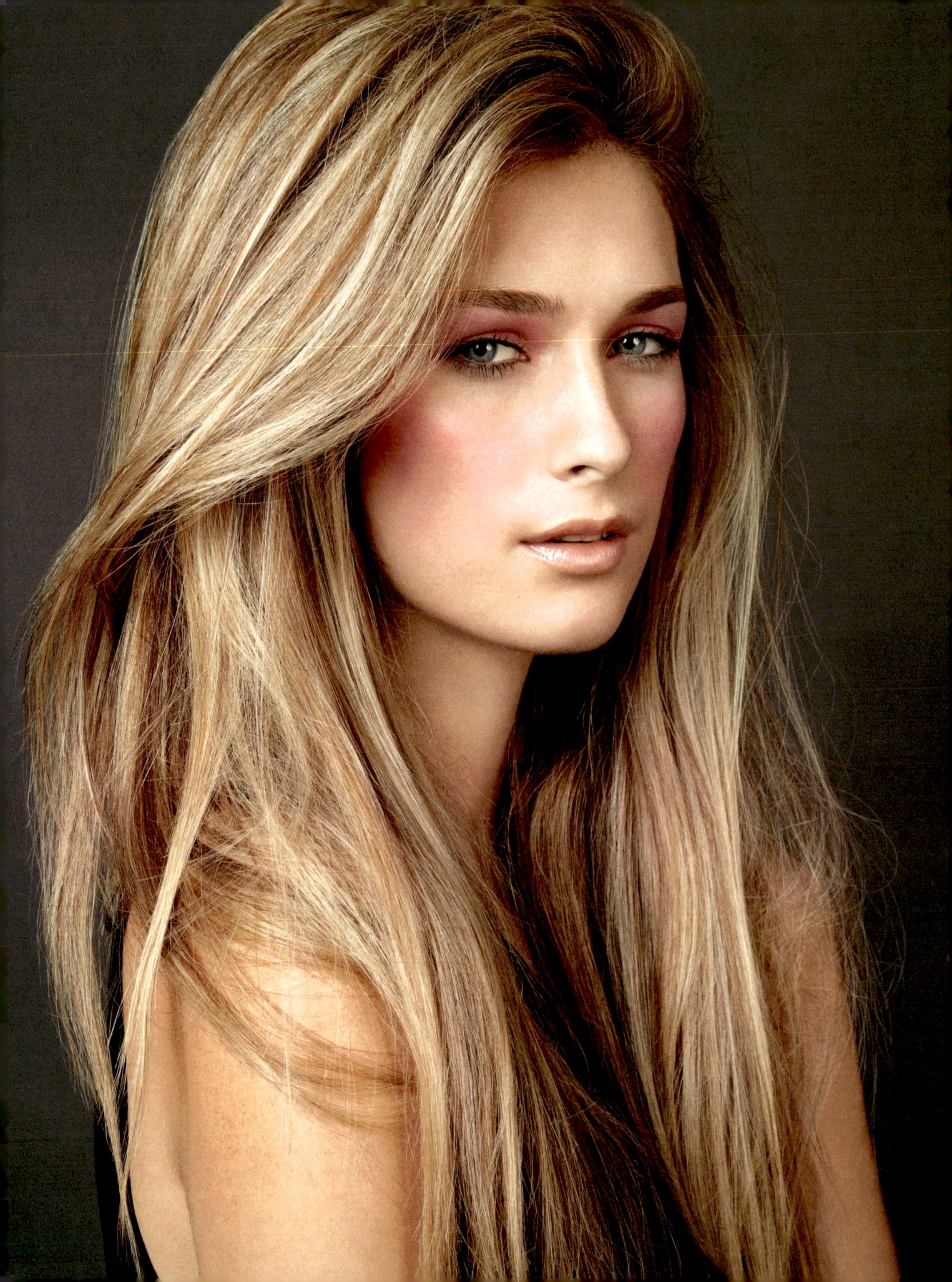

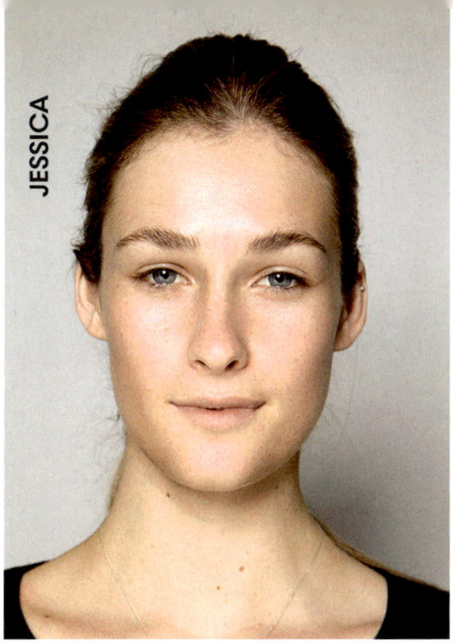

PINK OUSADO /22

Nesse estilo de maquiagem, o rosto é esculpido, e os olhos, enfatizados. O tom de rosa torna o visual descolado e moderno. Se achar muito radical, use outro tom de blush.

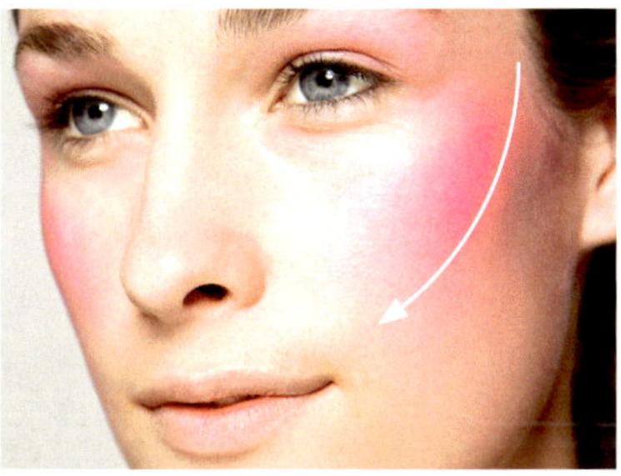

1. **CONTORNO**
Passe a sombra nas maçãs do rosto com um pincel para blush, a partir da têmpora. Esfume as extremidades com o dedo, na direção dos cantos da boca.

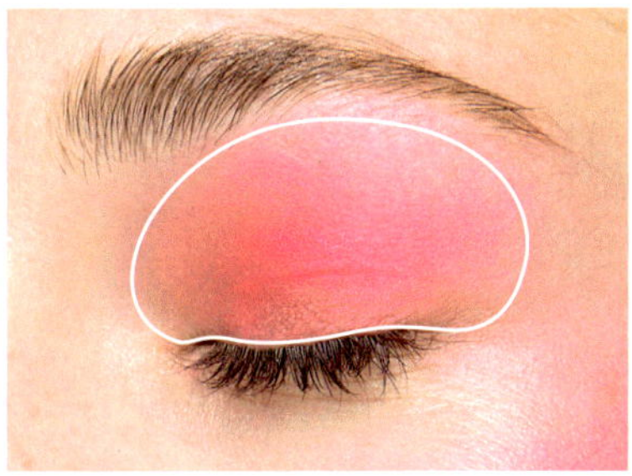

2. **PÁLPEBRA**
Aplique sombra sobre a parte móvel, subindo até a linha da sobrancelha. Comece na linha dos cílios e esfume suavemente.

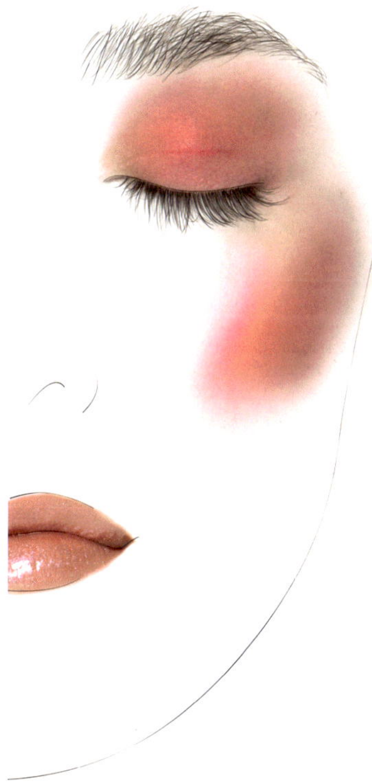

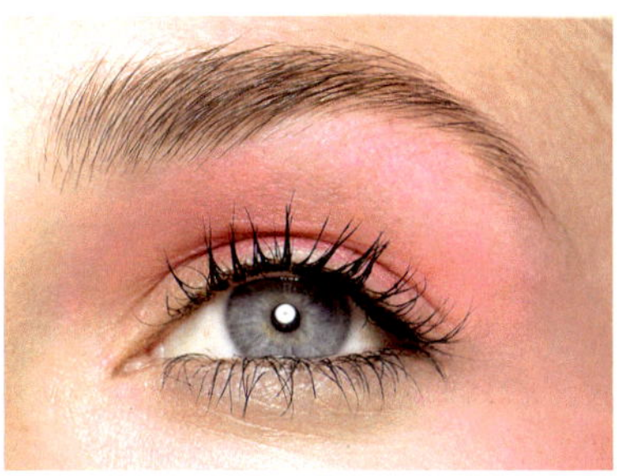

3. **MÁSCARA E LÁPIS**
Aplique-o na linha-d'água. Depois passe camadas de máscara nos cílios superiores e inferiores.

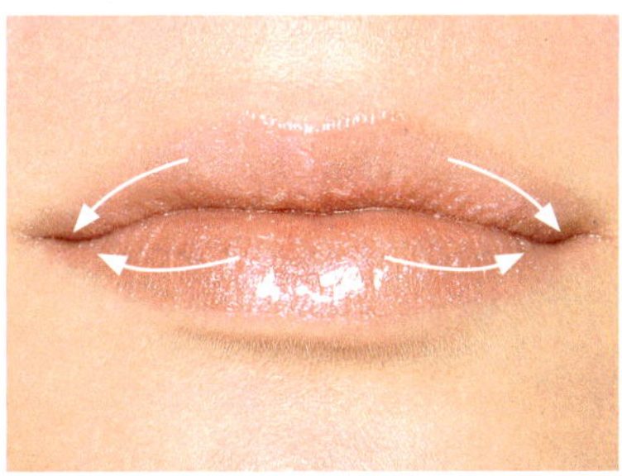

4. **GLOSS**
Para dar brilho, aplique gloss nude no centro dos lábios. Espalhe para os lados com cuidado.

ACESSÓRIO:

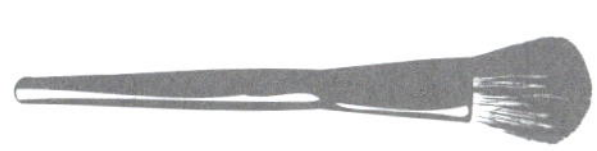

TÉCNICAS BÁSICAS: OLHOS

A maquiagem é um recurso excelente para corrigir pequenas imperfeições. Disfarce olhos encapsulados, pequenos, afastados ou próximos demais seguindo estas dicas de uso da sombra.

ACESSÓRIO:

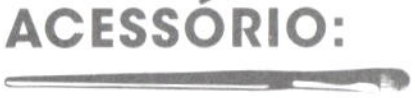

1. OLHOS ENCAPSULADOS

Aplique sombra iluminadora abaixo da sobrancelha. Com um pincel grande e arredondado, passe sombra colorida na dobra do olho, seguindo a curva da pálpebra encapsulada (p. 133), que, assim, ficará coberta. É importante que a cor fique visível quando o olho estiver aberto.

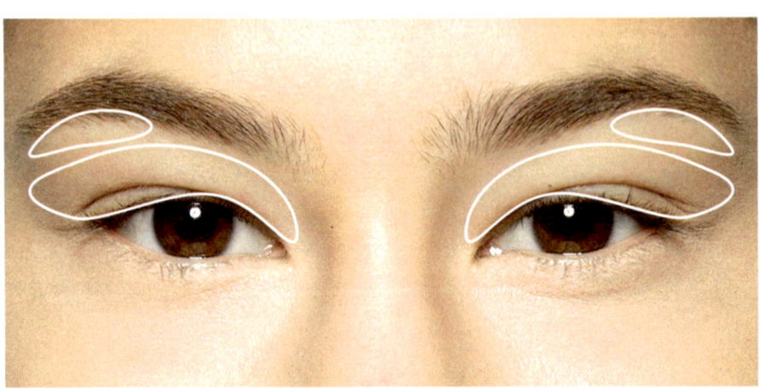

/ DICA: Cores claras não fazem muito efeito. Quanto mais escura a sombra, melhor o resultado.

ACESSÓRIOS:

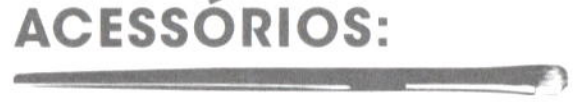

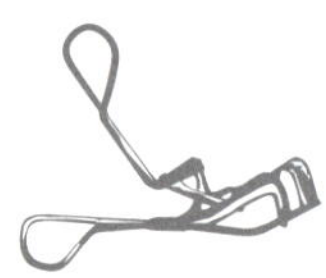

2. OLHOS PEQUENOS

Aplique iluminador abaixo da sombrancelha. Escolha sombras que reflitam a luz: use um tom mais claro na parte móvel da pálpebra e um mais escuro na dobra do olho. Depois, curve os cílios para "abrir" o olhar, e aplique máscara nos fios superiores e inferiores.

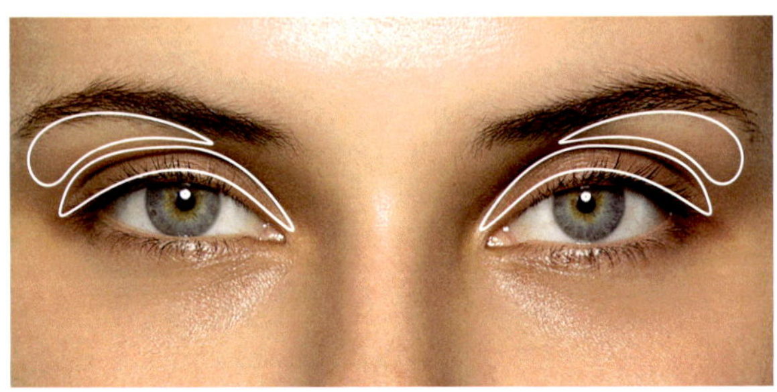

/ DICA: É fácil aumentar olhos pequenos. Esfume bem o limite entre os dois tons de sombra para evitar linhas marcadas.

ACESSÓRIO:

ACESSÓRIO:

3. OLHOS JUNTOS

Se os seus forem assim, os cantos internos devem ser realçados com sombra mais clara, e os externos, com um tom mais escuro. A sombra deve ser esfumada nas extremidades, o que dá a impressão de estarem mais afastados.

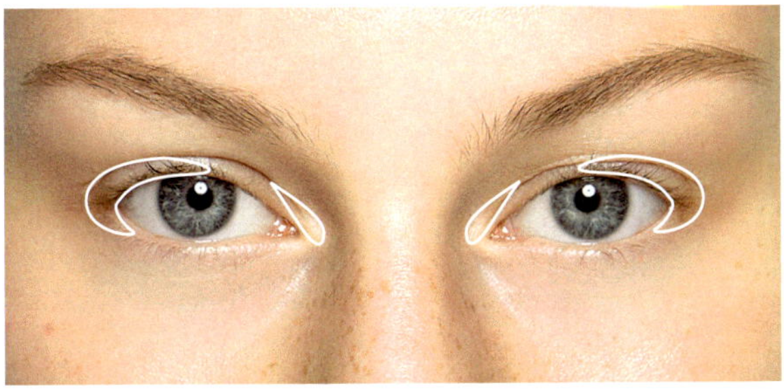

/ DICA: Quanto mais perto da raiz do nariz, mais leve e clara deve ser a cor.

4. OLHOS AFASTADOS

Aplique um pouco de sombra escura no canto interno do olho, no formato de um "v" deitado. Espalhe-a na parte móvel da pálpebra e, ainda com a mesma cor, sombreie levemente o canto externo. Use sombra iluminadora abaixo do terço externo da sobrancelha. Depois, passe máscara nos cílios superiores e inferiores.

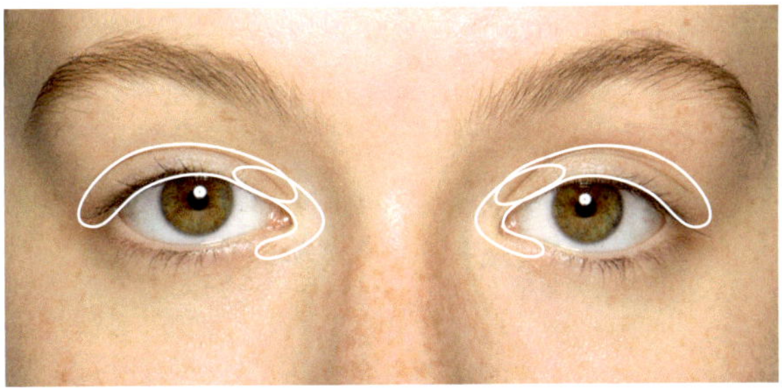

/ DICA: Aplicar lápis mais escuro nos cantos internos dá a impressão de que os olhos são mais próximos.

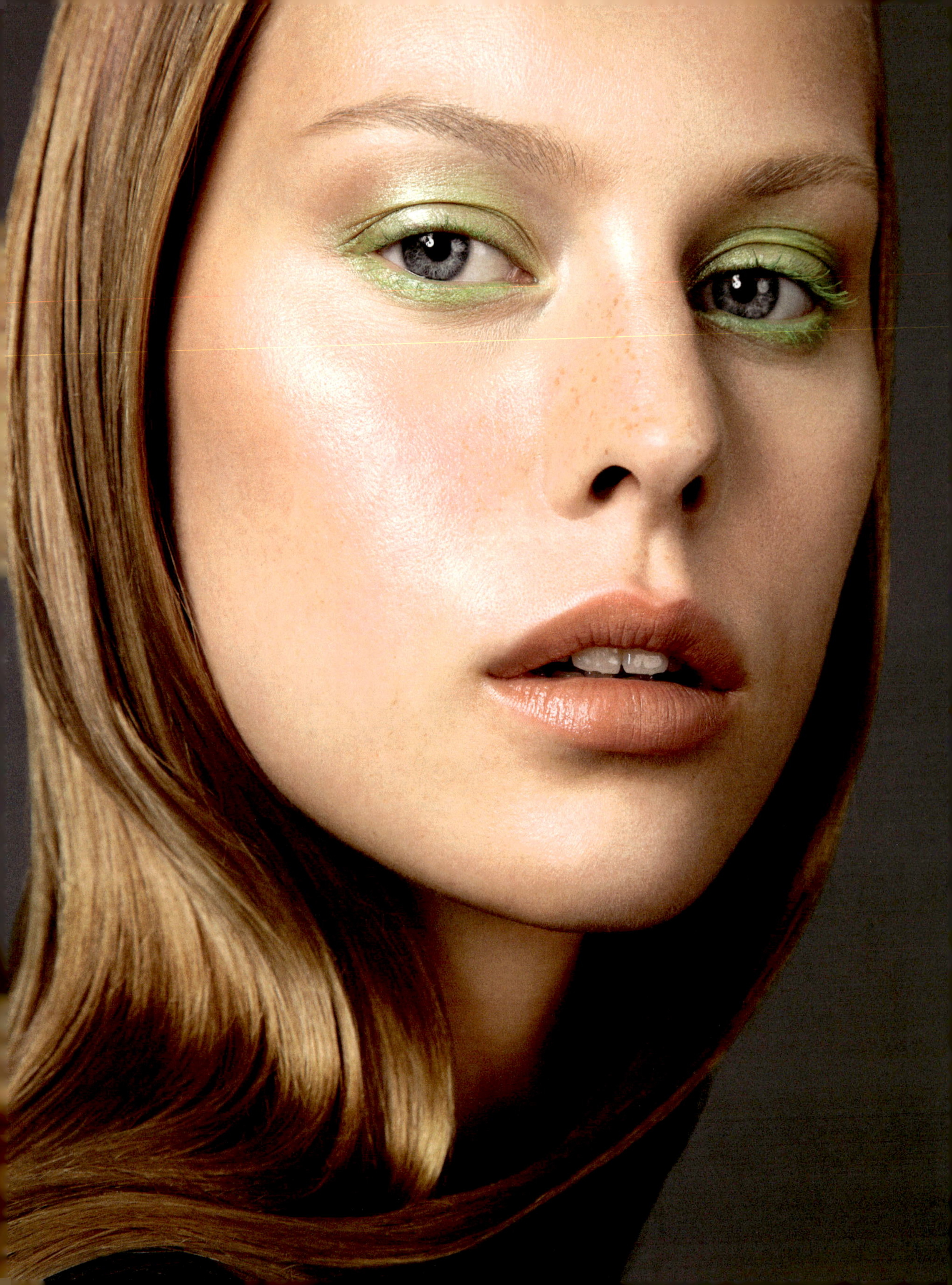

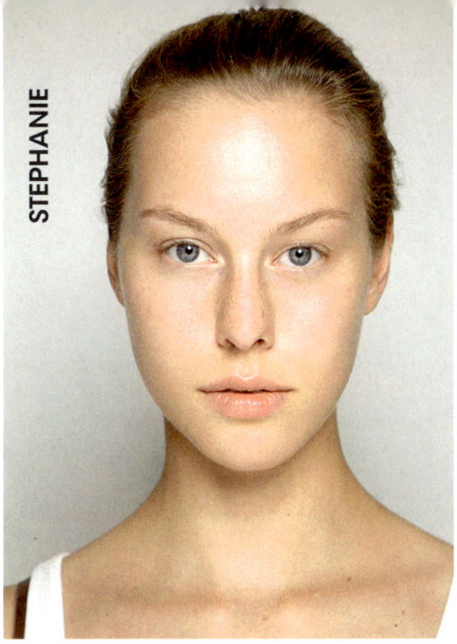

SEREIA /23

Forma, intensidade e cor: três aspectos essenciais que compõem um visual. Quando estiver testando sombras, brinque com vários tons. Se o formato da cobertura for bom e a intensidade da cor for uniforme, qualquer visual ficará ótimo.

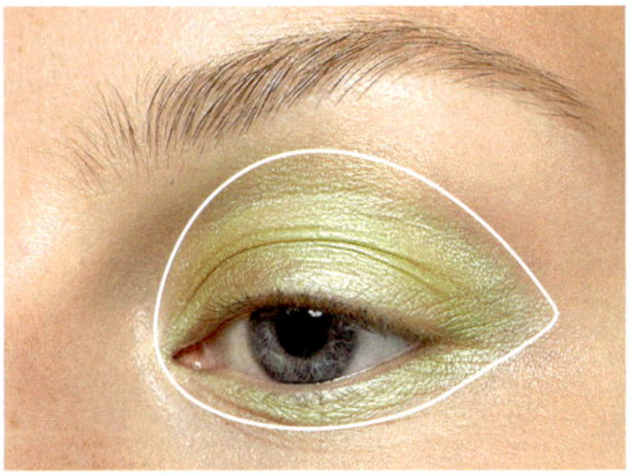

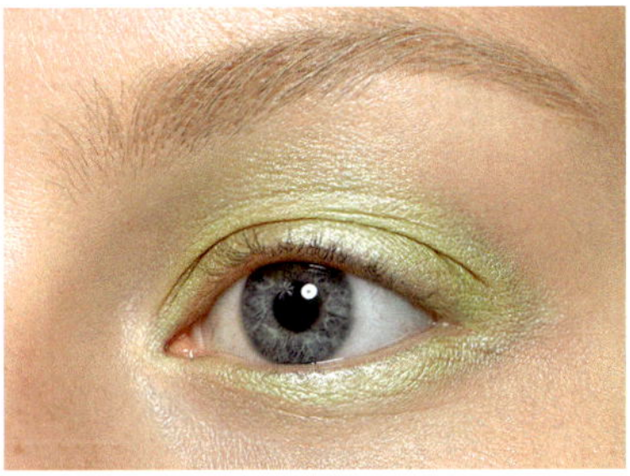

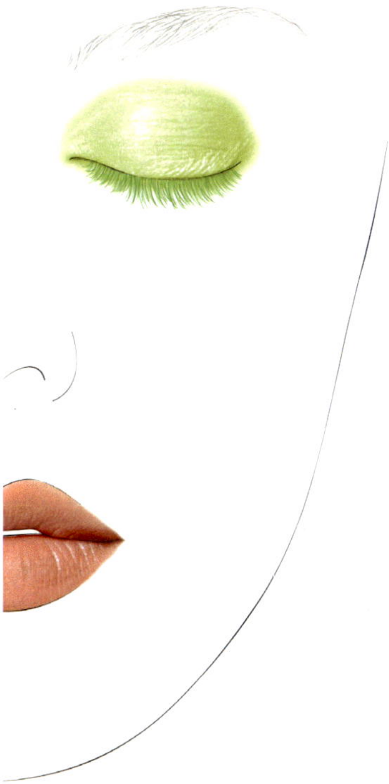

1. SOMBRA

Contorne o olho por completo com verde pastel. Um pincel grande para sombra facilita a tarefa de esfumar qualquer linha mais marcada.

2. SOBRANCELHAS

Nesse visual, elas devem ser atenuadas. Aplique uma camada leve de base dando batidinhas com a ponta do dedo e suavize o contorno com uma escovinha.

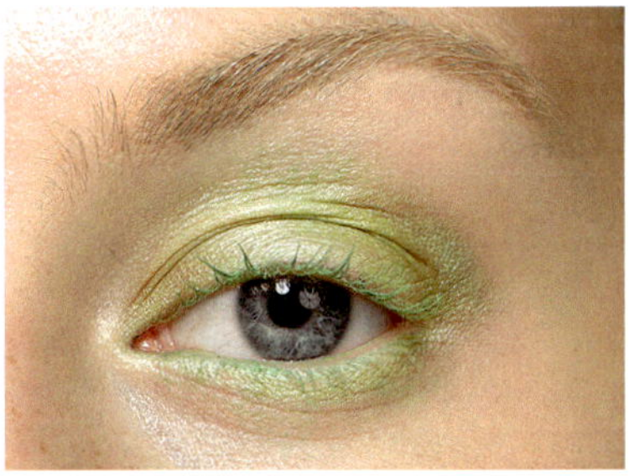

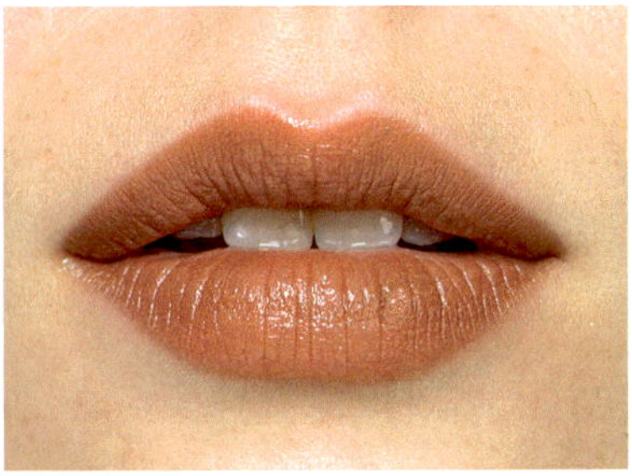

3. MÁSCARA E LÁPIS

Penteie os cílios. Aplique máscara transparente e dê batidinhas neles com sombra verde em seu dedo. Use lápis colorido no canto interno do olho.

4. PROTETOR LABIAL

Na boca, apenas um brilho leve e natural. Para obter esse efeito, basta um pouco de protetor labial levemente colorido.

ACESSÓRIOS:

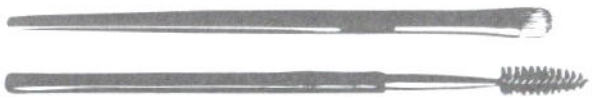

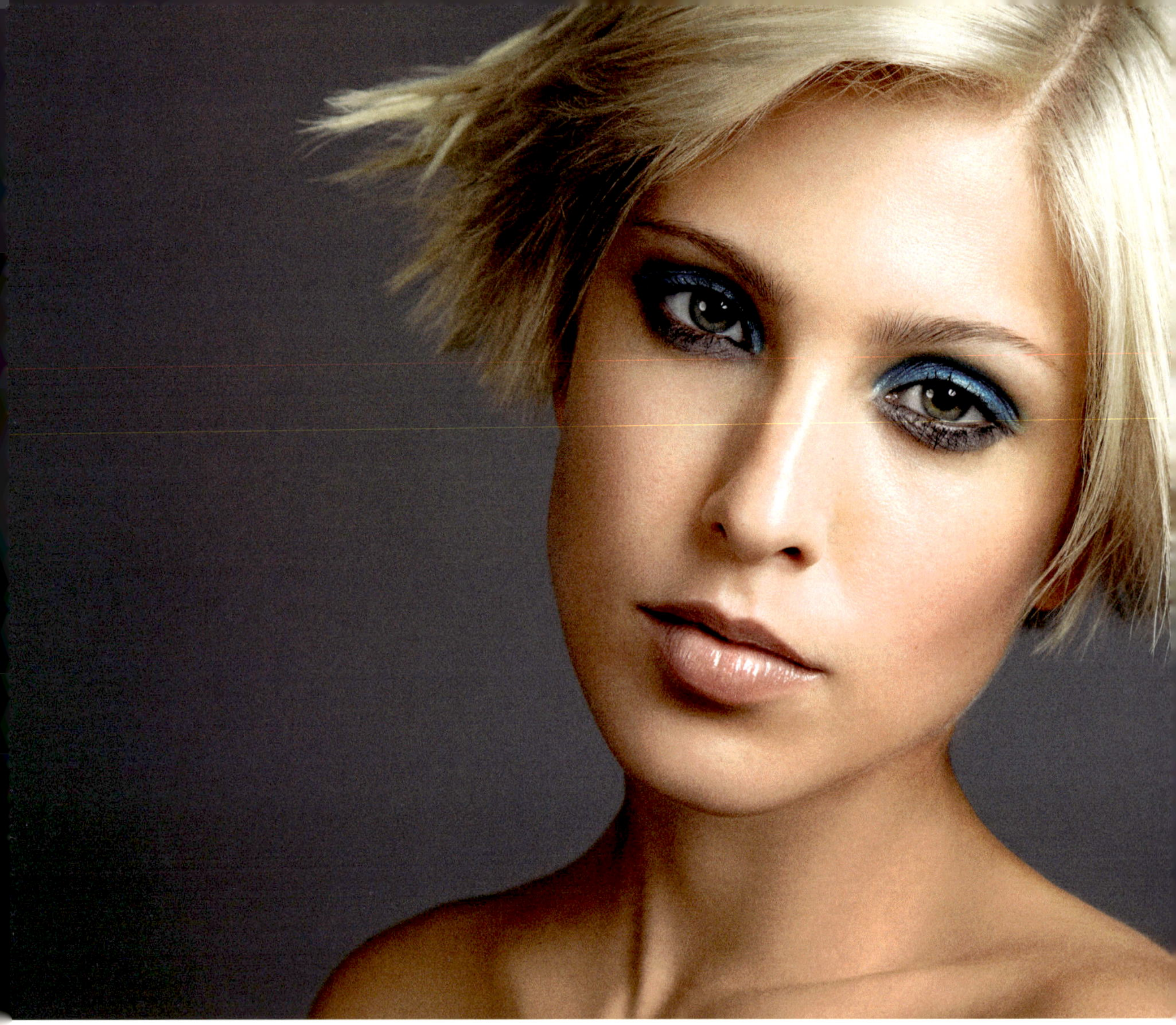

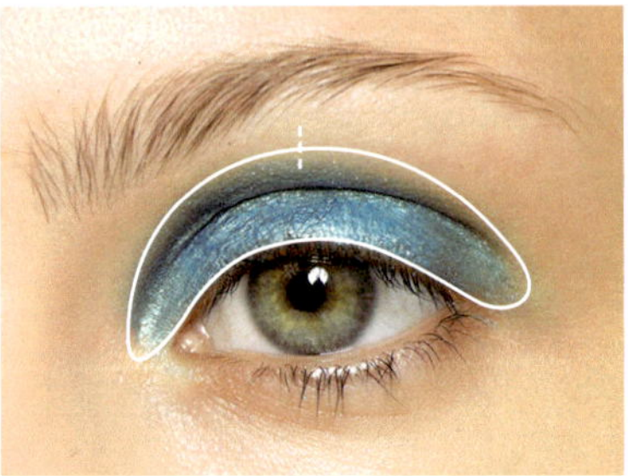

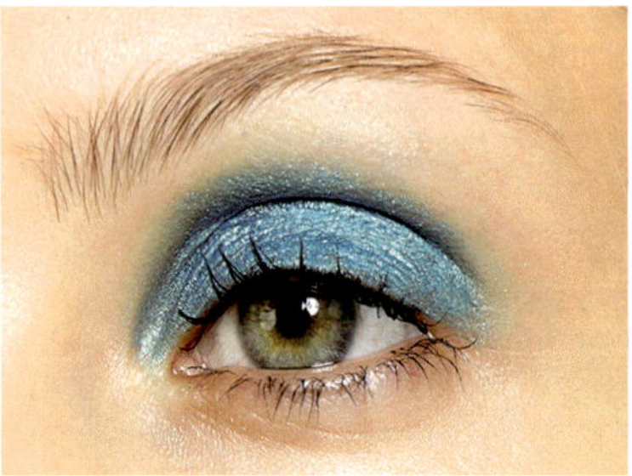

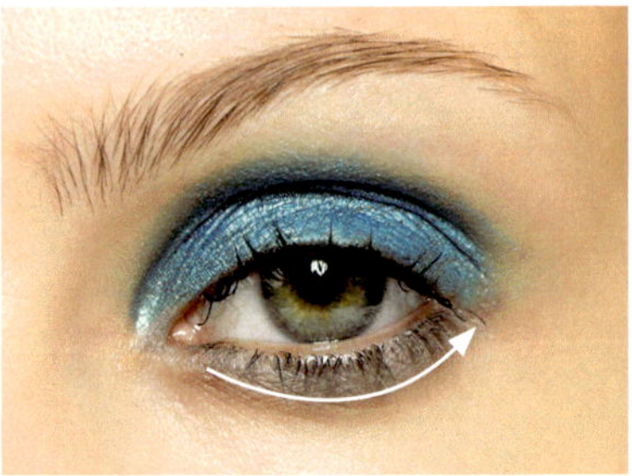

1. **SOMBRA**
Com um pincel grande e arredondado, aplique de modo que a cor mal apareça quando o olho estiver aberto. Nesta maquiagem, o ponto mais alto da sombra também fica logo acima da pupila.

2. **MÁSCARA**
Curve os cílios ligeiramente para o olho parecer maior. Depois, com um movimento suave de zigue-zague, passe bastante máscara preta, da base até a ponta dos fios.

3. **SEGUNDA SOMBRA**
O cinza é uma ótima cor complementar para o azul vibrante. Com um pincel arredondado, aplique de maneira uniforme logo abaixo dos cílios inferiores.

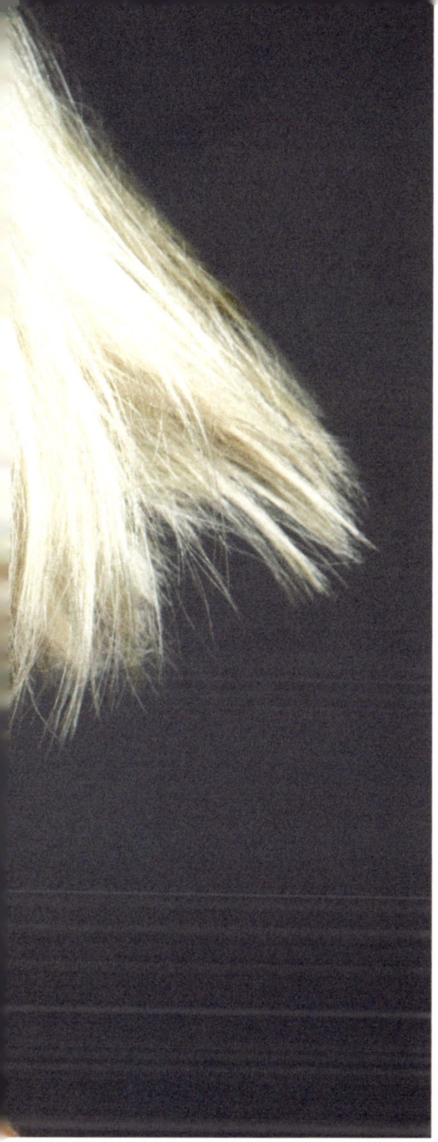

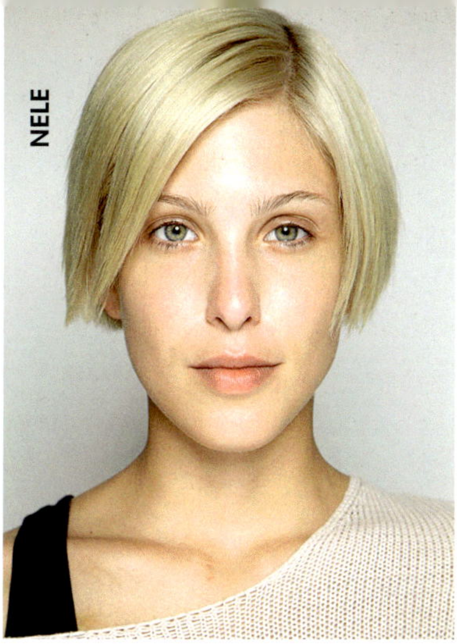

OLHOS EM AZUL/24

/DICA: Quando usar cores intensas como esse turquesa vibrante, complemente com uma cor neutra como o cinza para equilibrar o visual – assim a cor mais forte não dominará tanto.

ACESSÓRIOS:

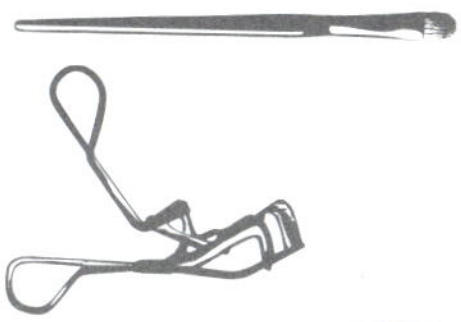

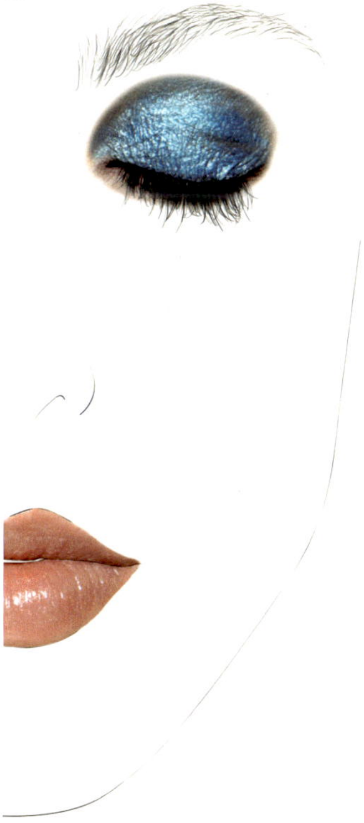

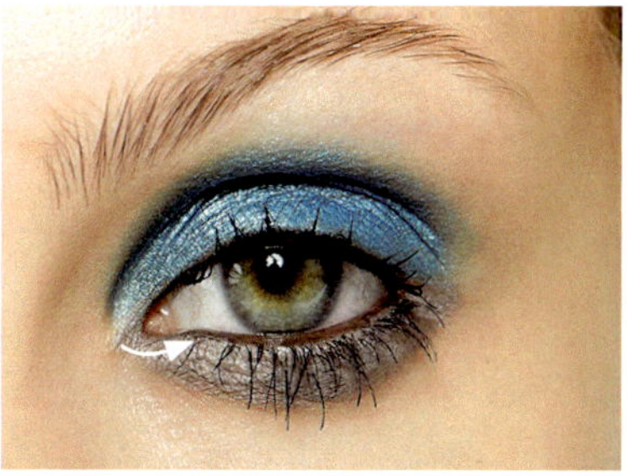

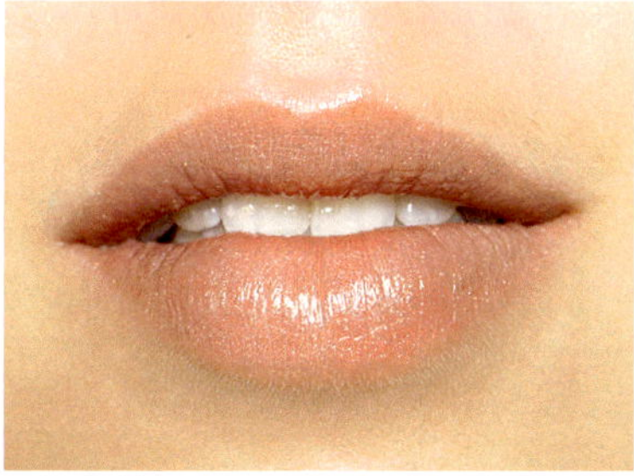

4. **LÁPIS PARA OLHOS**
Escolha uma cor que combine com a sombra cinza. Trace uma linha do canto interno ao externo do olho. Por fim, aplique máscara nos cílios inferiores.

5. **PROTETOR LABIAL**
Para que nada desvie a atenção dos olhos luminosos, use apenas protetor labial.

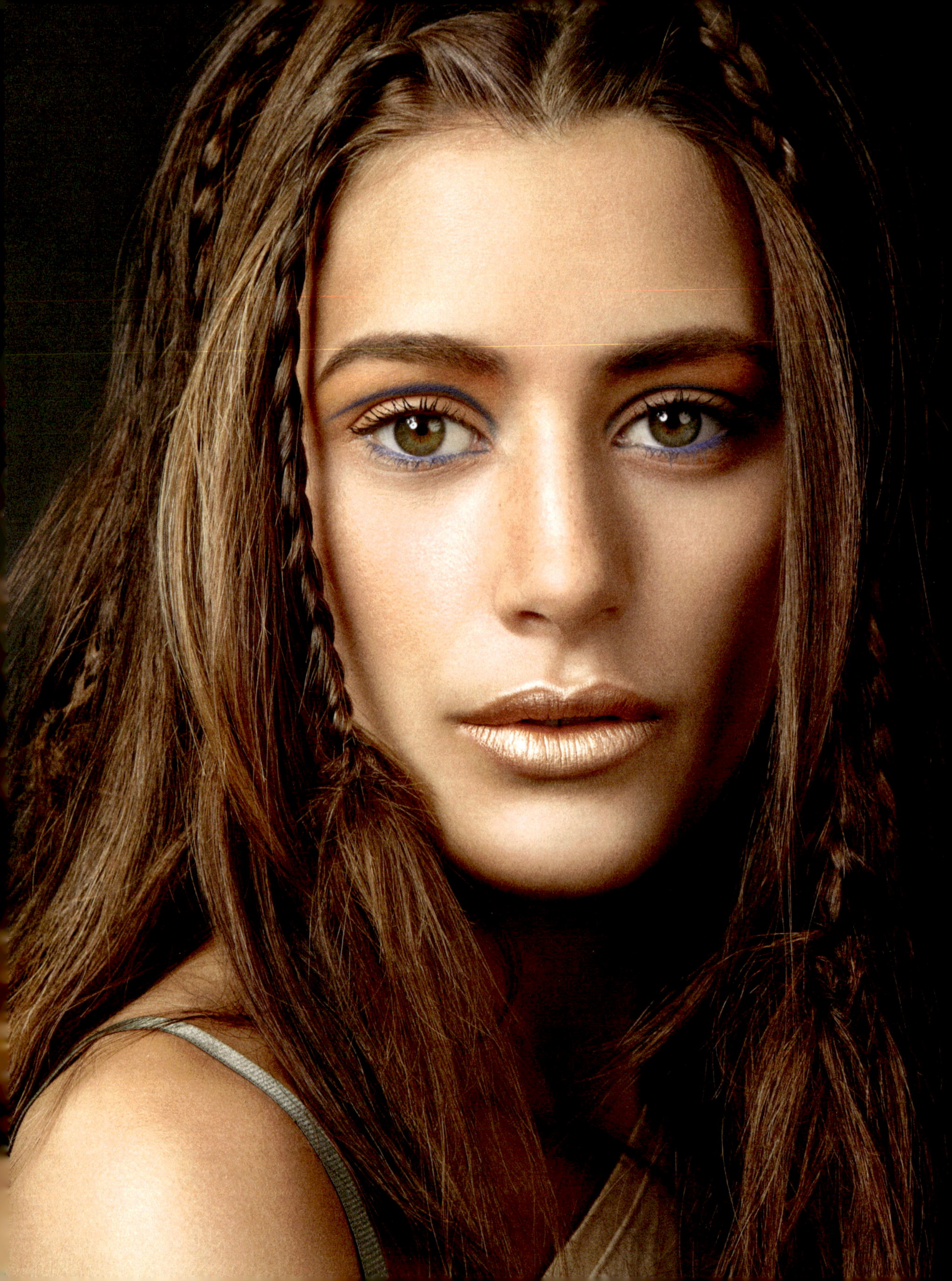

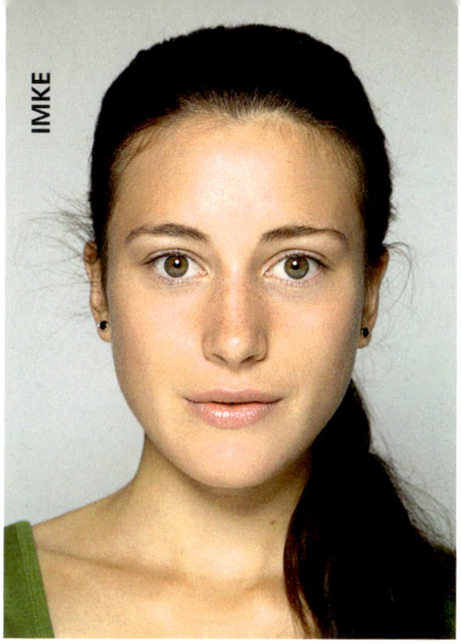

CIGANA MODERNA /25

ACESSÓRIOS:

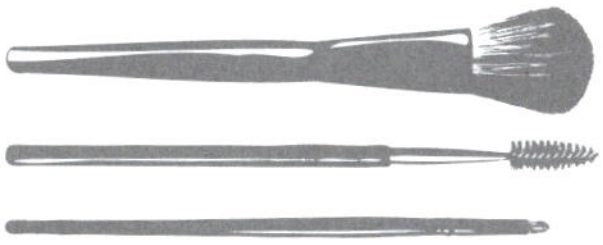

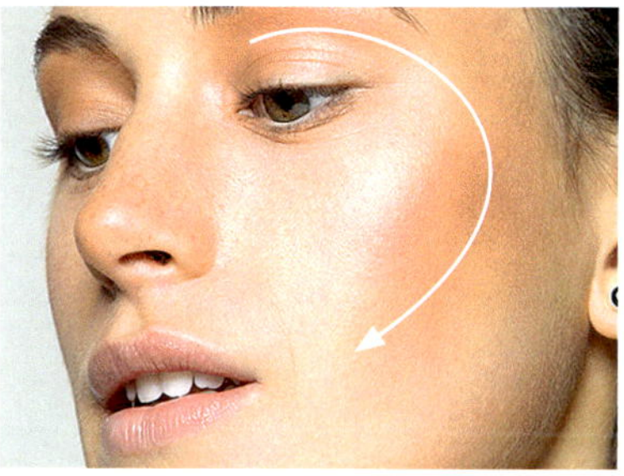

1. CONTORNO

Use pó bronzeador para defini-lo. Aplique também a partir da parte móvel da pálpebra, do canto interno ao externo do olho. Espalhe para baixo, das maçãs do rosto em direção ao queixo.

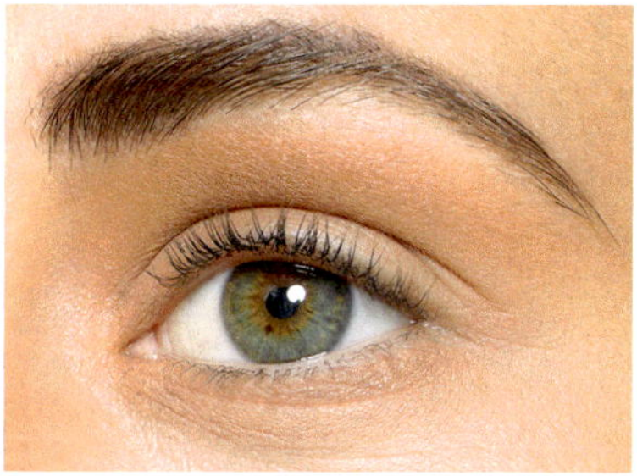

2. SOBRANCELHAS

Primeiro, escove-as. Depois, com um lápis apropriado, pinte-as no sentido do crescimento dos pelos.

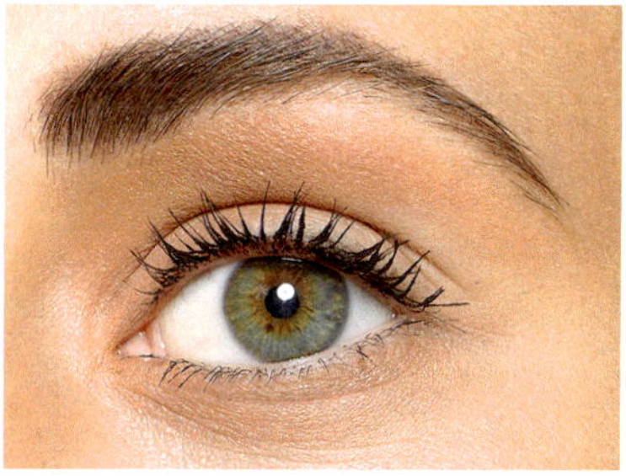

3. CÍLIOS

Aplique várias camadas de máscara nos fios superiores. Use uma azul nos inferiores, para destacá-los.

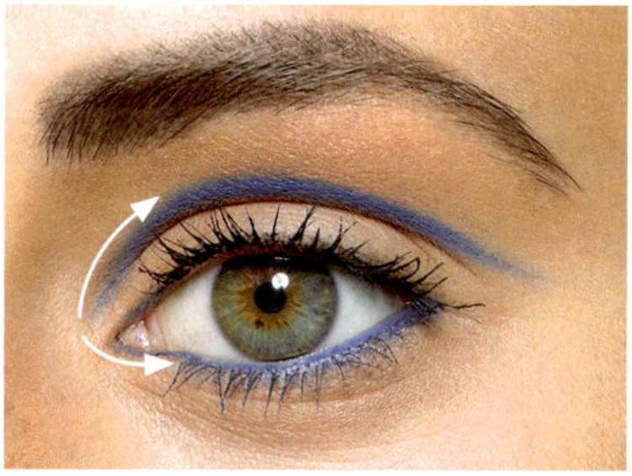

4. PÁLPEBRAS

Começando no canto interno, aplique lápis azul na linha-d'água do olho. Depois, com o olho aberto, trace um belo arco logo acima da dobra da pálpebra.

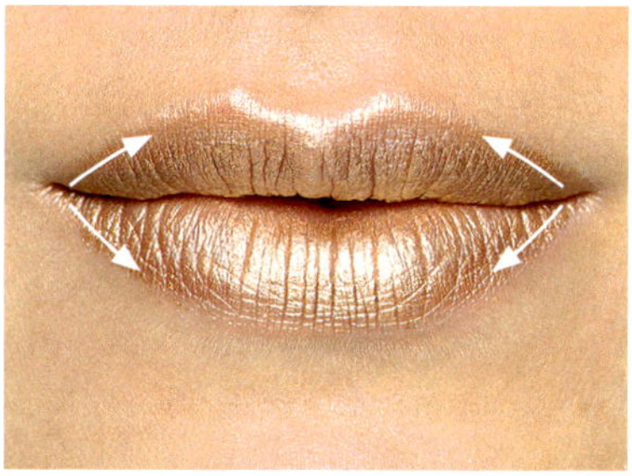

5. LÁBIOS

Desenhe o contorno com sombra cremosa dourada, usando um pincel labial. Depois, preencha com o mesmo produto.

/ DICA: Se não tiver máscara azul, crie um efeito semelhante com a transparente e sombra daquela cor. É só aplicar uma camada de máscara nos cílios inferiores e, cuidadosamente, passar a sombra com a ponta dos dedos. Experimente esse visual com outros tons de sombra!

TÉCNICAS BÁSICAS: LÁPIS PARA OLHOS

Esse item é usado para criar muitos visuais, como os olhos esfumados. Qualquer que seja o estilo, use sempre um lápis que seja bem macio e cremoso, ou não conseguirá reproduzir as técnicas a seguir.

/PRETO

Para definir

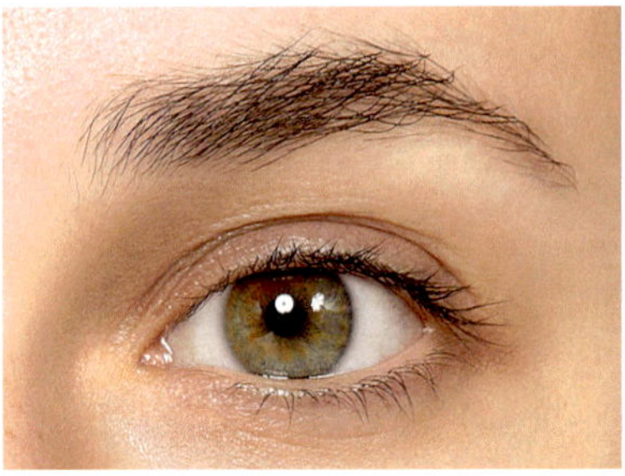

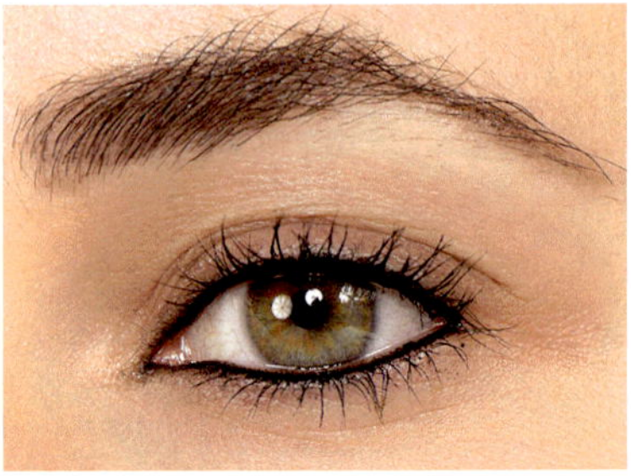

ANTES
Aplicar na linha-d'água dos olhos emoldura e define sua forma. Não se esqueça de usá-lo no canto interno, para o olho parecer redondo e ganhar formato amendoado.

DEPOIS
Mesmo que o olho fique menos definido com a idade, aplicar lápis preto na linha-d'água pode deixá-lo com aparência mais jovem.

/BRANCO

Para brilhar

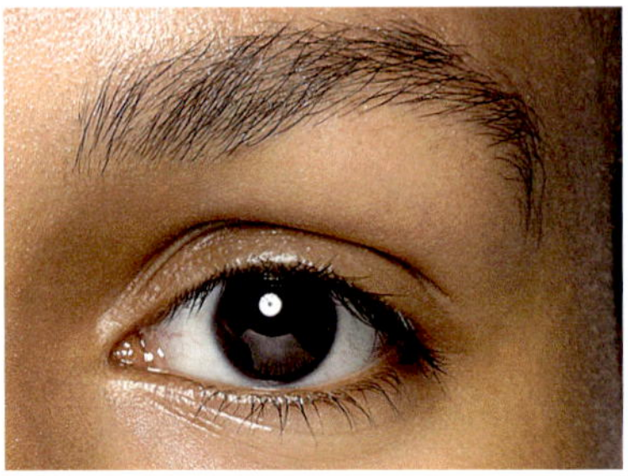

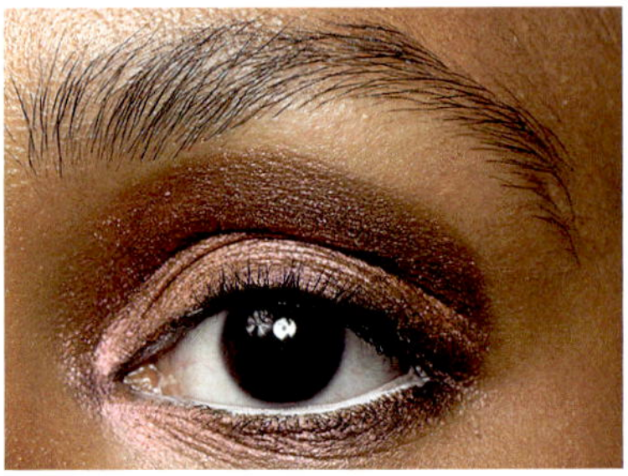

ANTES
Faz o olho parecer maior, e o branco dos olhos, mais límpido. É um bom truque para que pareçam alertas, especialmente se estiverem um pouco avermelhados.

DEPOIS
Cuidado! Use o lápis branco com moderação ou poderá ficar com um visual dos anos 1980.

O lápis à prova d'água possui traço bem preciso e permite experimentar outras propostas.

/AZUL

Para complementar

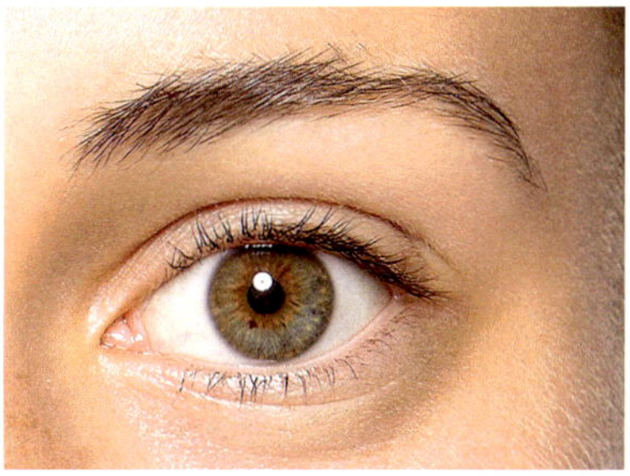

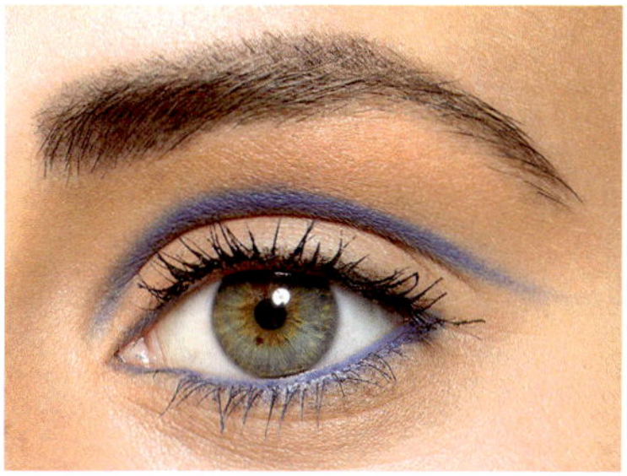

ANTES

Quando o lápis colorido é usado como cor complementar, ele intensifica e realça a cor dos olhos.

DEPOIS

Também pode servir como base em um sombreamento tom sobre tom. Se usar lápis azul como base para sombra azul, a cor ficará ainda mais intensa.

/MARROM

Para esfumar

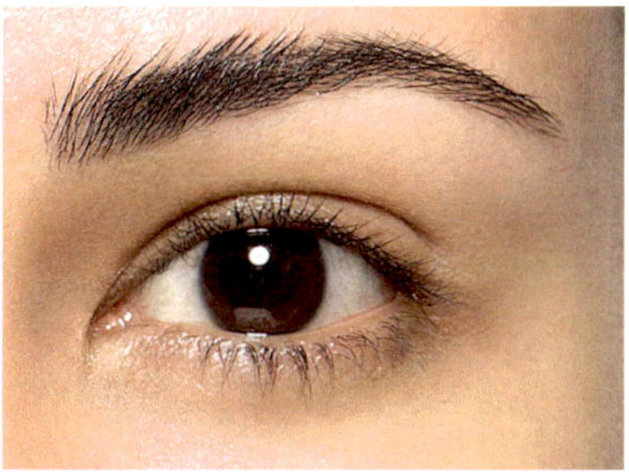

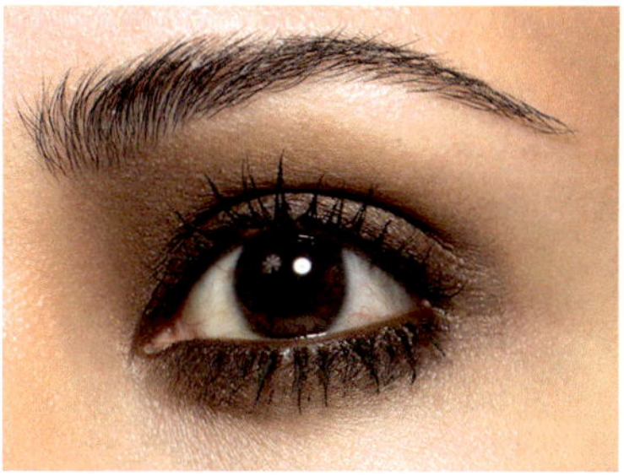

ANTES

O lápis nesse tom combina com olhos em cores quentes e os suaviza. Além disso, intensifica o tom dos olhos azuis e verdes acinzentados.

DEPOIS

Diferentemente do preto, o marrom reflete a luz e é, portanto, uma base adequada para cores variadas de sombra.

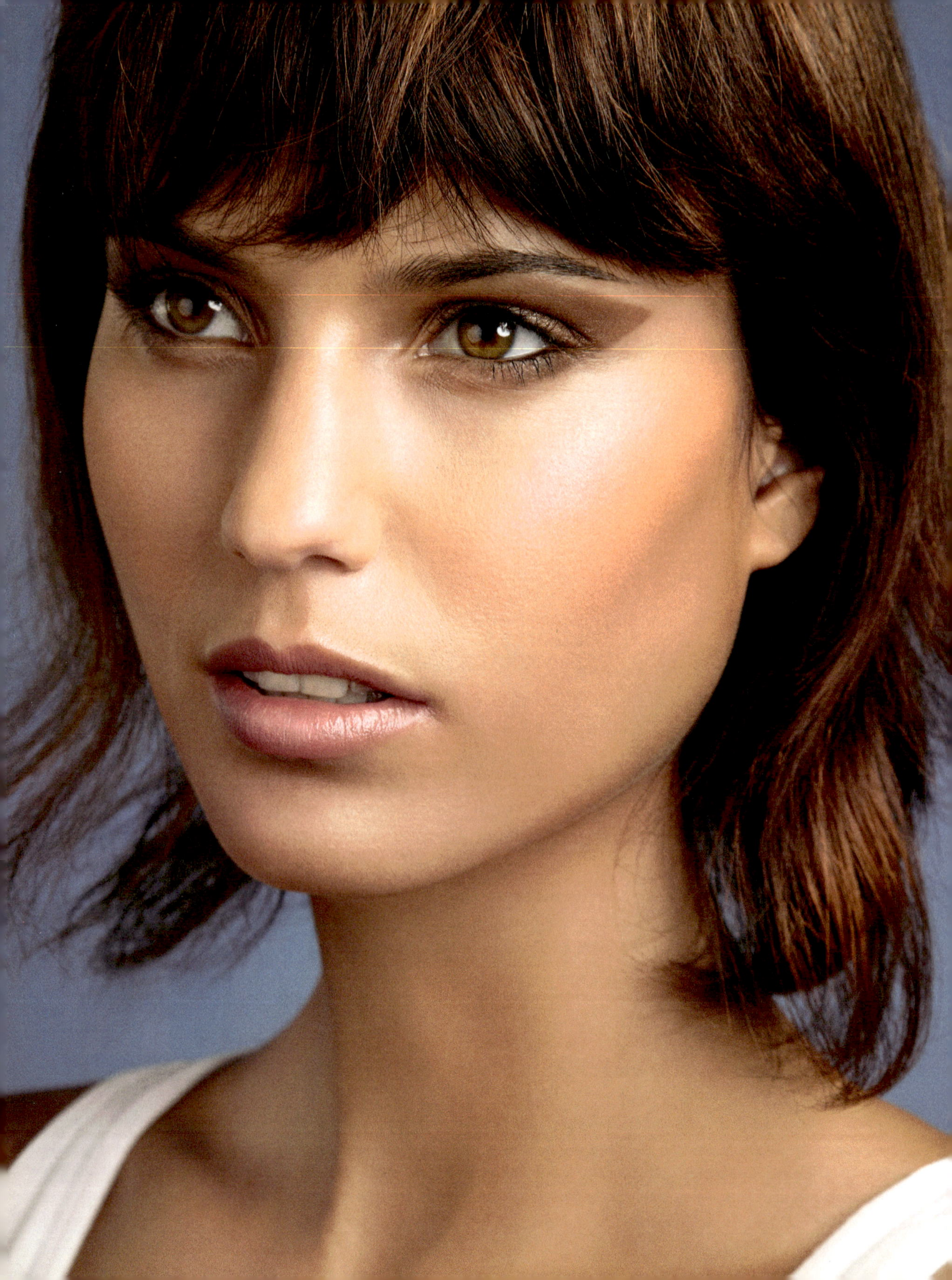

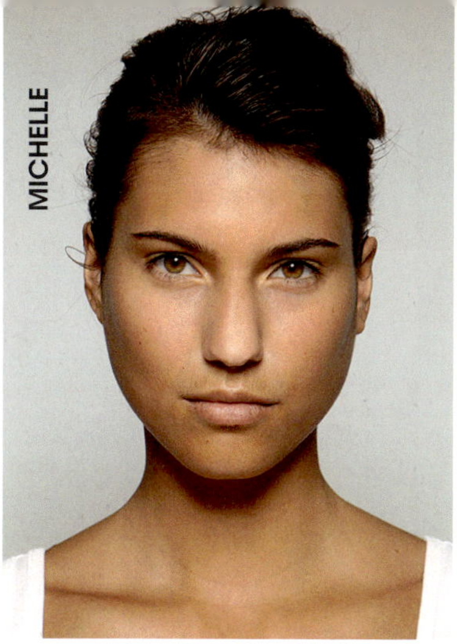

OLHAR FELINO /26

Esse visual fica bem suave com o uso do dois tons de marrom. Escolha cores mais fortes para sair à noite.

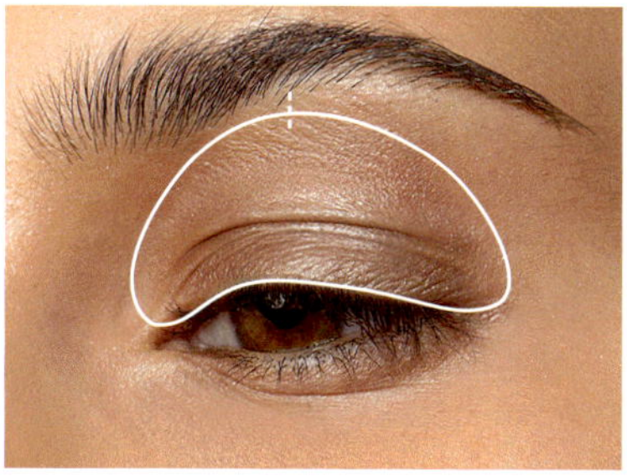

1. **SOMBRA**
Com um pincel pequeno e arredondado, aplique-a sobre a pálpebra móvel, esfumando até o ponto mais alto acima da pupila, quase na sobrancelha.

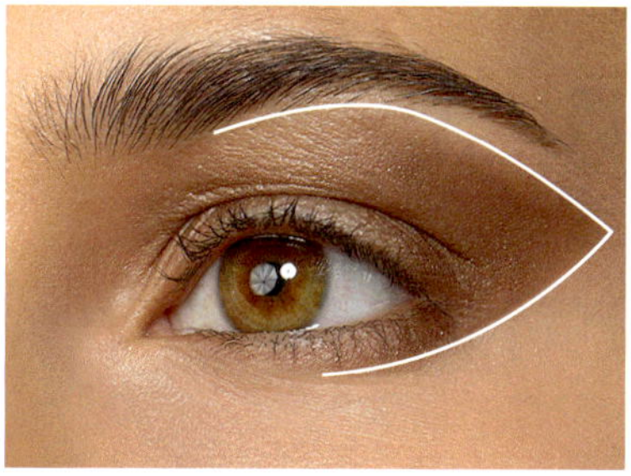

2. **SEGUNDA SOMBRA**
Espalhe um tom mais escuro em um formato triangular usando um pincel chanfrado. Trabalhe da pupila para fora e contorne acima e abaixo do olho.

ACESSÓRIOS:

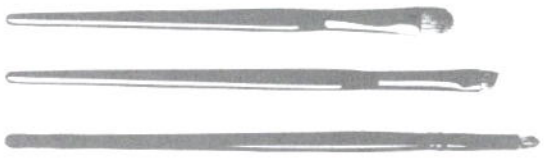

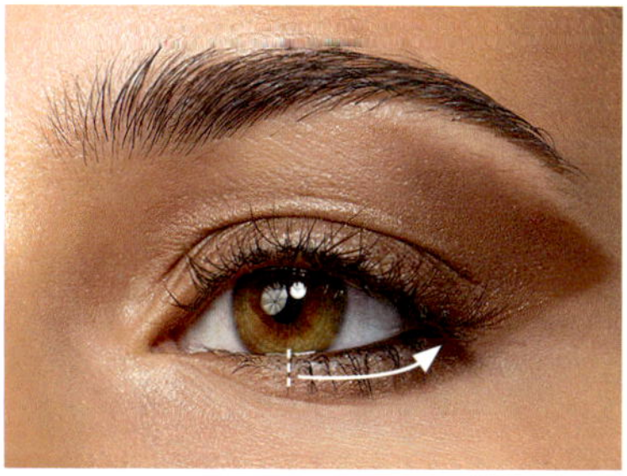

3. **MÁSCARA E LÁPIS**
Para um visual sedutor, passe lápis na linha-d'água, da pupila até o canto externo. Use máscara apenas nos cílios inferiores dessa região.

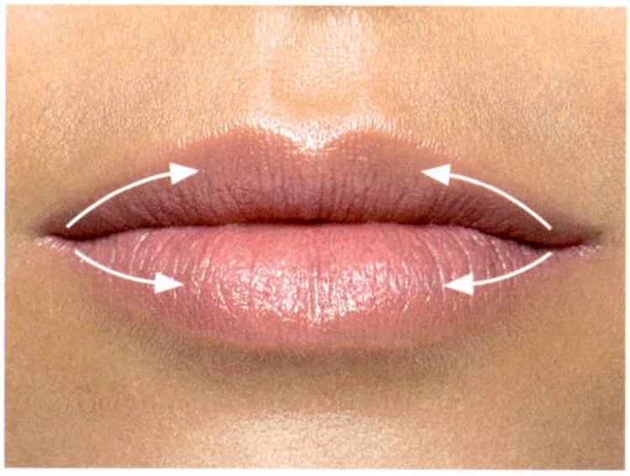

4. **BATOM**
Aplique-o com um pincel pequeno e arredondado, sempre dos cantos em direção ao centro dos lábios.

/ DICA: Ao usar o lápis, não se esqueça de passá-lo no pequeno "v" dos cantos interno e externo dos olhos, para deixá-los mais amendoados. Porém, se os seus forem afastados, destaque apenas os cantos externos – isso fará com que pareçam mais próximos.

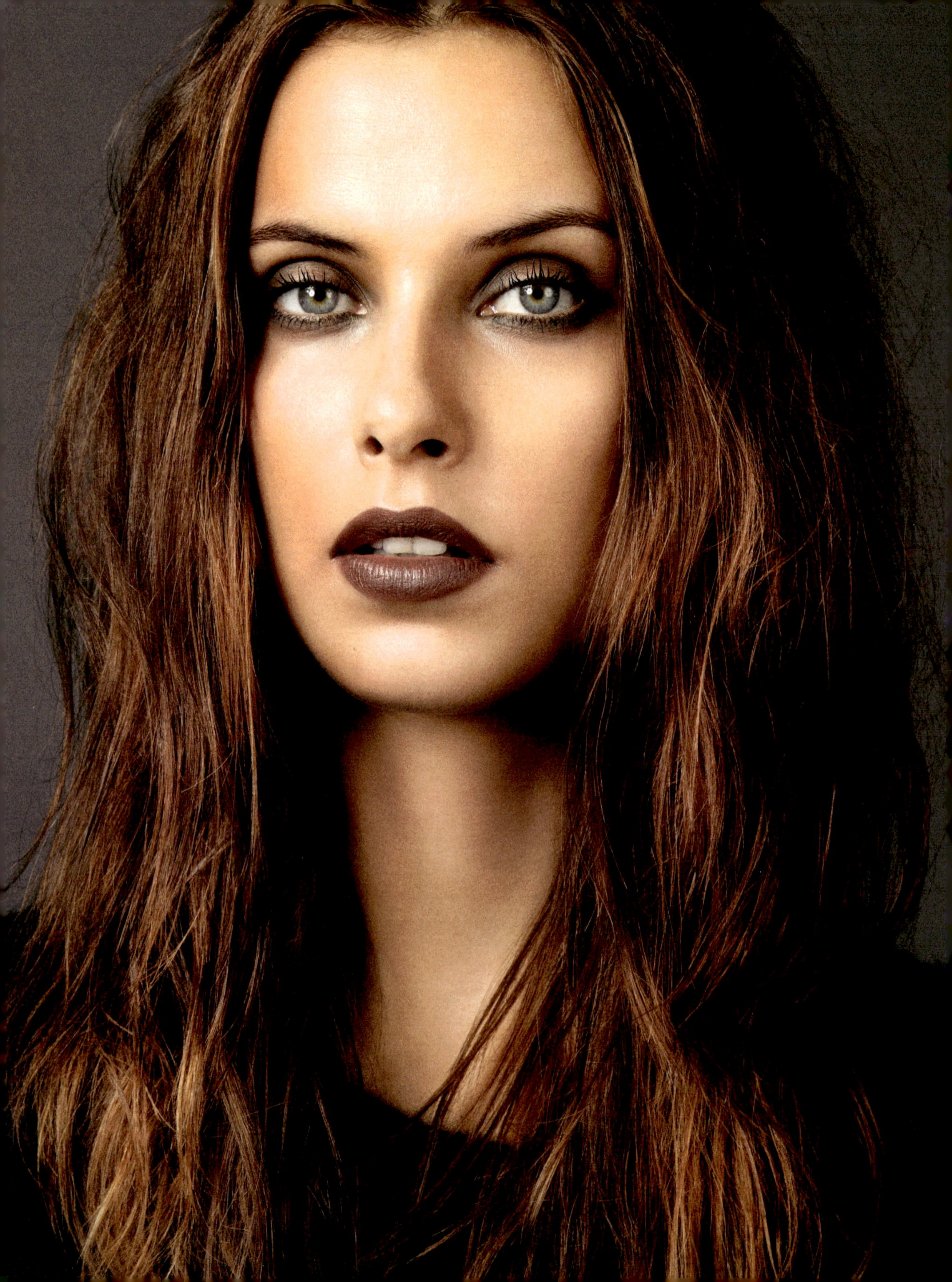

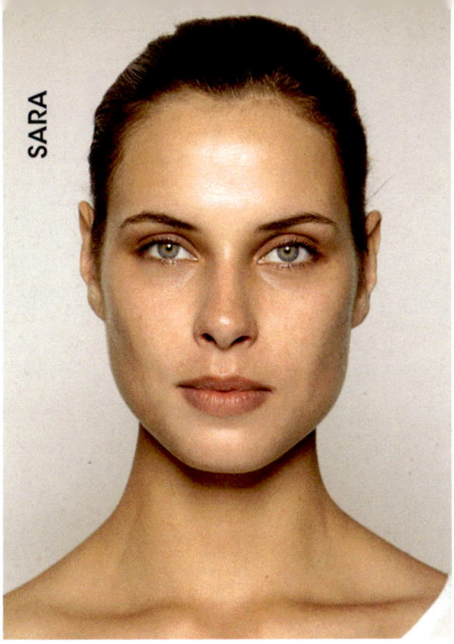

ESFUMADO PROVOCANTE /27

Esse visual com olhos esfumados e lábios escuros é muito sensual.

/ DICA: Lembre-se de dedicar um tempo às sobrancelhas quando quiser destacar bem os olhos. Arranque os pelos finos e depois ajeite o formato com uma escovinha especial para elas. Assim, seu olhar atrairá ainda mais atenção.

ACESSÓRIOS:

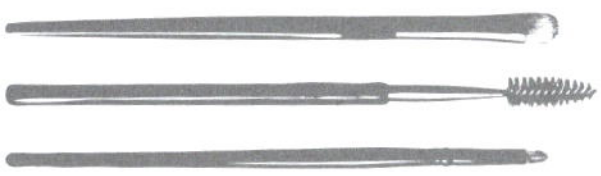

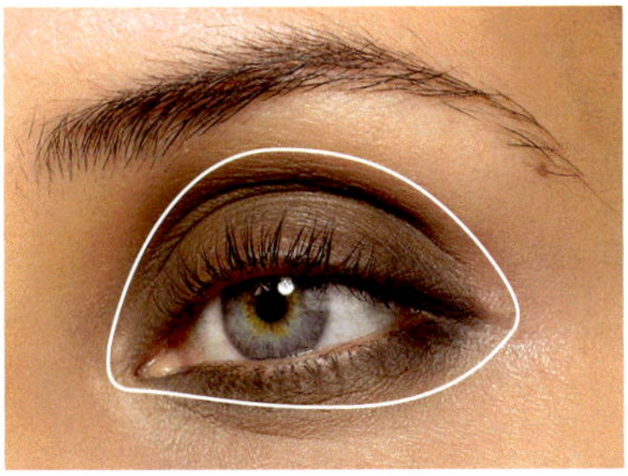

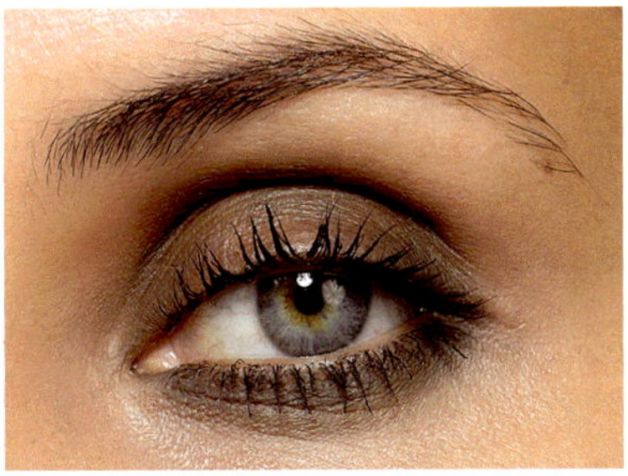

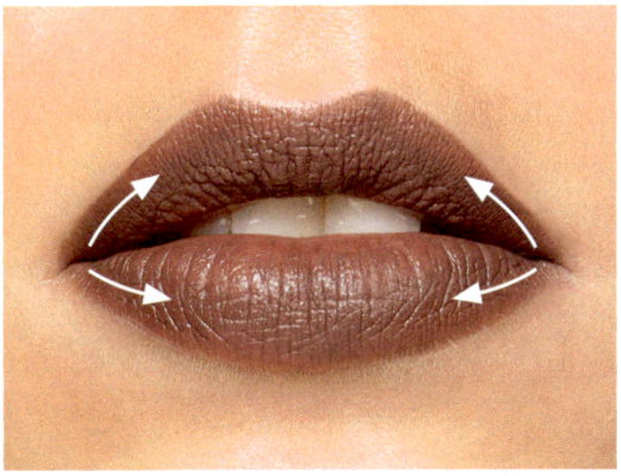

1. **SOMBRA**
Com um pincel largo e arredondado, aplique-a sobre toda a parte móvel da pálpebra, lembrando que a cor mais intensa deve ser usada ao longo da linha inferior dos cílios.

2. **MÁSCARA**
Elimine com um pincel pequeno as partículas de sombra nos cílios. Passe máscara nos fios superiores e inferiores – a cobertura deve ser mais espessa na base deles. Penteie as sobrancelhas.

3. **BATOM**
Uma boca pintada em um belo tom escuro harmoniza bem com olhos esfumados. Primeiro, faça o contorno com cuidado e depois preencha os lábios.

TÉCNICAS BÁSICAS: CÍLIOS

Comece pelo mais difícil – passar máscara nos fios finos do canto interno do olho; depois, aplique nos mais longos, do canto externo. A seguir, concentre-se na linha da base dos cílios e, por fim, passe-a em todo o comprimento, em direção às pontas.

ACESSÓRIOS:

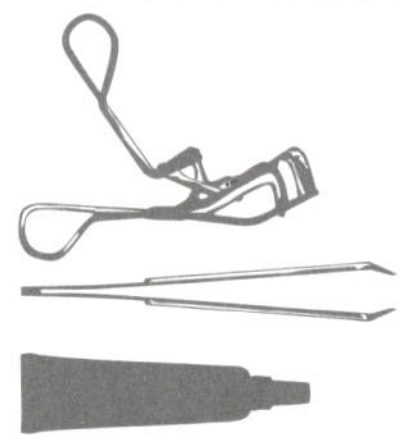

/ COMO PASSAR MÁSCARA COM PERFEIÇÃO

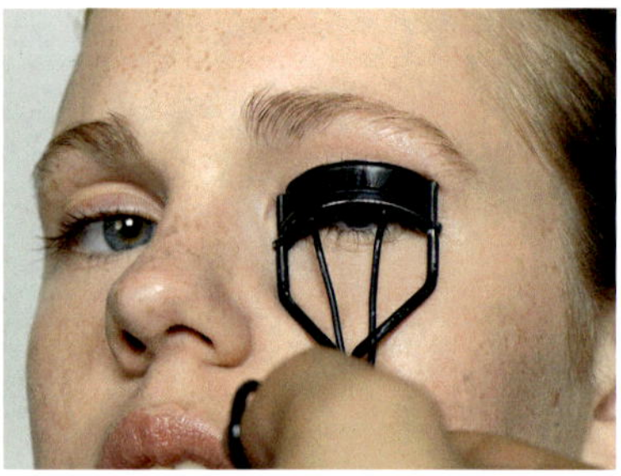

1. **POSICIONE**
Os curvadores com borracha evitam que os cílios se quebrem. Posicione o acessório na linha superior e pressione-o.

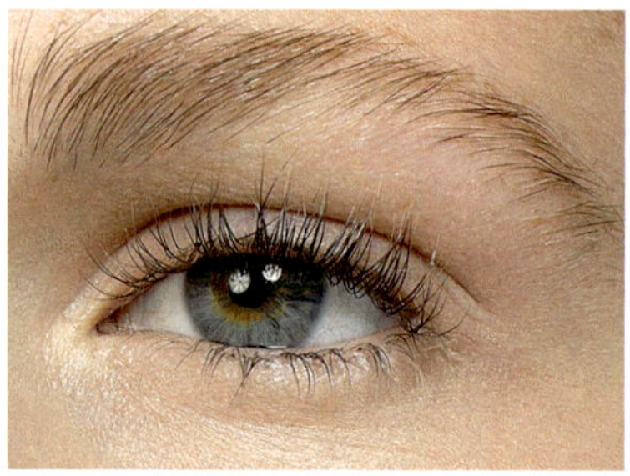

2. **CURVE E SEPARE**
Abra o aparelho e posicione-o na metade do comprimento dos fios. Aperte-o, para separar os fios.

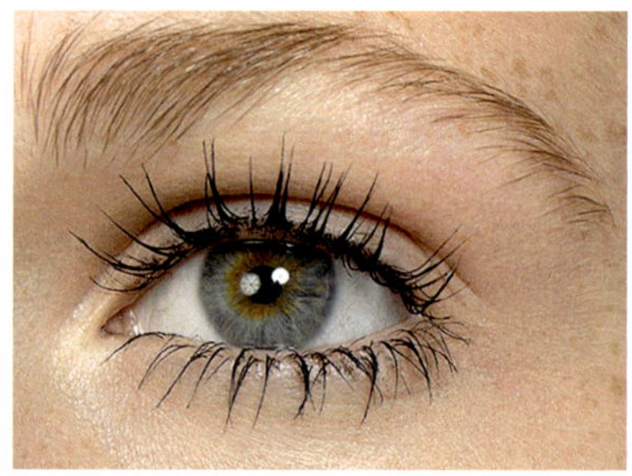

3. **APLIQUE**
Faça um movimento de zigue-zague com o aplicador, partindo da base dos cílios até as pontas, do canto externo do olho até o interno, sem esquecer os fios finos.

/CÍLIOS POSTIÇOS

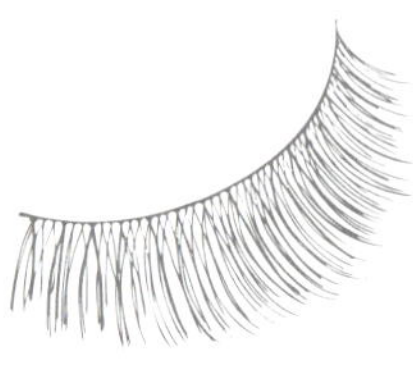

1. Cílios clássicos de tamanho natural.

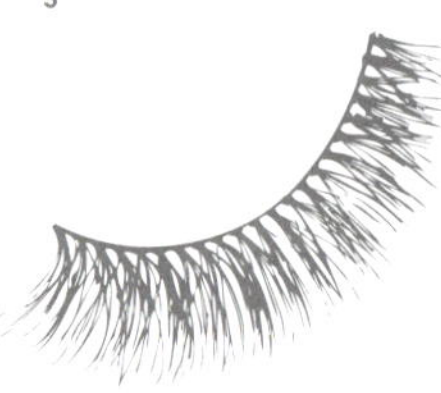

2. Cílios espessos, para mais volume.

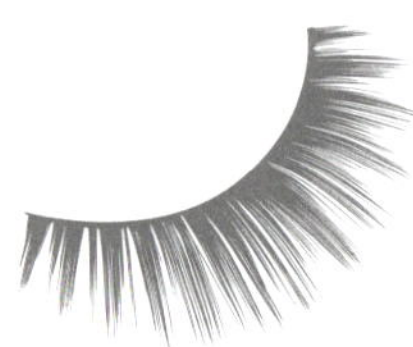

3. Cílios mais espessos, em comprimento natural.

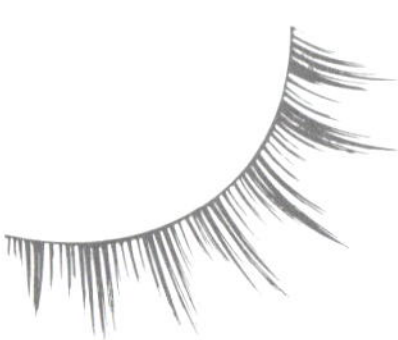

4. Extralongos, para um visual mais expressivo.

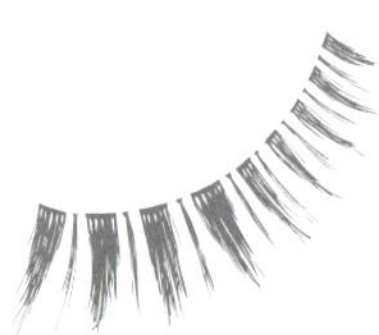

5. Cílios espessos com um toque de glamour.

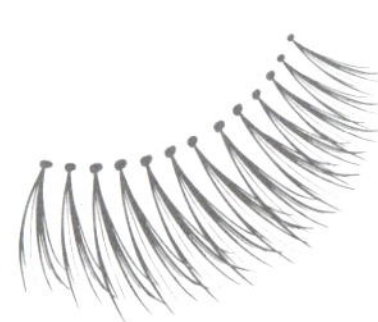

6. Tufos individuais, para dar volume.

/DICA: Aplique os cílios postiços com uma pinça. Vale a pena comprar uma cola específica, que será de melhor qualidade do que a que vem no estojo. Como já são cheios, curvados e separados, não é preciso nem usar o curvador – mas avalie, depois de colocá-los, se é necessário no seu caso. Se cuidar bem deles, poderá usá-los várias vezes. Lembre-se de retirar a cola aderida com a pinça e guarde-os na embalagem.

Ao aplicar cílios postiços, use apenas a cola especial. Ela seca rápido, não agride a pele, adere bem e é fácil de ser removida.

/ESTILOS DE CÍLIOS

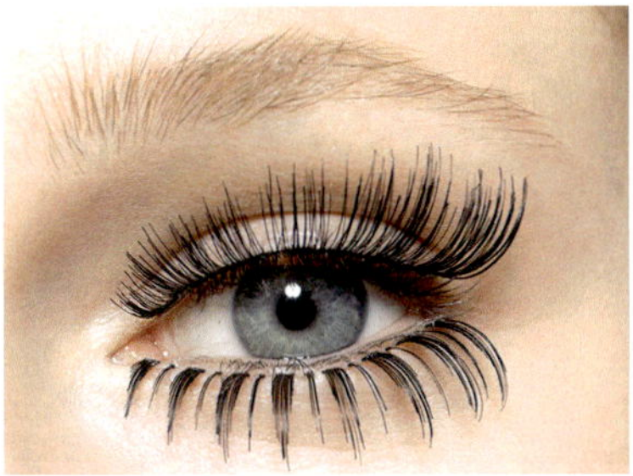

/FASHION

Para um visual moderno, os cílios postiços também podem ser colocados na pálpebra inferior.

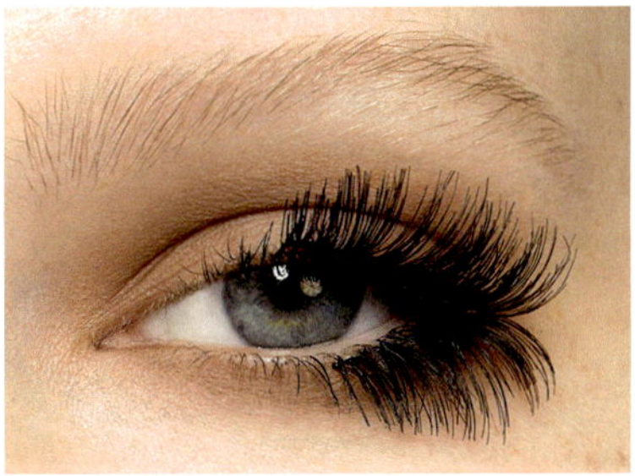

/ANOS 1960

Os cílios são aparados e aplicados apenas no canto externo do olho – o resultado é fantástico.

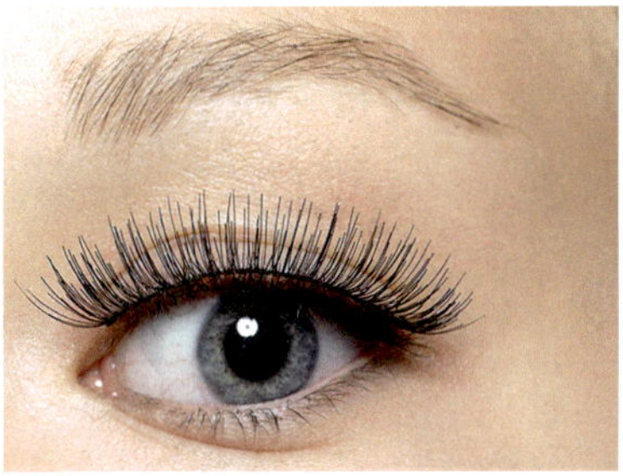

/CLÁSSICO

Esses cílios longos e cheios são ideais para uma piscadela sedutora.

/PASSO A PASSO

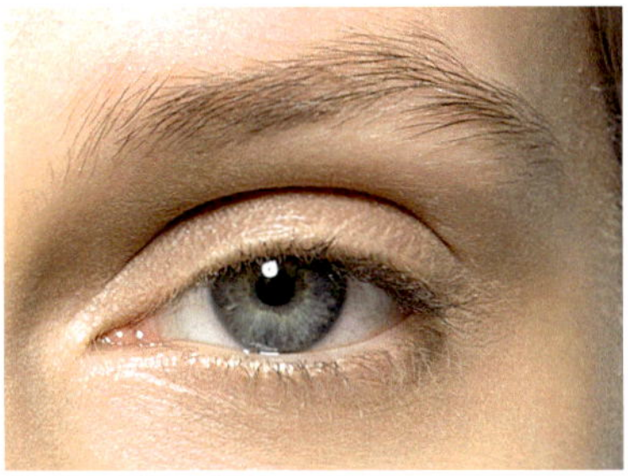

1. PREPARE

Antes de colar os cílios postiços, use o curvador em seus fios naturais, inclusive nos mais finos.

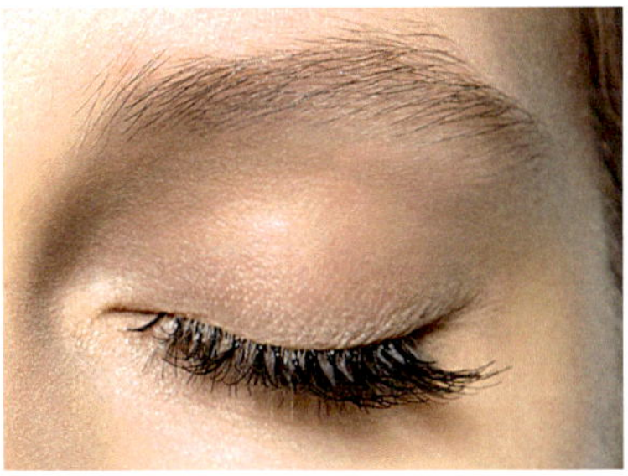

2. COLE

Aplique um pouco de cola na base dos cílios postiços. Sopre um pouco para ela ficar mais pegajosa. Agora, posicione-os no centro da linha dos cílios.

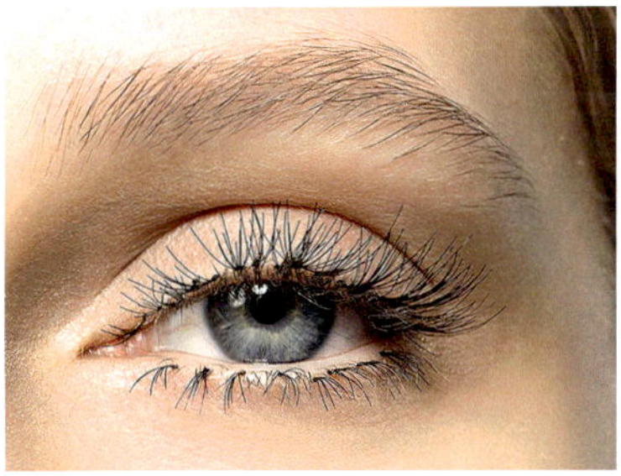

3. SEQUE

Pressione levemente e deixe secar por alguns segundos. Os cílios postiços devem estender-se além dos limites dos seus fios naturais.

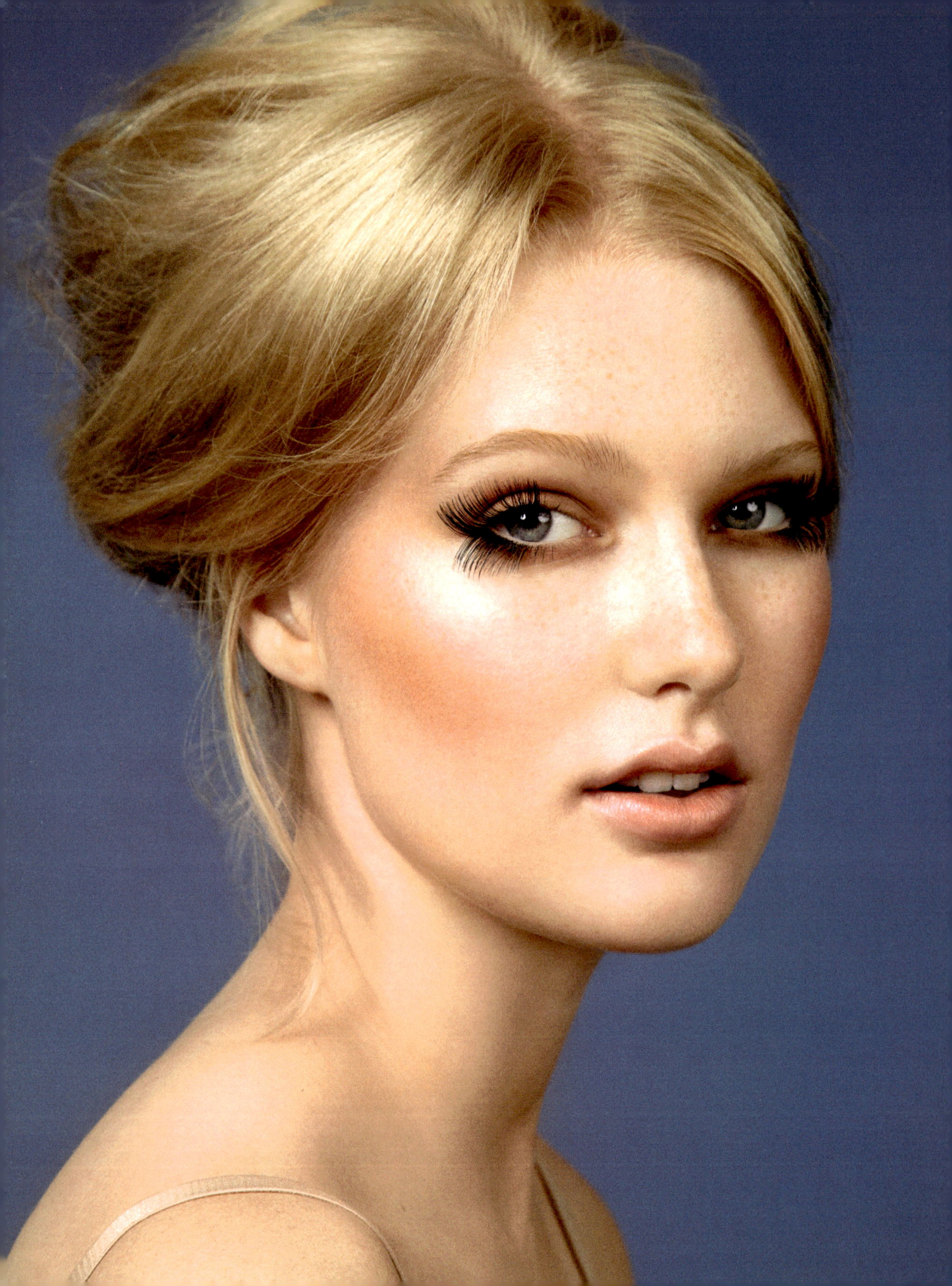

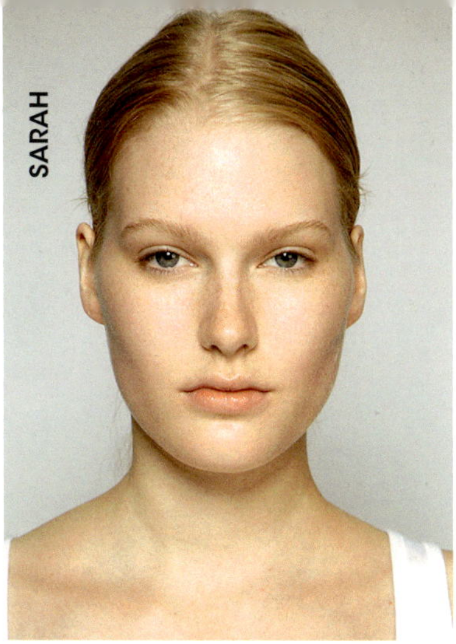

É fácil retirar os cílios postiços com removedor de maquiagem. Se remover toda a cola deles antes de guardar, poderá usá-los várias vezes.

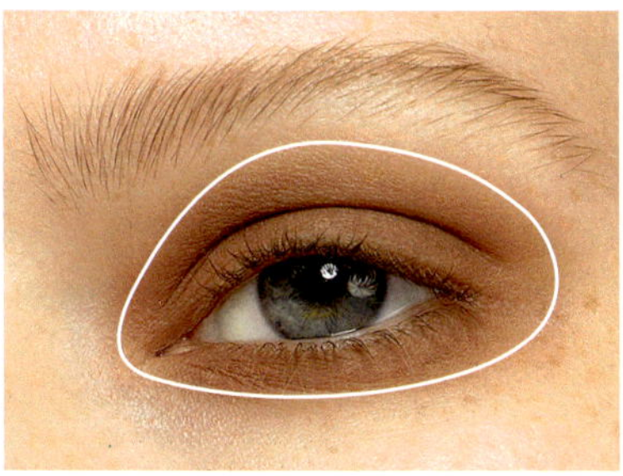

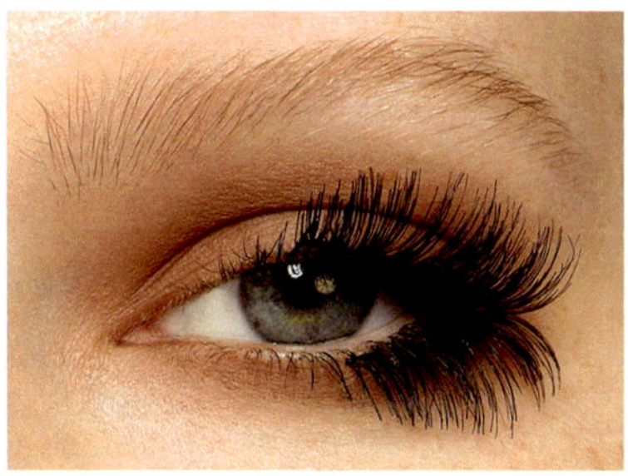

ACESSÓRIOS:

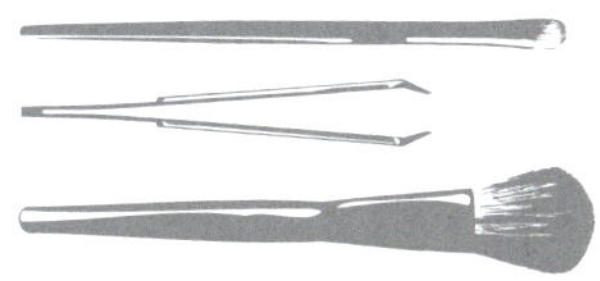

1. **SOMBRA**
Contorne o olho com uma de cor clara e textura opaca, aplicando-a com um pincel grande. Esfume os cantos.

2. **CÍLIOS POSTIÇOS**
Para um visual anos 1960, destaque apenas os cílios dos cantos externos. Apare-os na largura desejada e cole com a ajuda de uma pinça.

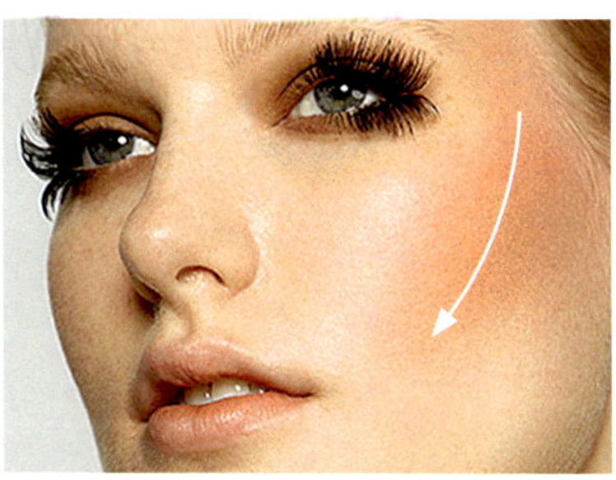

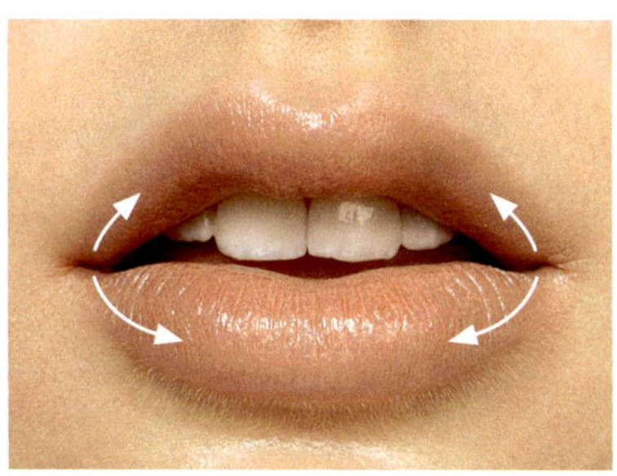

/ DICA: É possível mudar de expressão com esse recurso. Aqui, é essencial que os fios superiores e inferiores não se toquem. Atenção: se os cílios postiços se estenderem demais além do canto externo do olho, o olhar ficará triste.

3. **BLUSH**
Se quiser um visual retrô perfeito, aplique um pouco de blush pêssego. Comece na têmpora e espalhe para baixo e para cima, até o ponto mais alto da bochecha.

4. **BATOM**
Use um tom nude leve e cintilante. Aplique-o dos cantos ao centro dos lábios.

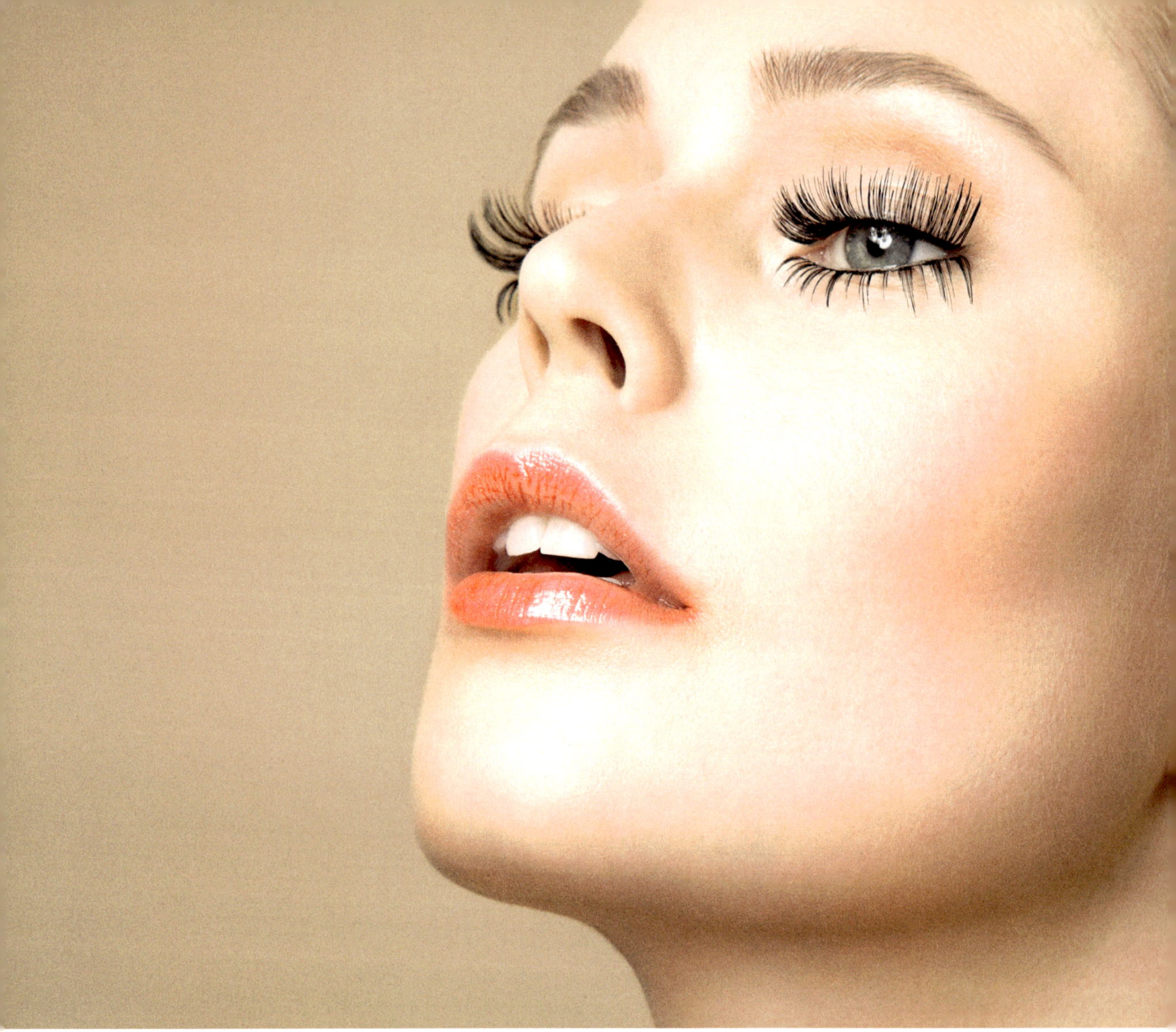

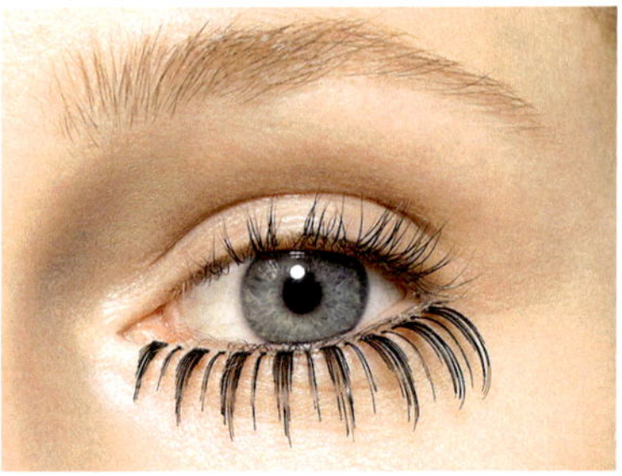

1. CÍLIOS INFERIORES

Para um visual ousado, você também pode usar cílios postiços na pálpebra inferior. Aplique uma camada fina de cola na parte de trás deles, deixe secar um pouco e prenda-os junto à raiz dos seus fios.

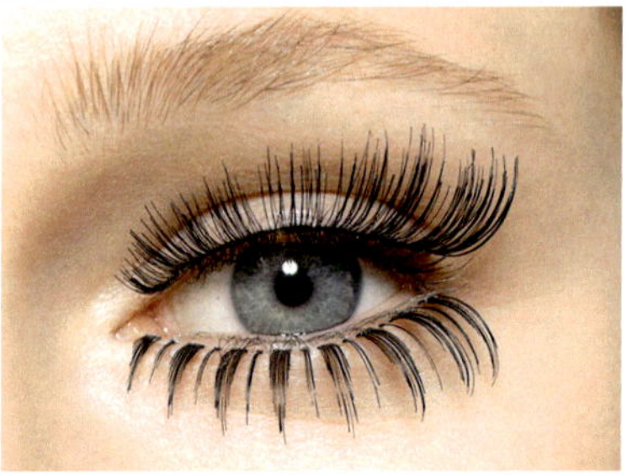

2. CÍLIOS SUPERIORES

Use o curvador nos fios naturais. Aplique a cola nos postiços, deixe secar por alguns segundos e coloque-os junto à raiz dos seus fios. Avalie se é preciso passar máscara.

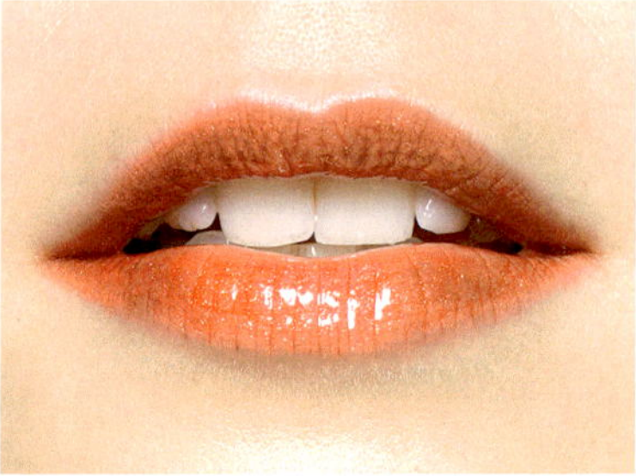

3. LÁBIOS

O gloss deixa a boca com aparência mais cheia. Esse tom forte de pêssego combina com pele clara.

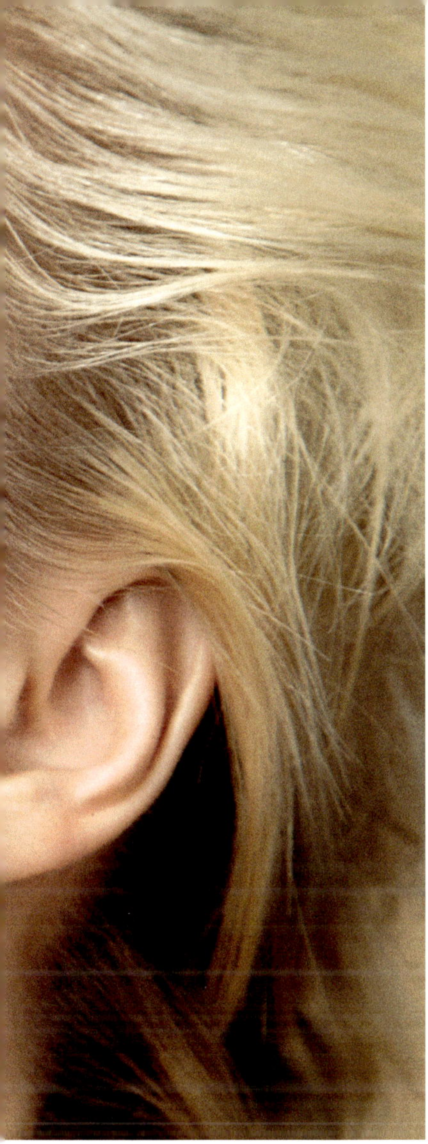

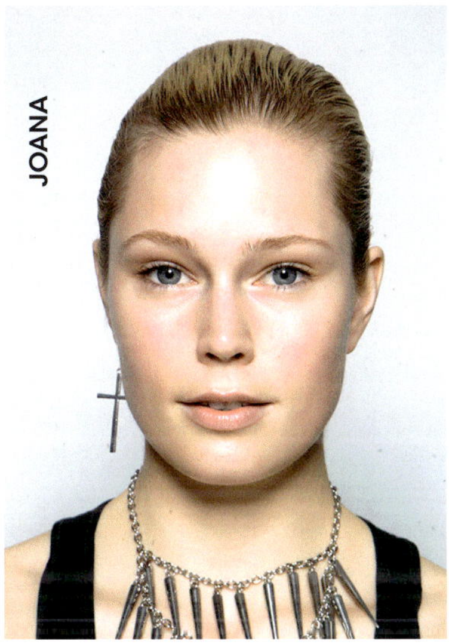

ACESSÓRIOS:

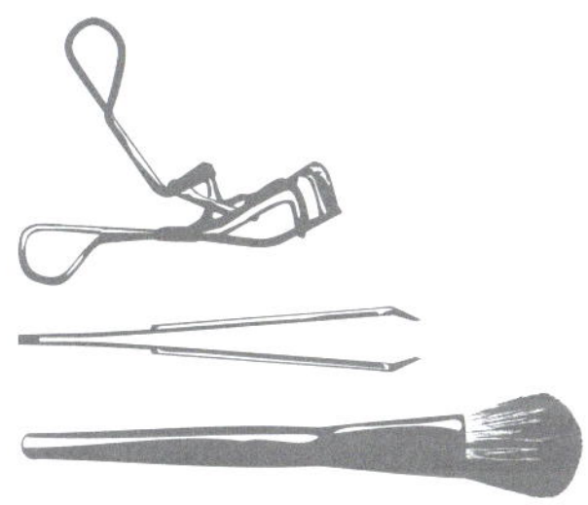

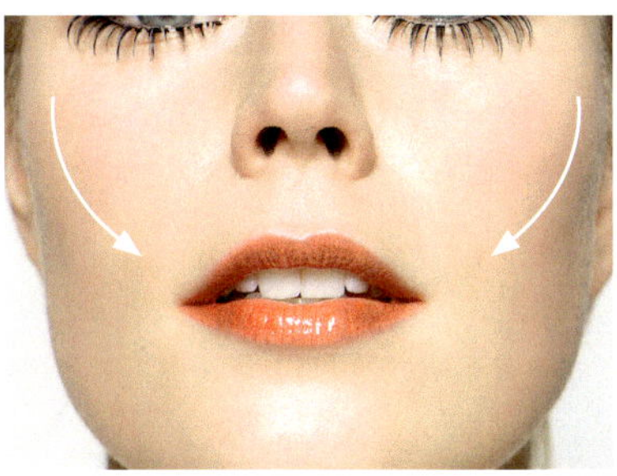

4. **BLUSH**
Com um pincel arredondado, aplique um tom suave nas maçãs do rosto. Esfume suavemente até as têmporas e desça na direção dos cantos da boca.

/ **DICA:** Um tom delicado como o pêssego fica natural em peles claras. Para a maquiagem glamorosa da noite, use cores intensas. Um batom vermelho forte fica ótimo em quem tem pele clara; para as ruivas, tons alaranjados são melhores. Todos os vermelhos se harmonizam também com peles mais escuras e cabelos castanhos.

TÉCNICAS BÁSICAS: DELINEADOR

ACESSÓRIOS:

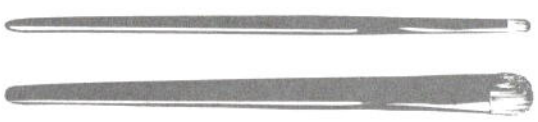

Para delinear com perfeição, é preciso segurar o pincel com firmeza: apoie a mão na maçã do rosto e mantenha o cotovelo e o braço colados no corpo. Inicie a linha no canto interno do olho e estenda-a além do canto externo. Lidar com delineador líquido ou em gel pode ser difícil no começo, mas seguindo estas dicas você alcançará o efeito desejado depois de praticar um pouco.

/DICA: O lápis para olhos é um pouco mais sutil e leve que o delineador líquido, embora este último tenha um efeito mais denso e realce mais os olhos. É preciso praticar um pouco para acertar.

/CLÁSSICO

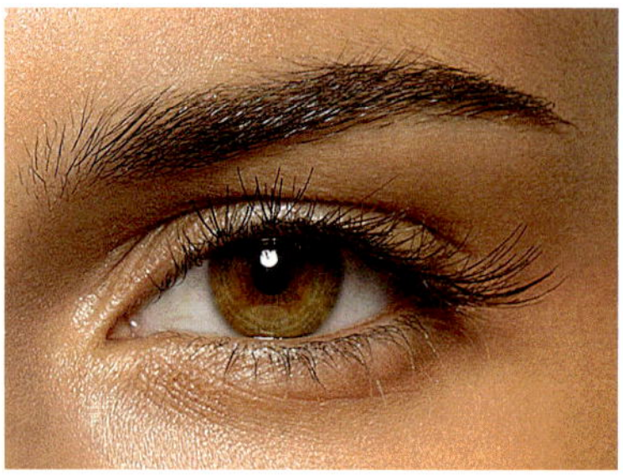

1. **PREPARO**
Para o delineador durar o máximo possível, passe pó facial no olho. Não use base para o produto não borrar ao ser aplicado.

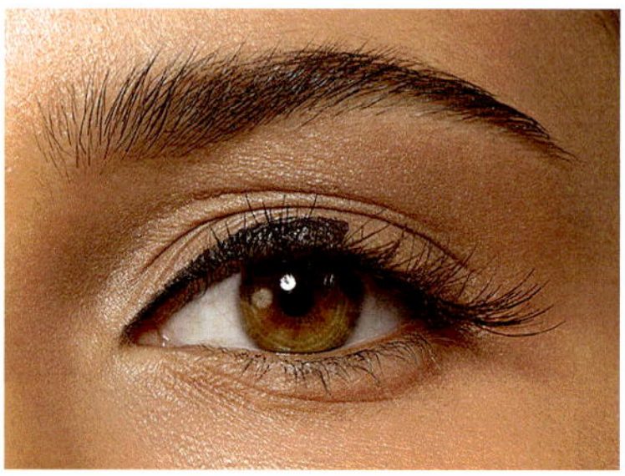

2. **CANTO INTERNO**
É importante iniciar o traço no canto interno do olho, ou ele parecerá menor.

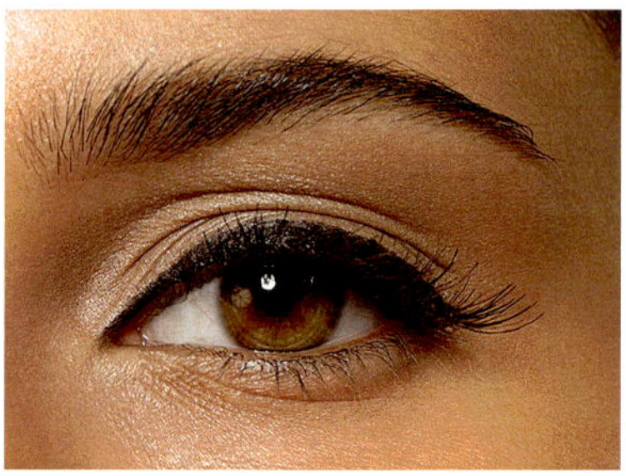

3. **CANTO EXTERNO**
Trace a segunda parte da linha do canto externo do olho até o centro. A junção das linhas deve ser invisível.

/TRAÇO "GATINHO"

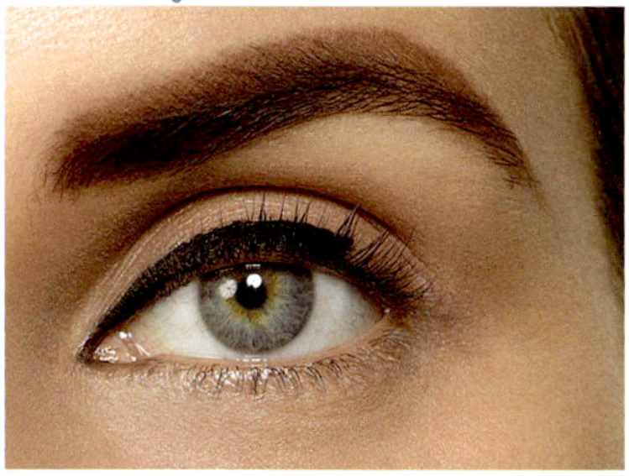

1. COMECE

Faça a linha com vários traços ao longo da base dos cílios. O primeiro deve partir do canto interno do olho e terminar no lado externo da pupila.

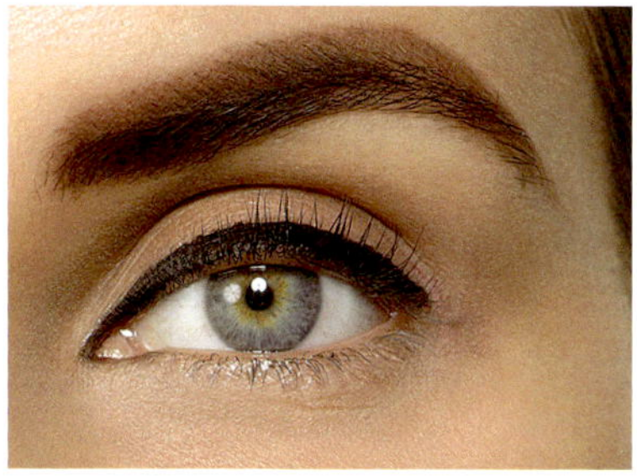

2. COMPLETE

Para completar o delineado, trace uma segunda linha do canto externo até o centro da pupila, também seguindo a linha dos cílios.

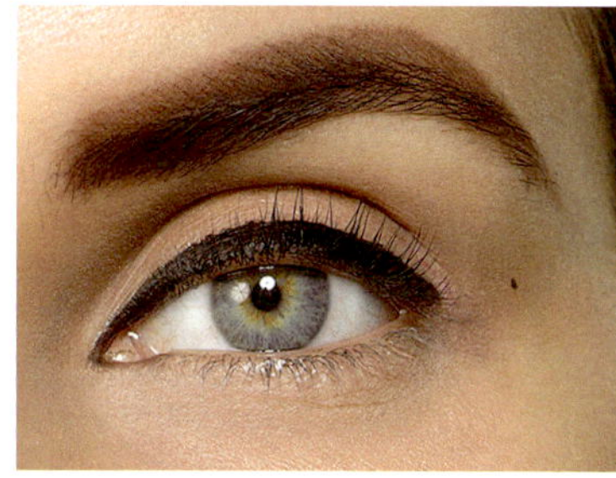

3. MARQUE

Decida onde o traço deve terminar e marque com um ponto, que deve ficar acima do canto do olho, para não dar uma expressão triste.

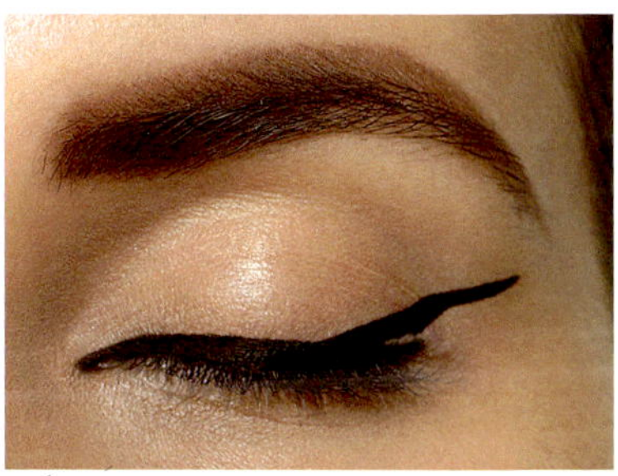

4. JUNTE

Estique levemente a pele do canto do olho e trace uma linha reta do ponto feito no passo 3 até o lado externo do olho.

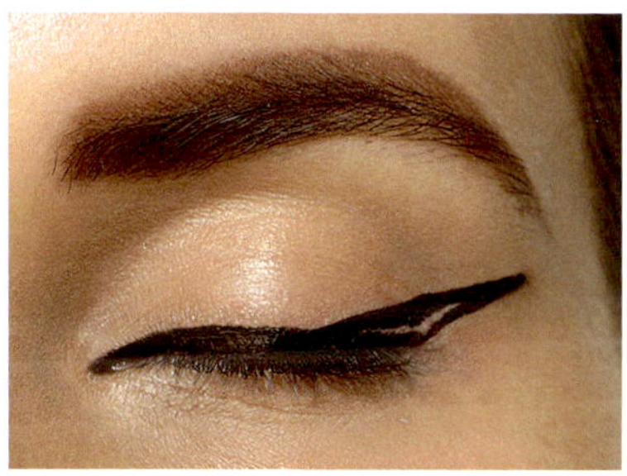

5. PREENCHA

Ligue a ponta do traço com o canto externo do olho e preencha o espaço entre os dois. O tamanho do efeito "gatinho" fica a seu critério.

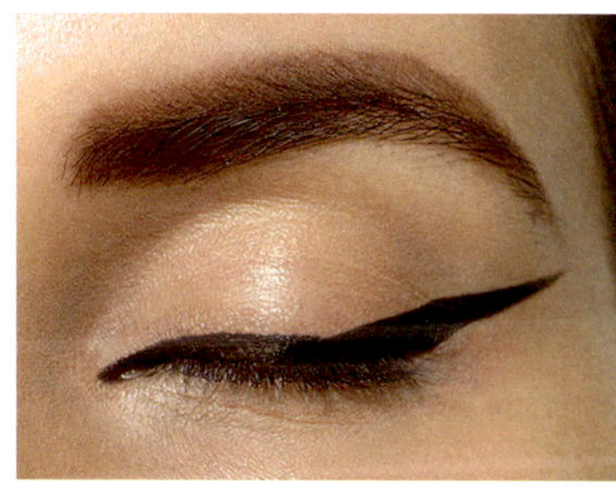

6. SEQUE

Faça primeiro um olho e mantenha-o fechado por alguns segundos para o delineador secar bem.

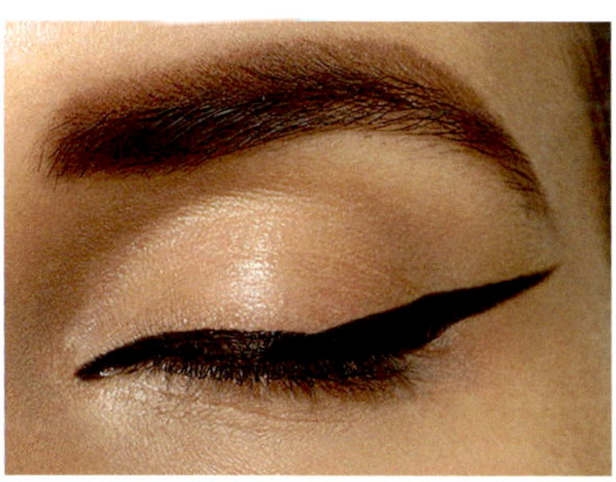

7. RETOQUE

O traço deve ficar perfeito. Como o delineador torto prejudica a simetria do rosto, preencha bem os espaços e suavize qualquer defeito.

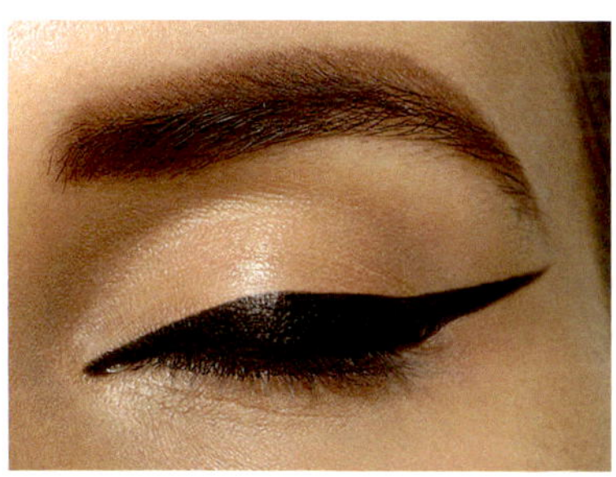

8. CORRIJA

Aplique um pouco de corretivo para definir bem as bordas e pincele-o levemente para baixo, para deixá-las mais precisas.

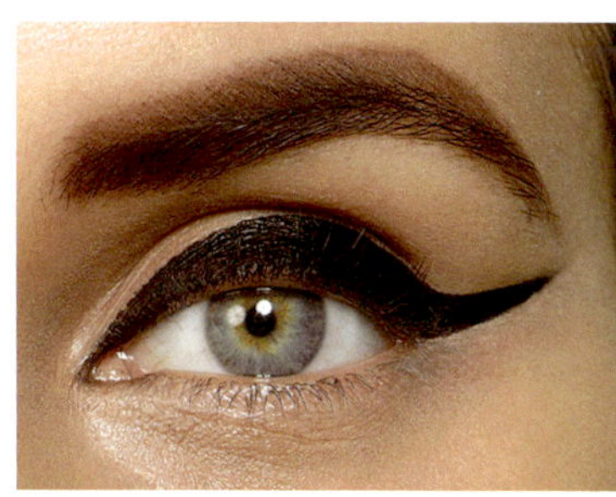

9. UAU!

O delineador é adequado para todas que desejam realçar os olhos. Quanto mais densa a cor, mais intenso o resultado.

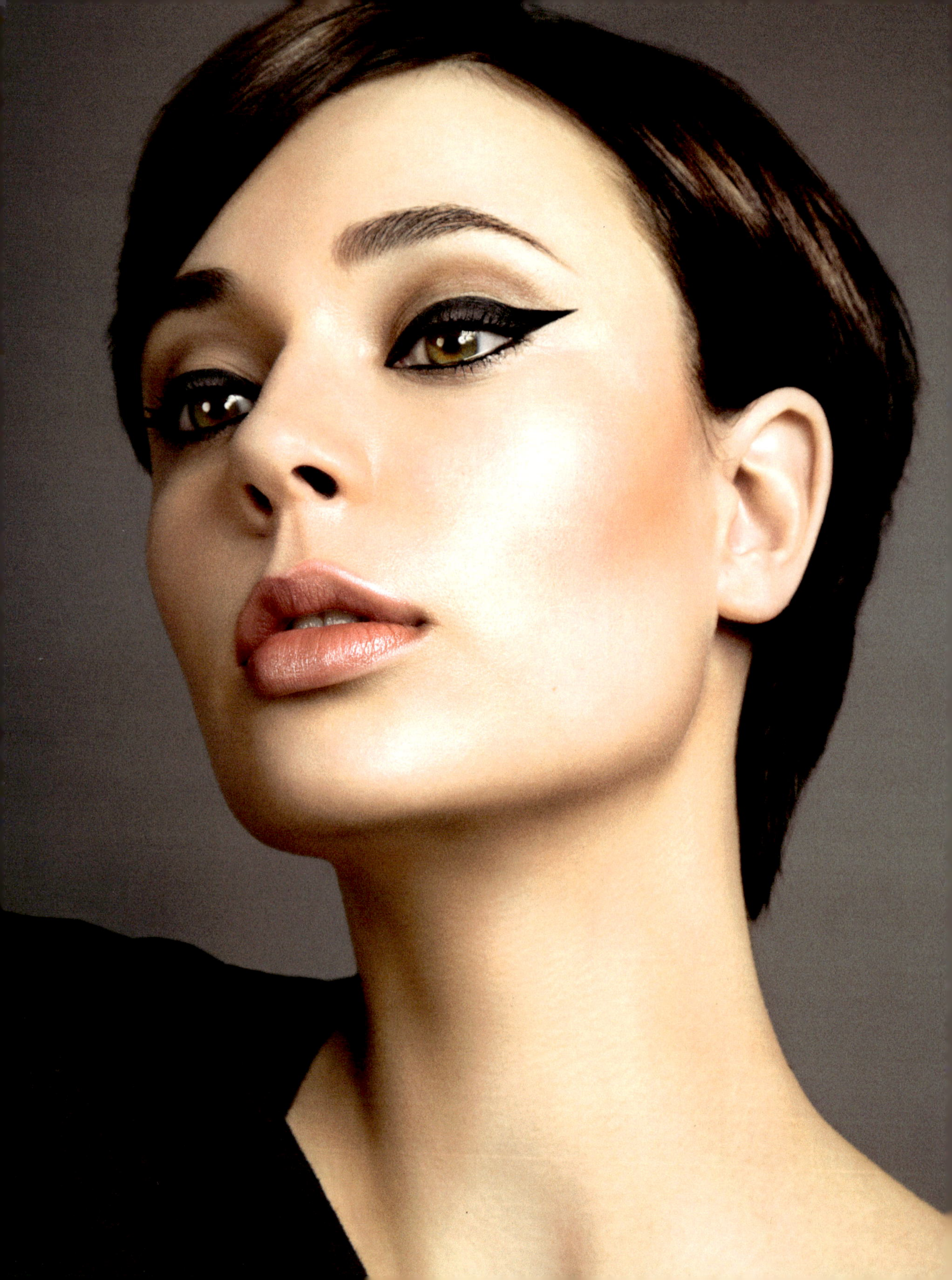

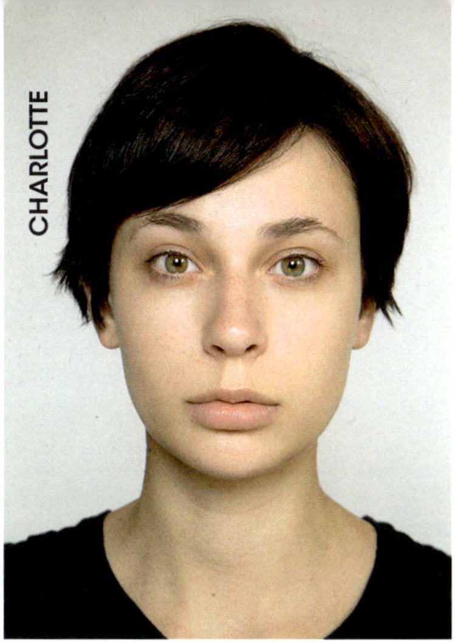

OLHAR GEOMÉTRICO /30

Não use corretivo nem base antes do delineador para não borrar – prefira pó facial e sombra.

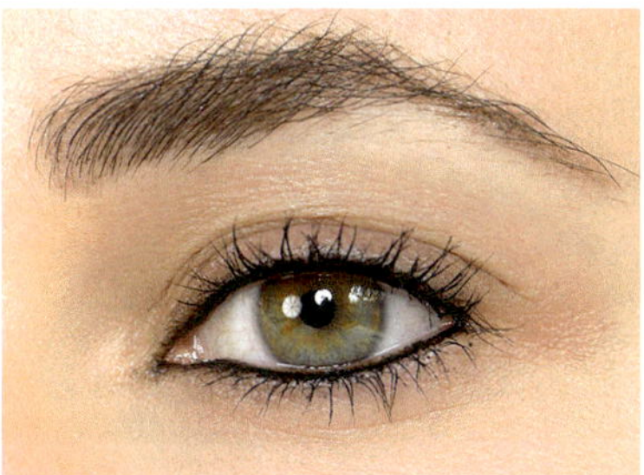

1. CONTORNO

Pinte toda a linha-d'água com lápis preto, erguendo ligeiramente a pálpebra para trabalhar na parte superior. Depois aplique bastante máscara nos cílios.

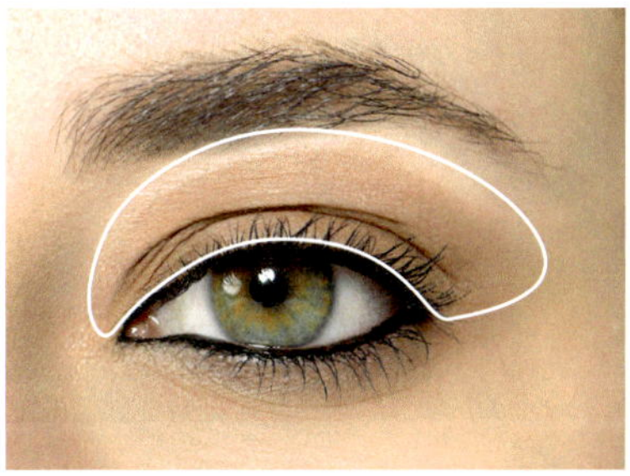

2. SOMBRA

Cubra toda a parte móvel da pálpebra com uma de cor nude. Esfume bem as bordas e confira se o ponto mais alto está acima da pupila.

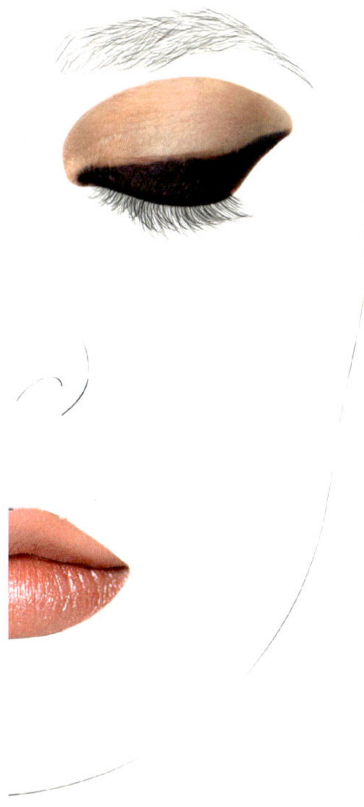

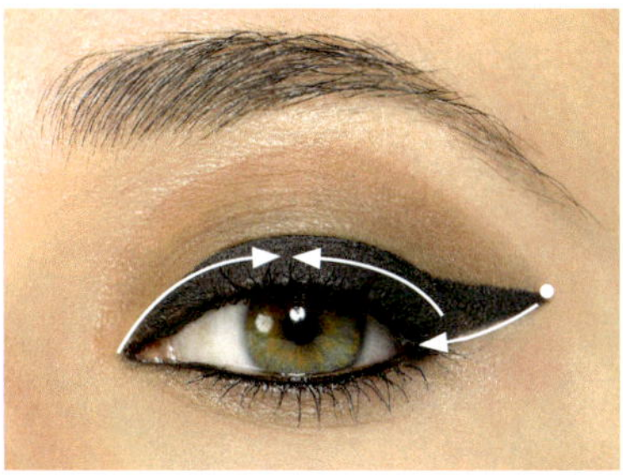

3. DELINEADOR

Escolha um líquido e desenhe duas linhas: uma do canto interno ao meio do olho e outra do canto externo à mesma direção. Junte a ponta além do canto externo do olho ao fim da linha.

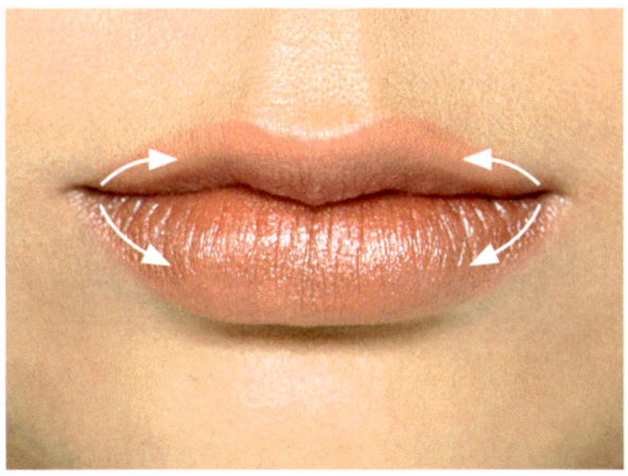

4. BATOM

Aplique um cintilante, com pincel. Sempre passe dos cantos em direção ao centro e depois preencha os lábios com cuidado.

ACESSÓRIOS:

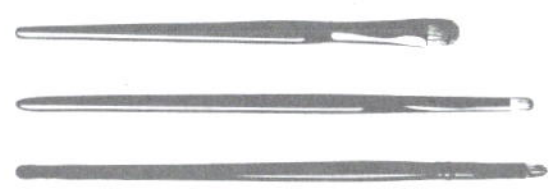

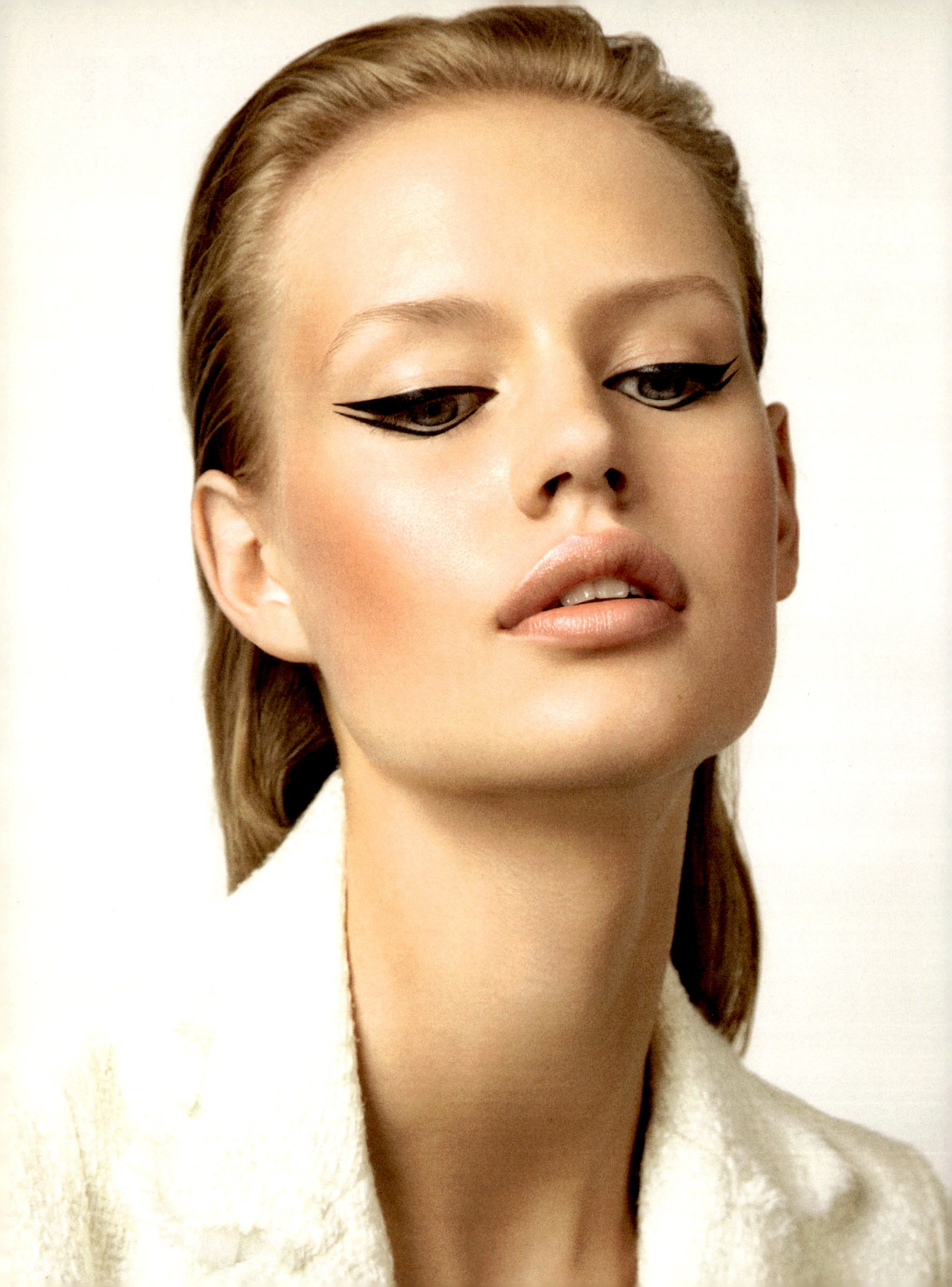

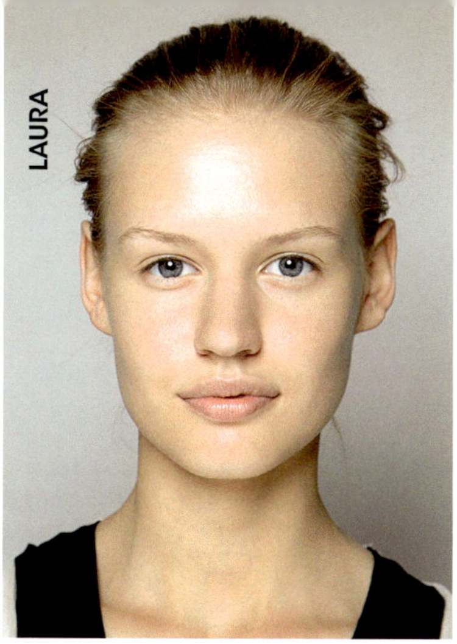

TOQUE DE SEDUÇÃO /31

Não tenha medo do delineador: com um pouco de prática, ficará mais fácil usá-lo. Lembre--se apenas de começar a linha no canto interno do olho, ou ele parecerá menor.

ACESSÓRIOS:

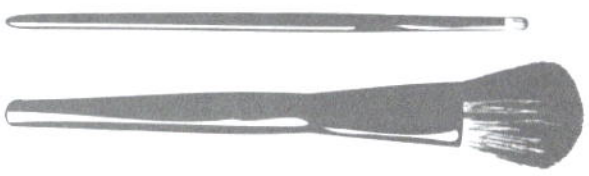

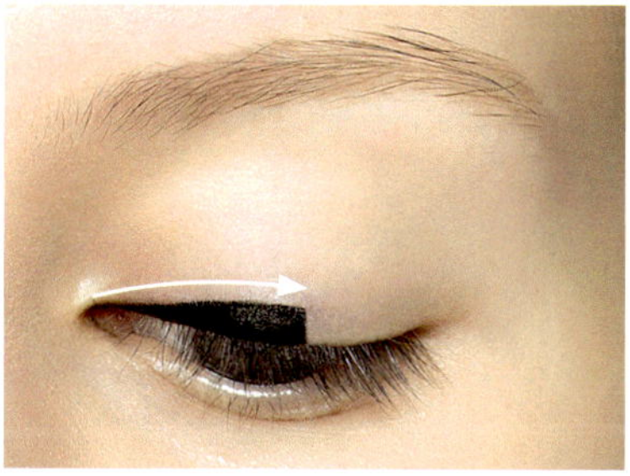

1. COMECE A DESENHAR

Para fazer esse visual sedutor, trace primeiro uma linha no canto interno do olho até a altura da pupila.

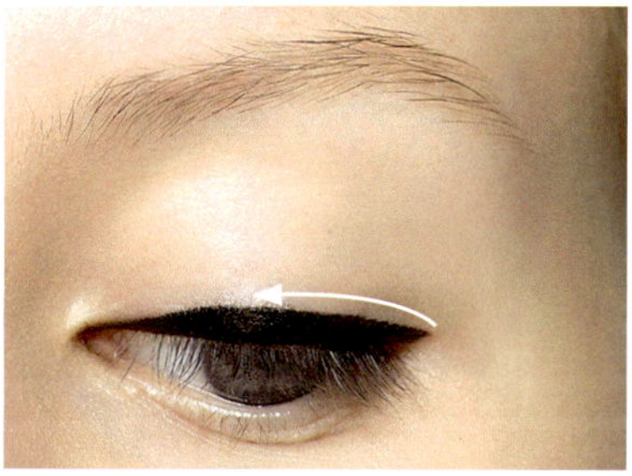

2. COMPLETE A LINHA

Em seguida, pinte outro traço, começando um pouco além do canto externo do olho, até encontrar a primeira linha.

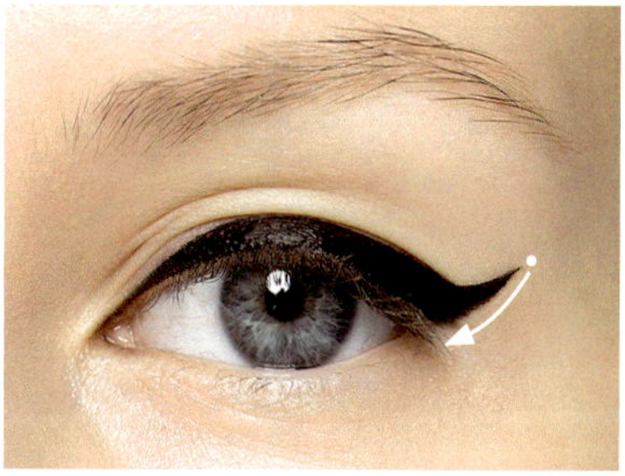

3. FAÇA O OLHAR "GATINHO"

Marque o final acima do canto externo do olho. Ligue as duas linhas com o delineador.

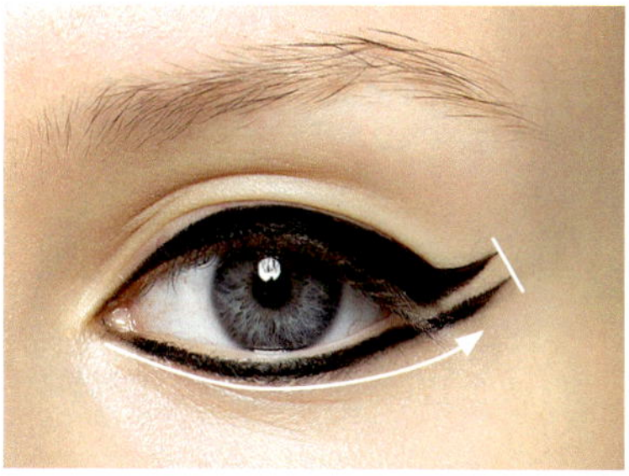

4. DELINEADOR

Agora faça outra linha ao longo da raiz dos cílios inferiores, começando pelo canto interno do olho. Estenda até a ponta do "gatinho", para alongá-lo visualmente.

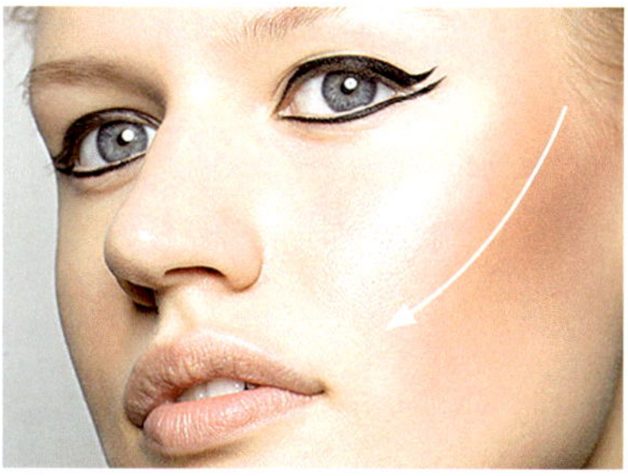

5. BLUSH

Aplique um tom pêssego na maçã do rosto. Esfume com delicadeza para cima, até a têmpora, e para baixo, até o canto da boca.

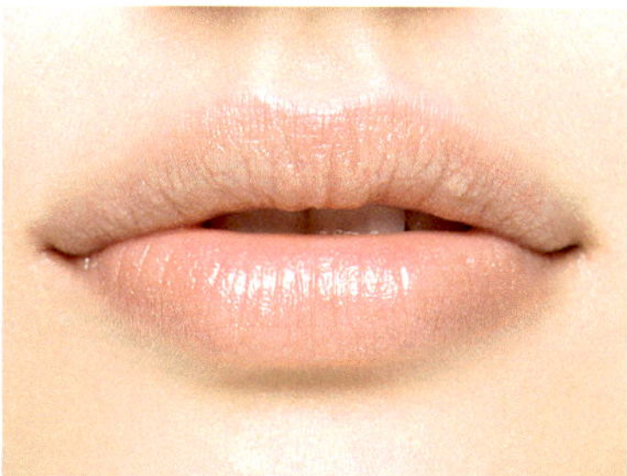

6. GLOSS

Os olhos são o ponto central desse visual, por isso basta uma camada sutil de brilho nos lábios.

32 \ CONTO DE FADAS MODERNO

Quando se usa delineador branco, a cor dos olhos é intensificada e eles parecem maiores.

ACESSÓRIOS:

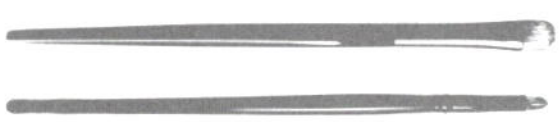

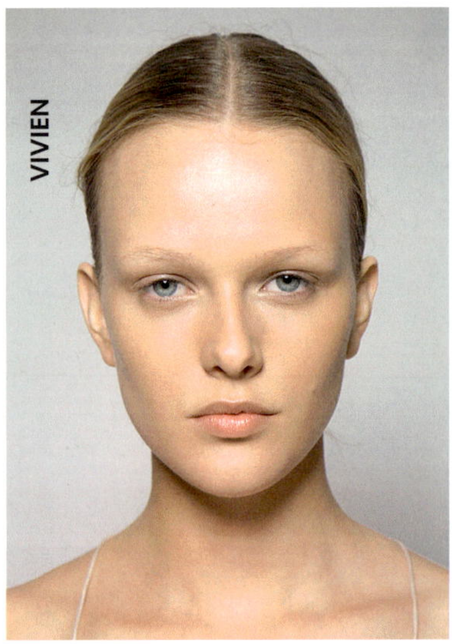

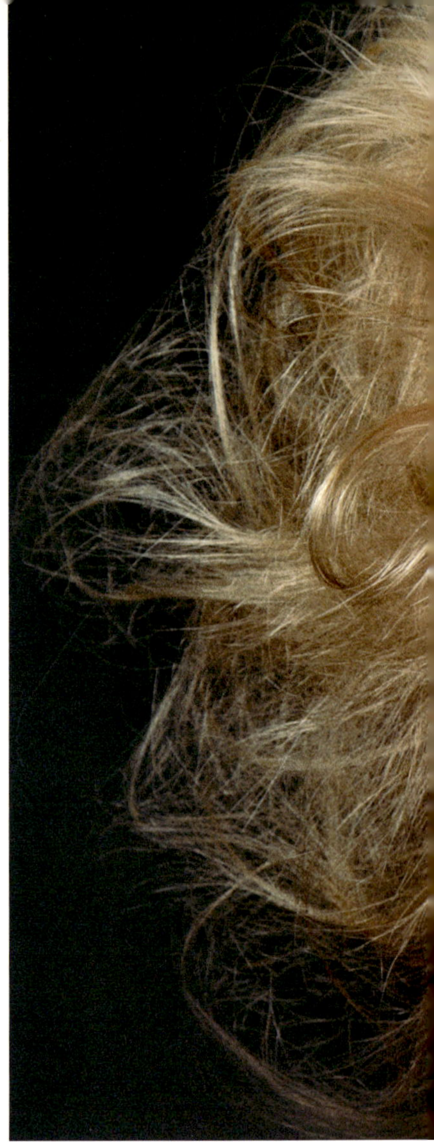

/ DICA: O delineador nem sempre precisa ser preto. Cores como cinza, azul, prata ou lilás também podem ser usadas, para um efeito moderno e ousado.

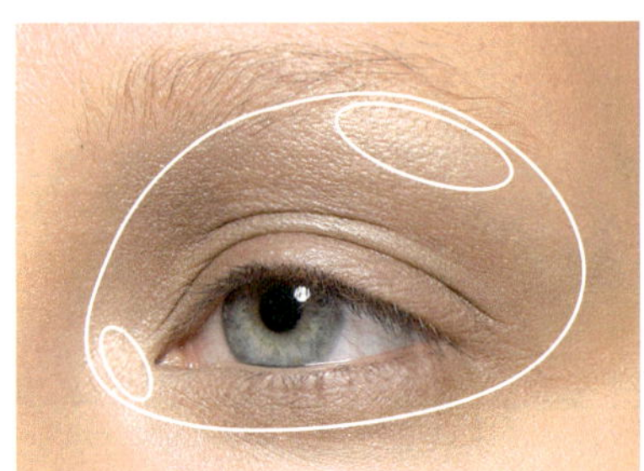

1. SOMBRA

Contorne todo o olho com o produto, espalhando até a altura da sobrancelha. Esfume bem. Depois, aplique iluminador no canto interno do olho e abaixo da linha da sobrancelha.

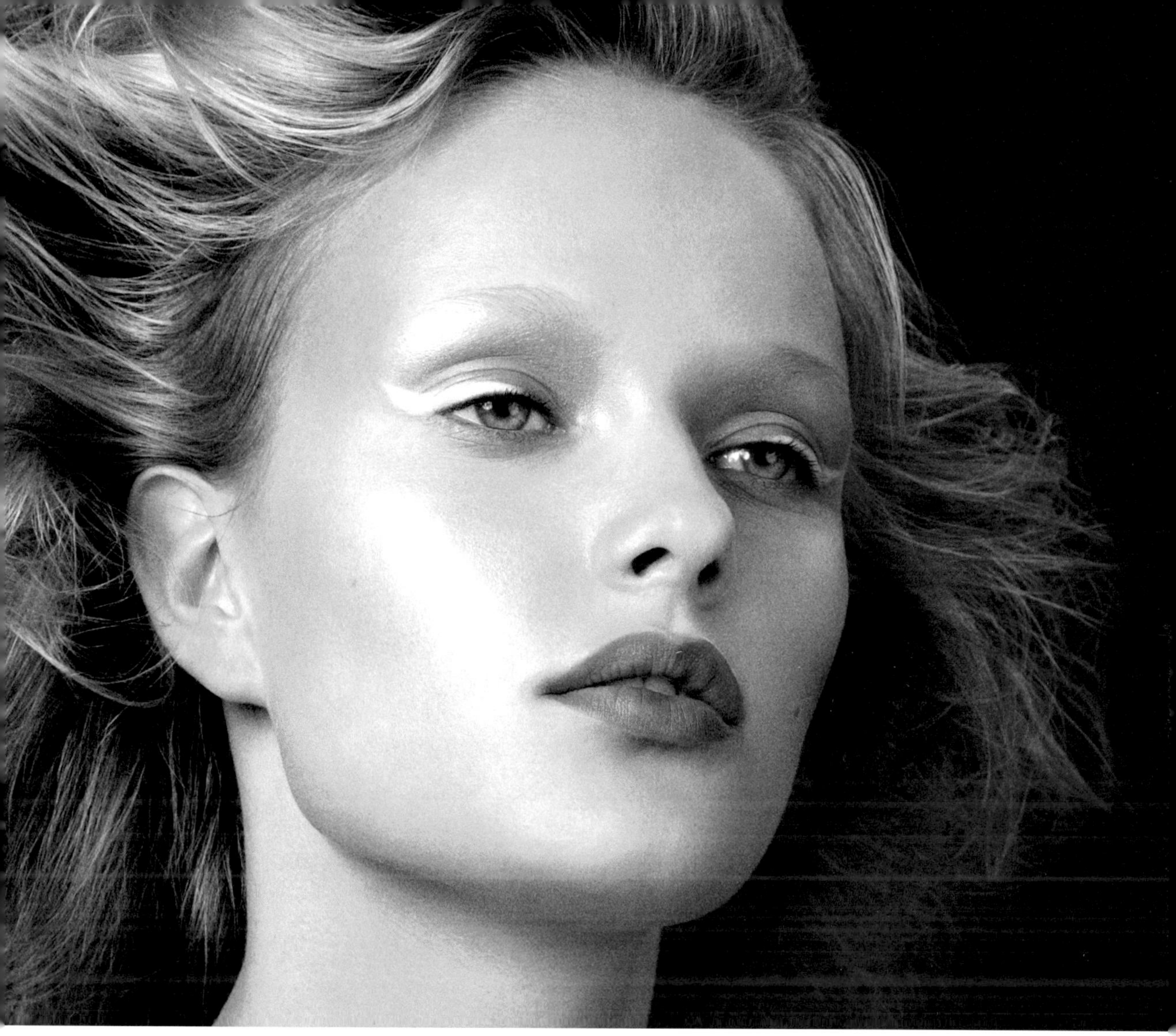

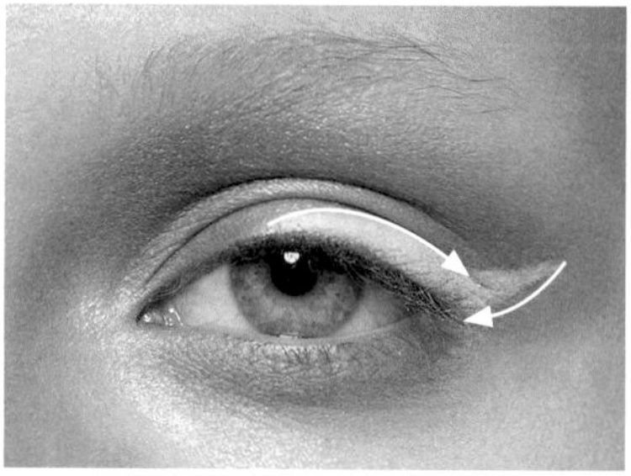

2. LÁPIS PARA OLHOS

Trace uma linha com um lápis branco, começando sobre a pupila e terminando além do canto externo do olho. Faça uma pequena curva alongada no final.

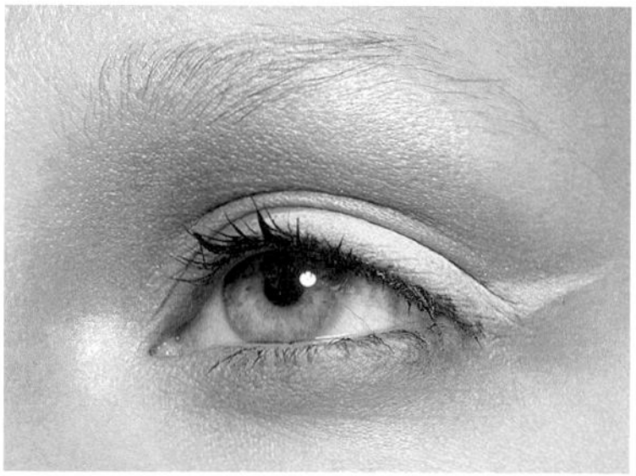

3. MÁSCARA

Aplique uma camada leve nos cílios superiores e inferiores para conferir uma aparência delicada.

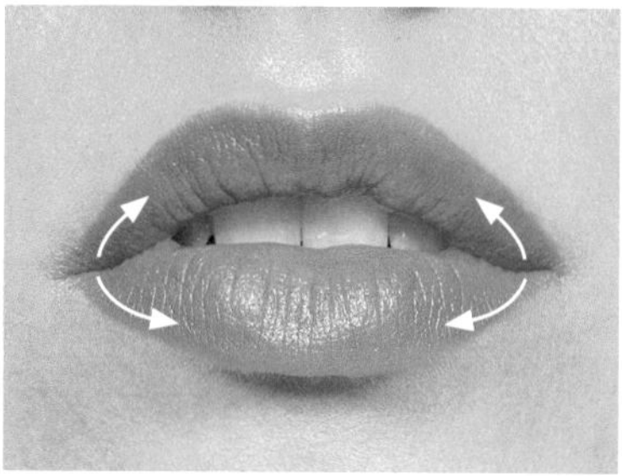

4. BATOM

Um rosa delicado cintilante fica perfeito nesse visual de conto de fadas. Passe com um pincel e retire o excesso apenas encostando um lenço de papel nos lábios.

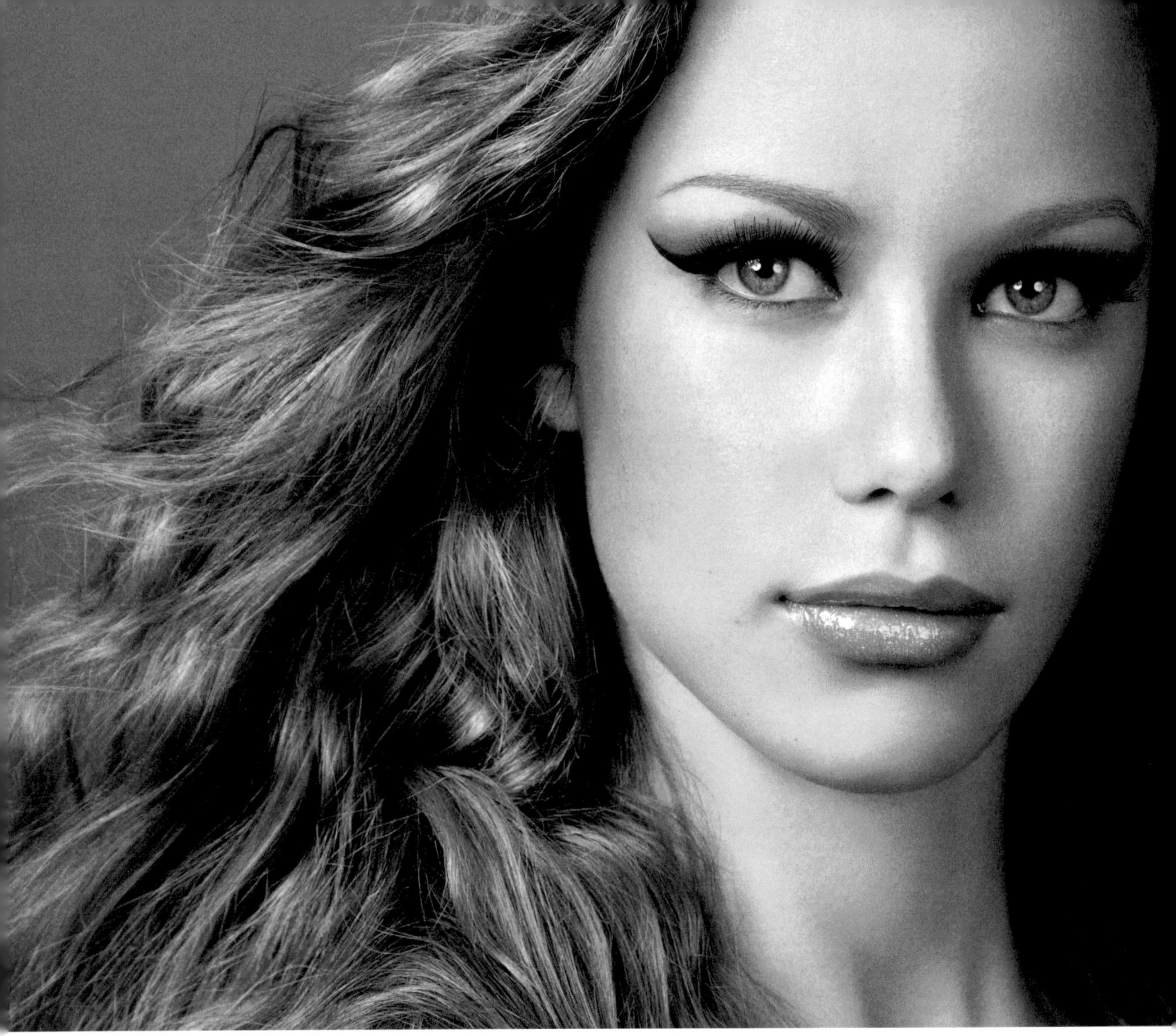

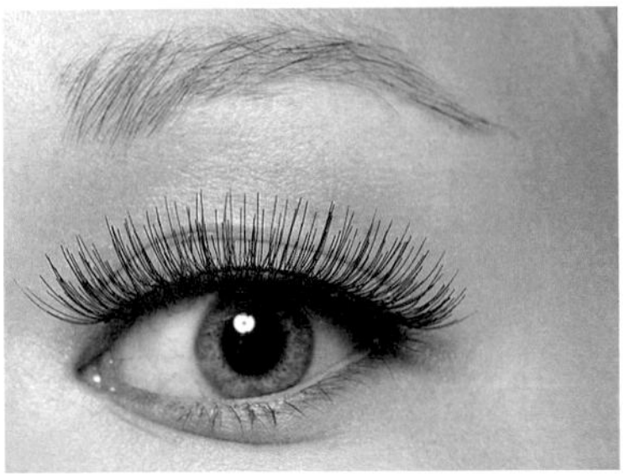

1. CÍLIOS

Para esse visual impactante, você precisará de cílios enormes. Siga as orientações da p. 82 e cole fios postiços.

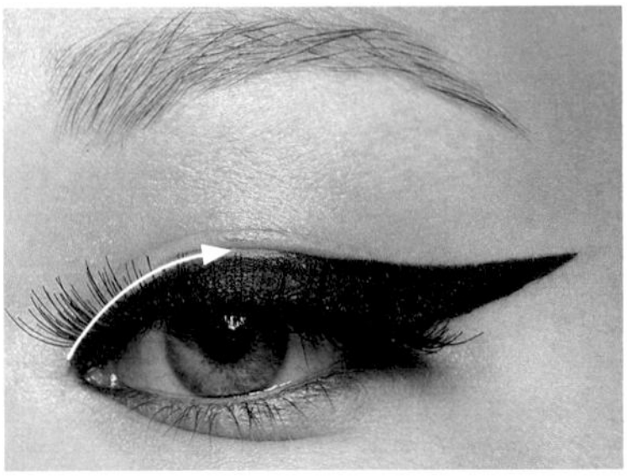

2. DELINEADOR

Comece a linha o mais próximo possível da raiz dos cílios superiores, do canto interno do olho ao externo. Depois, estenda a linha 45 graus para cima. Repita isso várias vezes para engrossá-la.

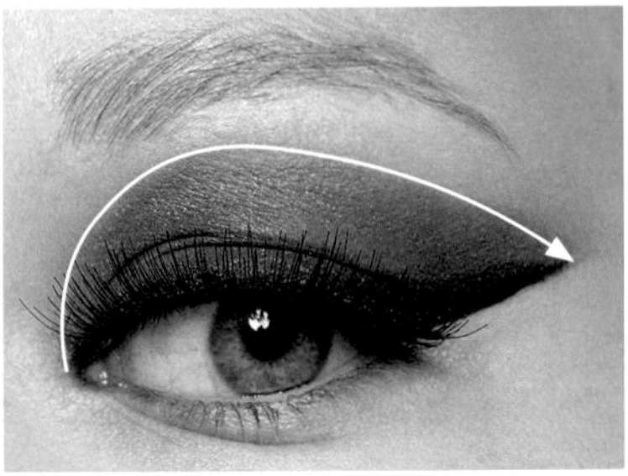

3. SOMBRA

Aplique um tom marrom na pálpebra móvel, do canto interno do olho até o fim do delineado, e também acima da dobra do olho, na direção da sobrancelha.

OLHOS EXPRESSIVOS /33

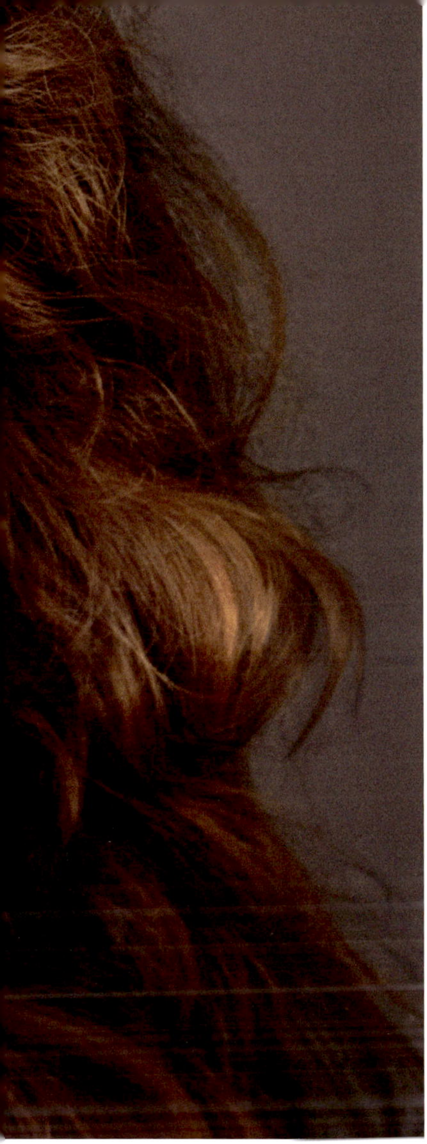

ACESSÓRIOS:

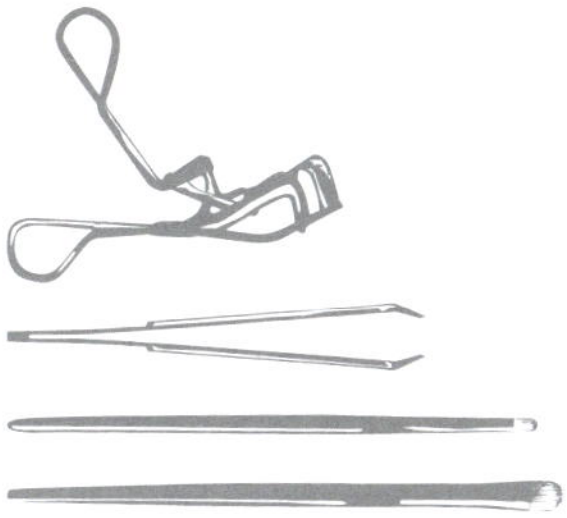

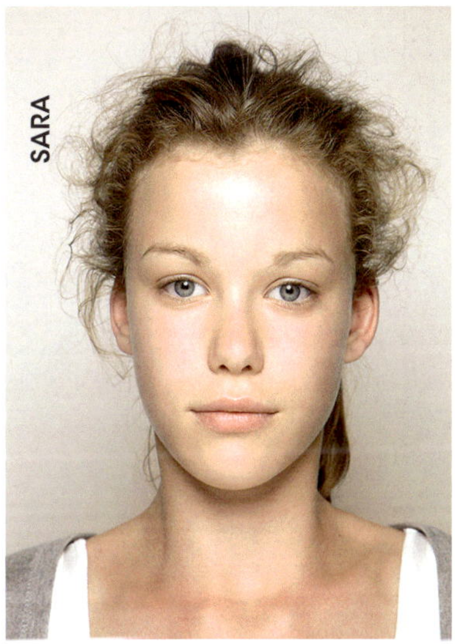

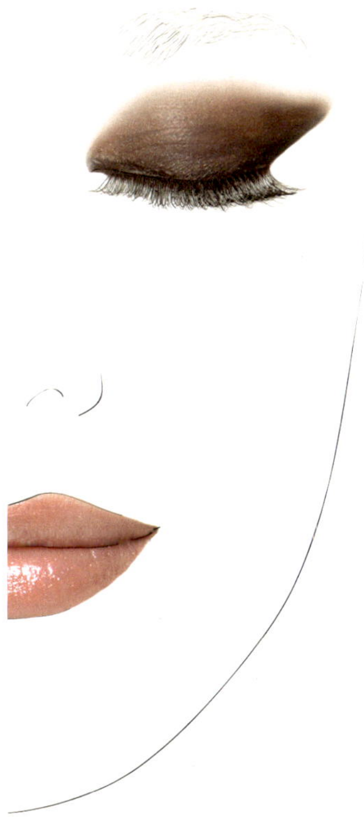

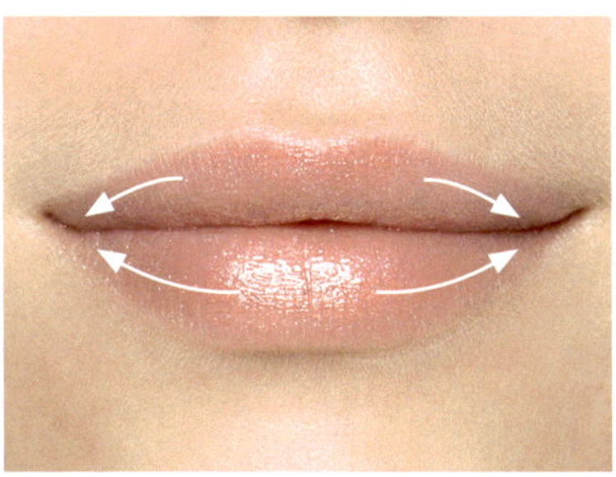

4. **GLOSS**

Escolha um nude e passe uma camada fina no centro dos lábios, espalhando para os lados. Aplique mais na área onde se encontram, para dar a eles uma aparência mais cheia.

/ **DICA:** Para intensificar o visual gradualmente, engrosse o delineado preto aos poucos. Aplique em menor quantidade ou escolha outra cor, se desejar um efeito mais delicado. Dependendo do formato do olho, combine esse produto com sombra e crie olhos amendoados perfeitos. Também é possível corrigir olhos juntos ou afastados – o princípio básico é aplicar um tom claro no canto interno para abrir o olhar; uma cor escura faz os olhos parecerem menores.

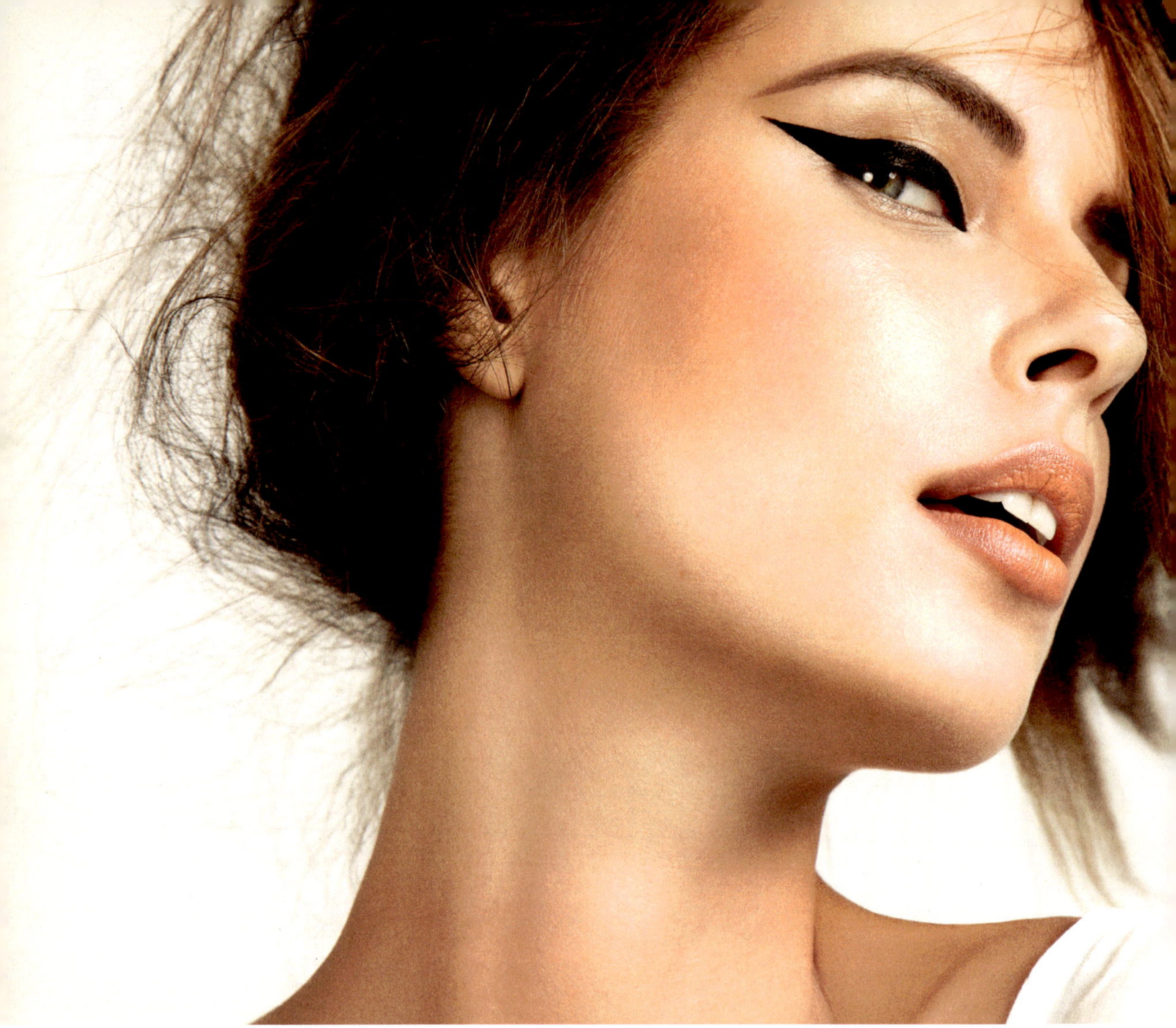

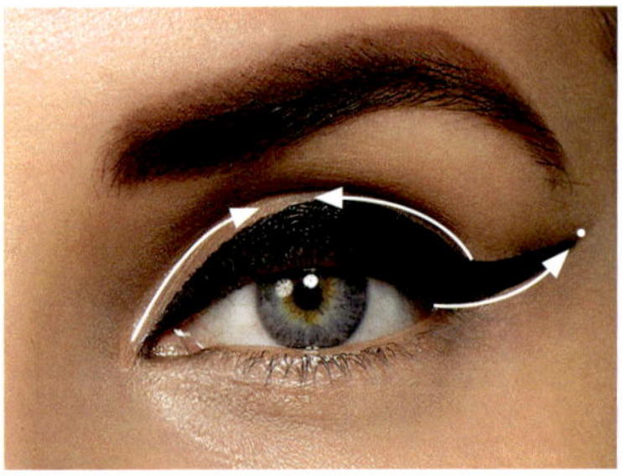

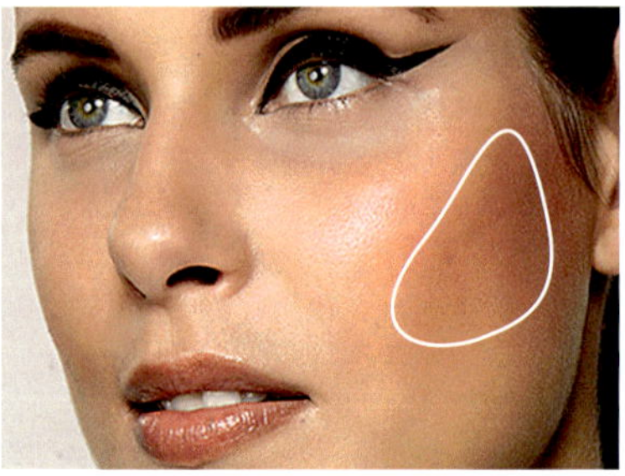

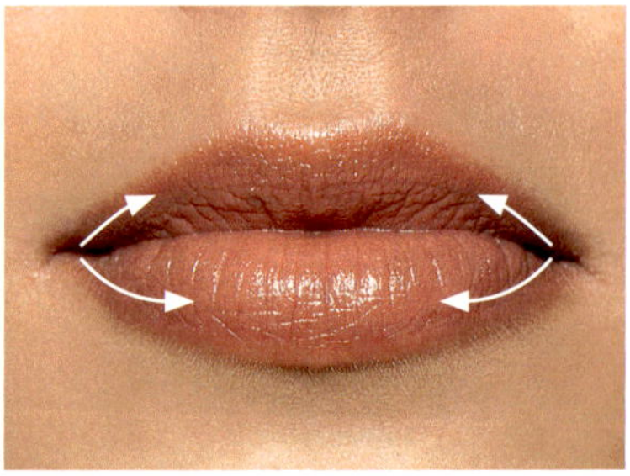

1. **DELINEADOR**
Faça uma linha do canto interno até a altura da pupila e outra na direção oposta, a partir do canto externo. Marque com um ponto o fim do "gatinho" e preencha com delineador (p. 89).

2. **PÓ**
Passe blush cremoso antes do pó translúcido, que elimina áreas brilhantes no nariz, na testa e no queixo.

3. **BATOM**
Escolha um que seja cintilante e aplique-o com o dedo. Se preferir, use pincel próprio para o produto.

Brinque com duas cores de batom para criar um visual incrível.

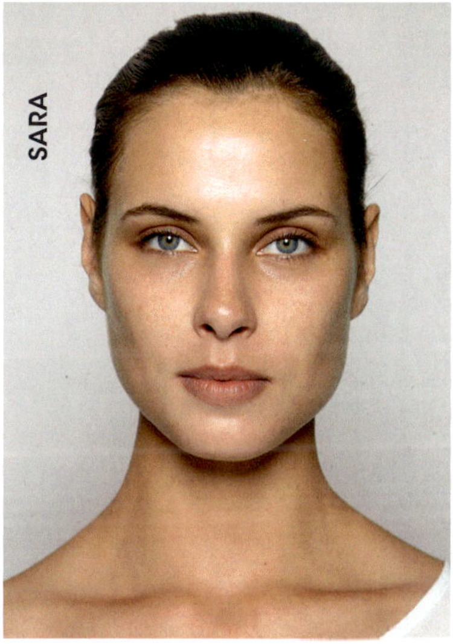

SARA

ACESSÓRIOS:

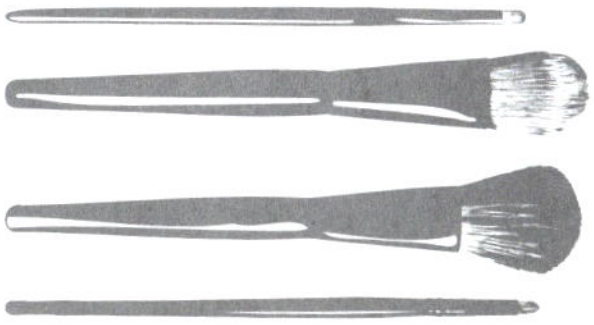

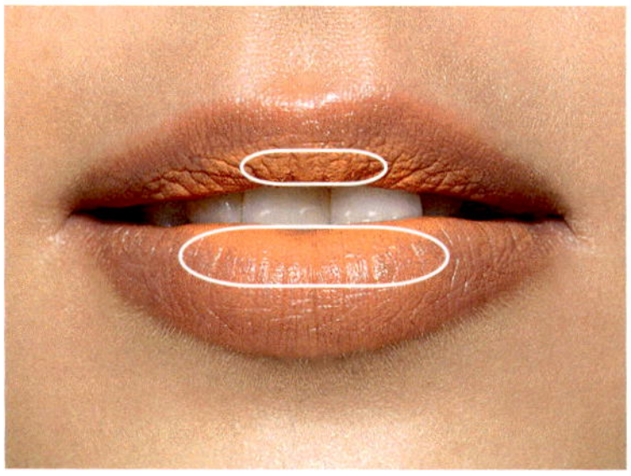

4. REALCE

Crie um efeito diferente usando um segundo tom de batom, mais claro, apenas no centro dos lábios. De novo, aplique com o dedo, dando batidinhas.

/ DICA: As sobrancelhas são muito importantes – quando bem cuidadas, emolduram o rosto e acentuam seu contorno. Aprenda como depilá-las na p. 135.

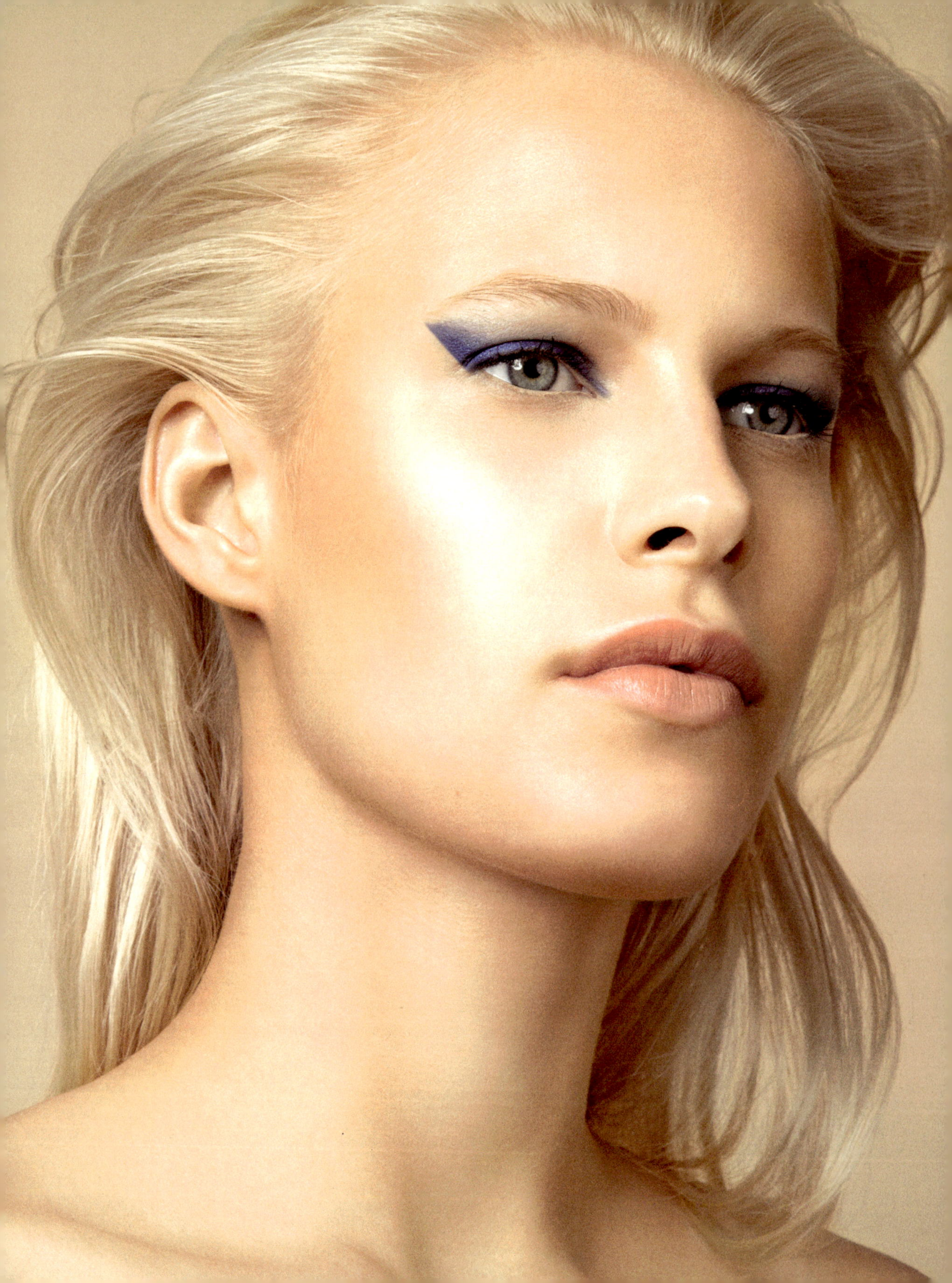

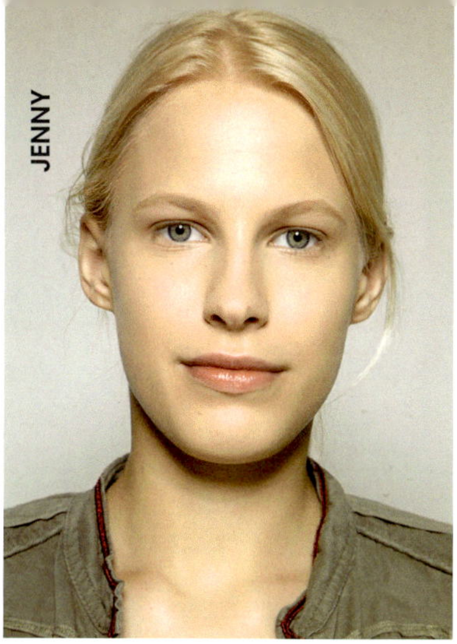

AZUL INTENSO /35

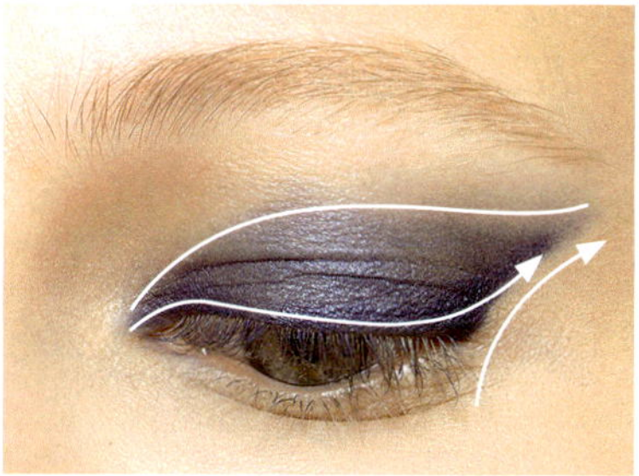

1. SOMBRA

Com delineador azul, trace uma ponta sinuosa partir do canto interno do olho. Use uma sombra que combine com o tom de azul e dê acabamento em ponta reta no canto externo do olho.

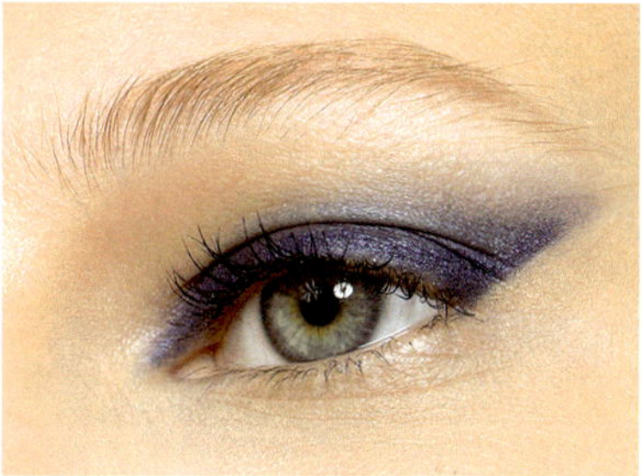

2. MÁSCARA

Molde os cílios com o curvador. Para olhos ainda mais expressivos, aplique máscara apenas nos cílios superiores.

ACESSÓRIOS:

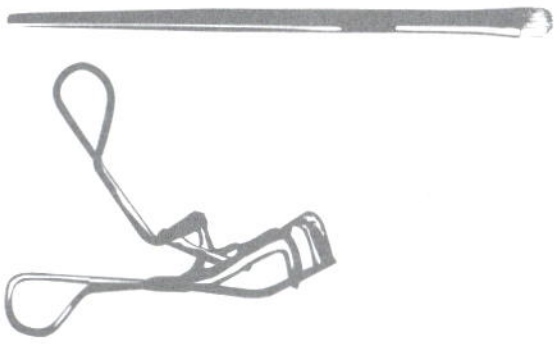

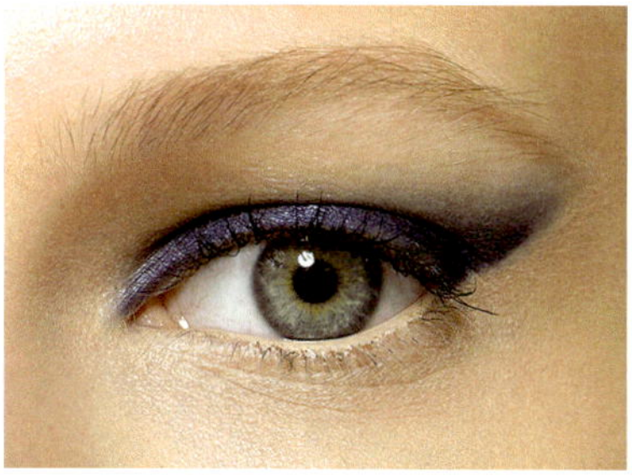

3. DELINEADOR

Aplique um lápis bege ou nude na linha-d'água. Isso abre o olhar e destaca a cor dos olhos.

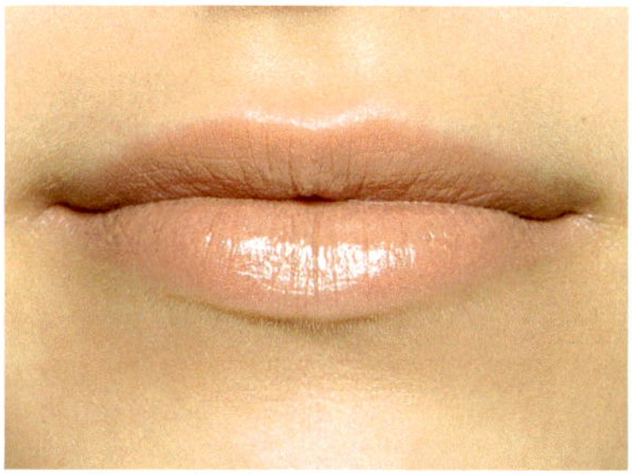

4. BATOM

Para que nada desvie a atenção da maquiagem radical dos olhos, use apenas um nude delicado e levemente cintilante.

/ DICA: A sombra nem sempre precisa ser arredondada e suave – formas geométricas, como nesse look, também são uma boa opção. Brinque com a intensidade da cor para criar o visual aos poucos, ou combine linhas rígidas com sombras suaves: solte sua criatividade!

TÉCNICAS BÁSICAS: LÁBIOS

Basta um lápis para lábios bem apontado para criar um contorno preciso. Mantenha os seus sempre em ordem!

ACESSÓRIOS:

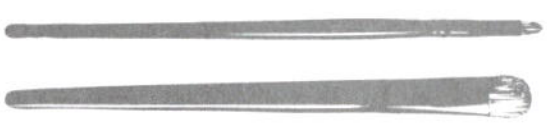

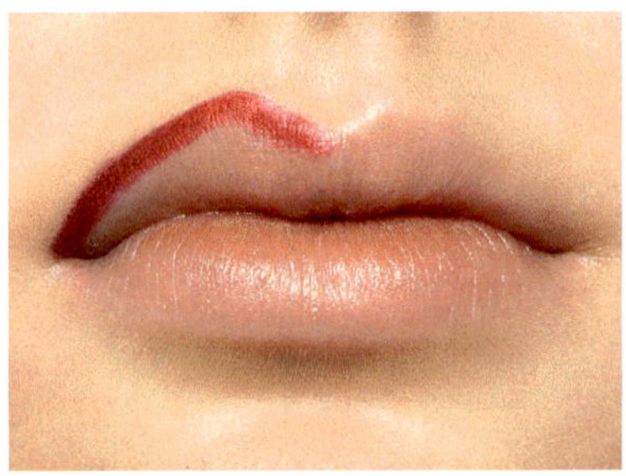

1. **ARCO ESQUERDO**
Para obter um arco perfeito, trace do canto do lábio superior até o centro, no formato desejado.

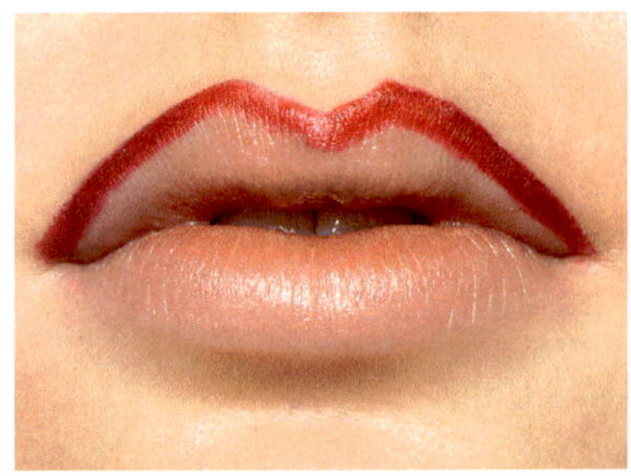

2. **ARCO DIREITO**
Repita do lado direito. Aponte o lápis enquanto trabalha, para que a linha fique bem definida e uniforme.

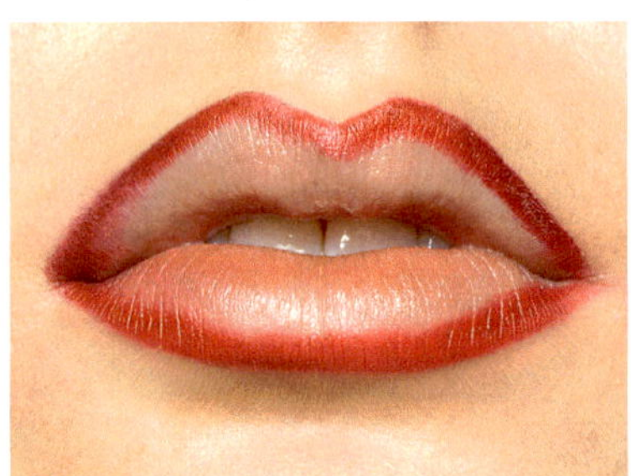

3. **LÁBIO INFERIOR**
Esse contorno também é feito em dois passos, de fora para o centro. Nesse estágio, é possível corrigir qualquer irregularidade com o próprio lápis.

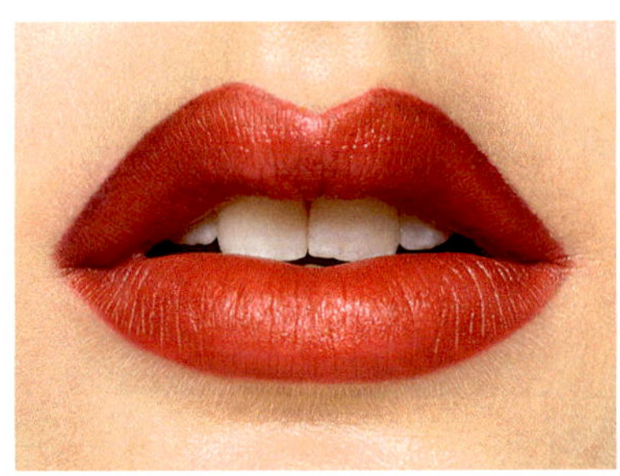

4. **PREENCHIMENTO**
Aplique o batom com um pincel, mas não pinte sobre o contorno. Depois, para a cor durar mais, passe pó nos lábios e reaplique o batom. Para finalizar, defina o contorno com corretivo.

Do batom com extrabrilho ao de efeito mate intenso, estes exemplos demonstram como realçar a boca e ganhar lábios sedutores.

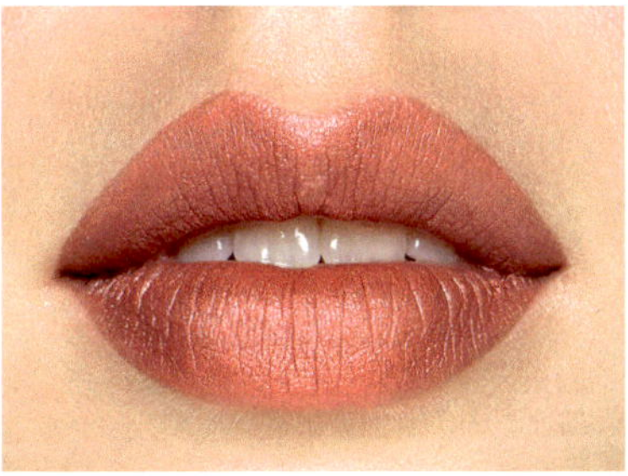

BATOM

O ideal é passar com pincel. Contorne dos cantos da boca ao centro dos lábios e preencha.

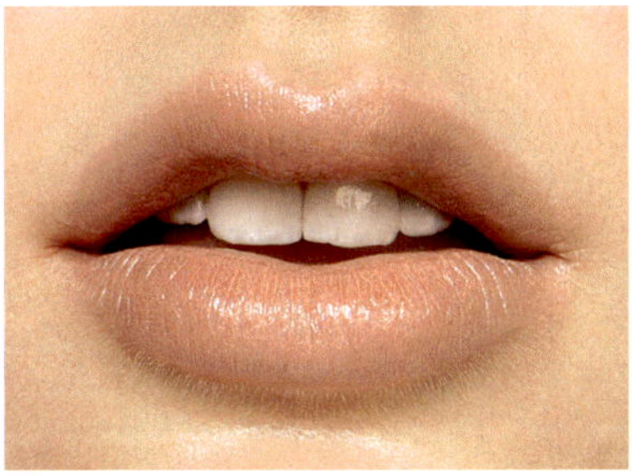

QUASE INVISÍVEL

O nude é a melhor cor para um visual natural. Não use pincel, apenas aplique o batom diretamente nos lábios, sempre dos cantos para o centro.

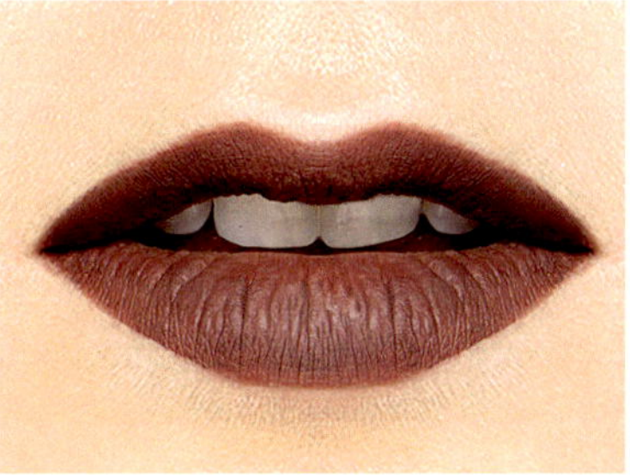

LÁPIS PARA LÁBIOS

Preencha os lábios e retire o excesso; aplique pó e pinte-os de novo. Essa técnica garante um efeito mate duradouro.

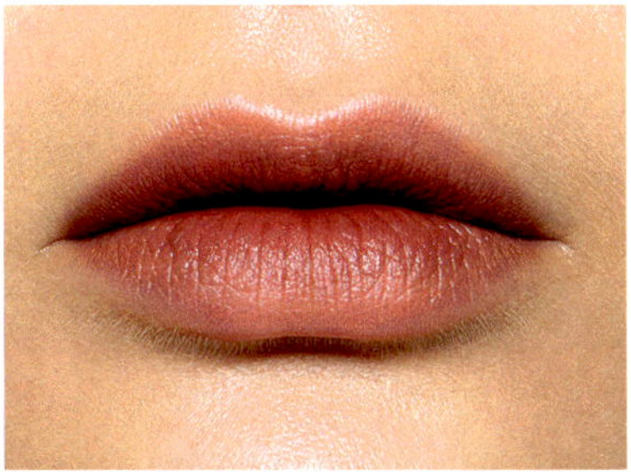

TOQUES DE COR

Você consegue um visual discreto aplicando o batom parcialmente. Primeiro, use um pouco de protetor labial. Dê batidinhas com o dedo no batom, feche os lábios e aplique apenas na área central.

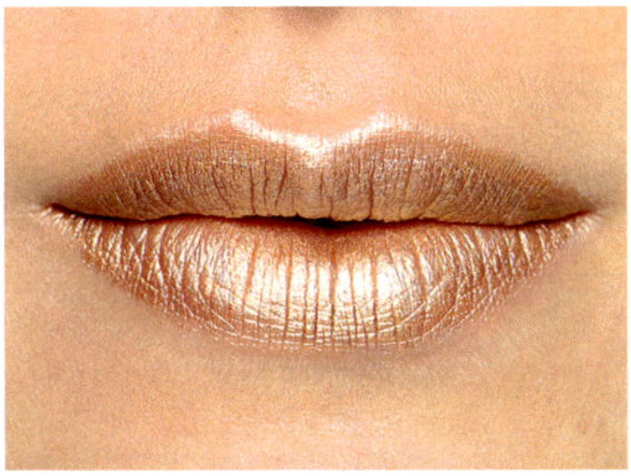

SOMBRA

Cubra os lábios com sombra cremosa dourada. Depois reforce a cor na área central dando batidinhas com o dedo coberto por um pouco mais do produto.

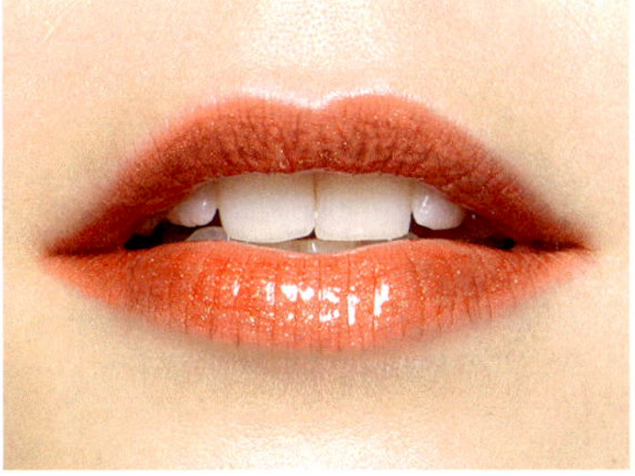

GLOSS

Esse produto faz os lábios parecerem mais cheios. Aplica-se como batom – dos cantos ao centro.

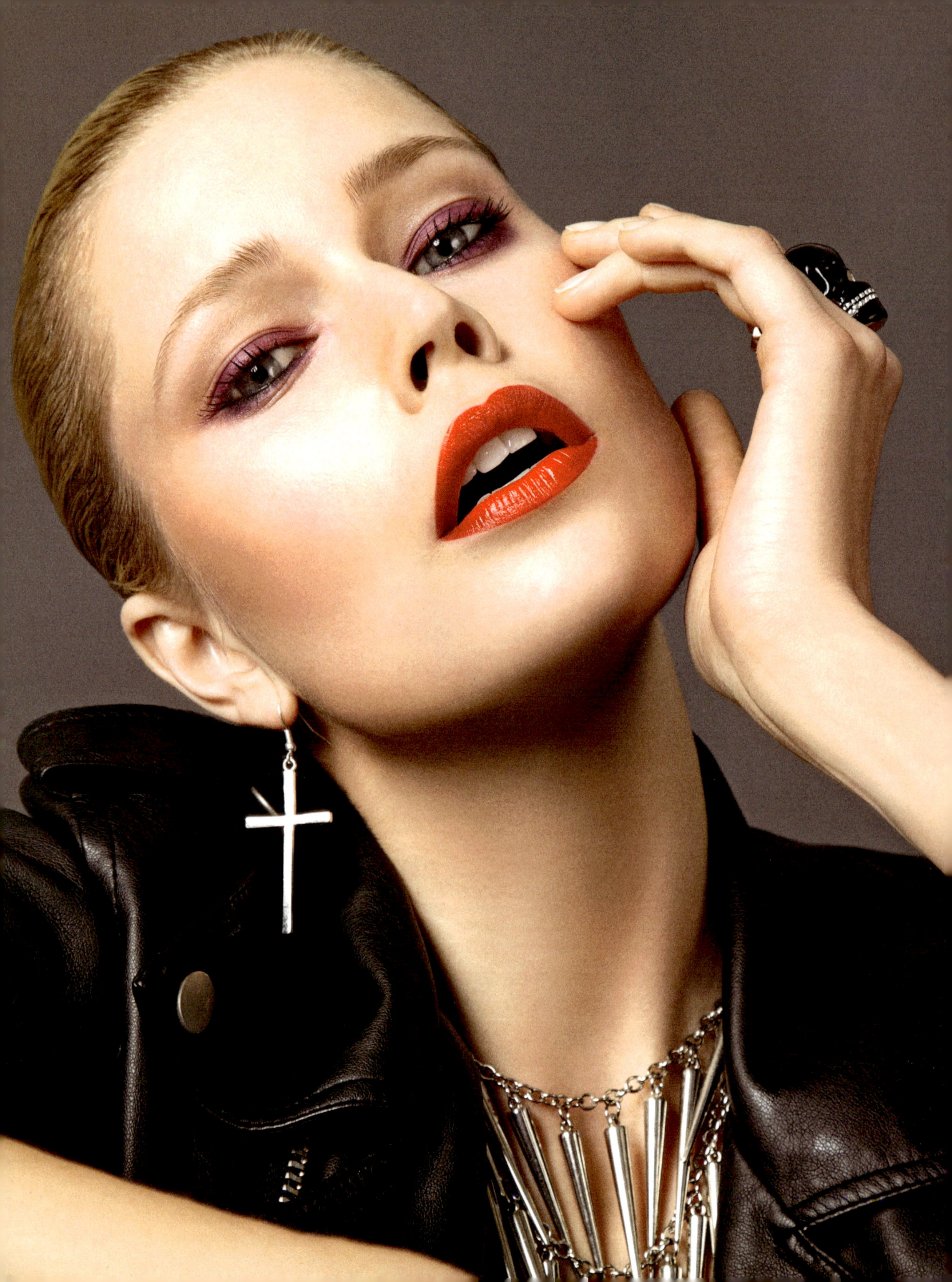

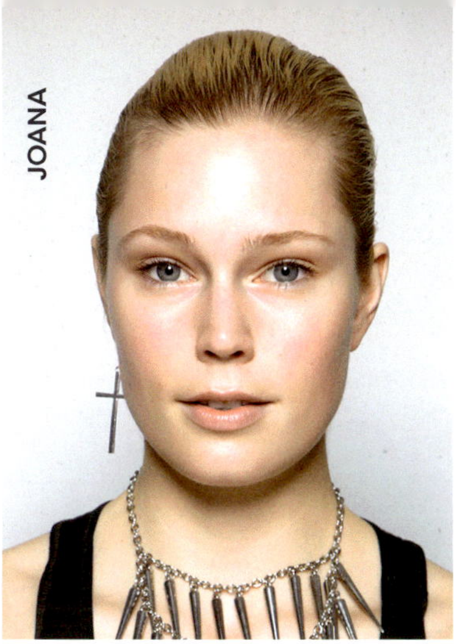

ROQUEIRA CHIQUE /36

ACESSÓRIOS:

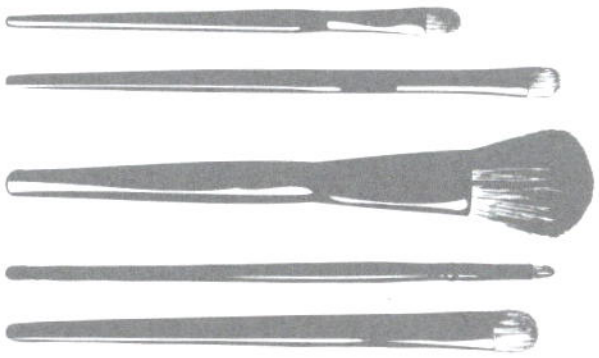

Existe um tom de vermelho perfeito para cada mulher. Como encontrar o seu? É só experimentar!

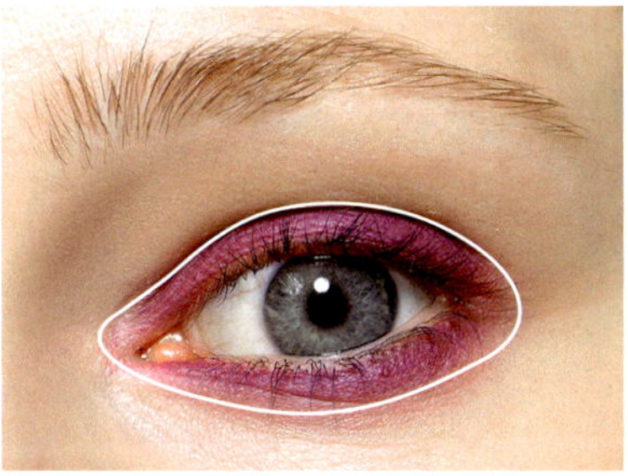

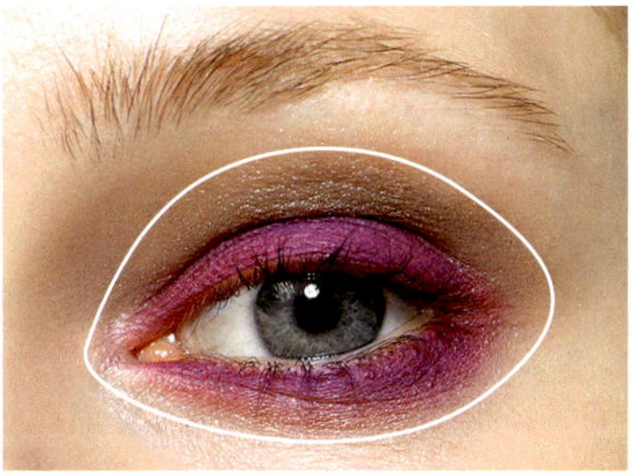

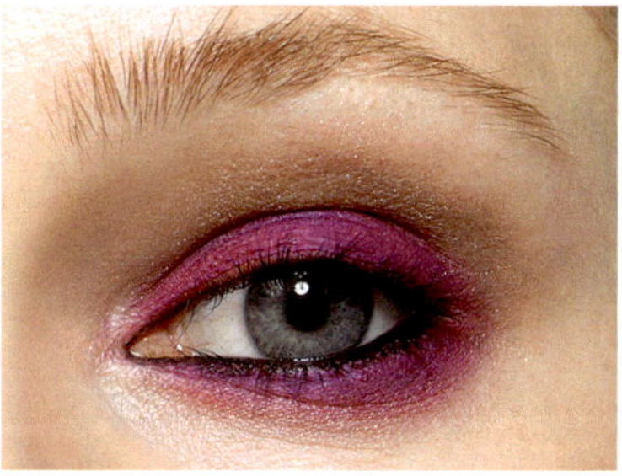

1. COR DE BASE

Contorne os olhos de maneira uniforme com um tom rosa intenso usando um pincel pequeno e arredondado.

2. SEGUNDA SOMBRA

Aplique um tom marrom claro no centro das pálpebras com um pincel grande. Ele deve se fundir com o rosa intenso.

3. LÁPIS

Para dar mais profundidade ao olhar, aplique lápis preto sobre toda a linha-d'água.

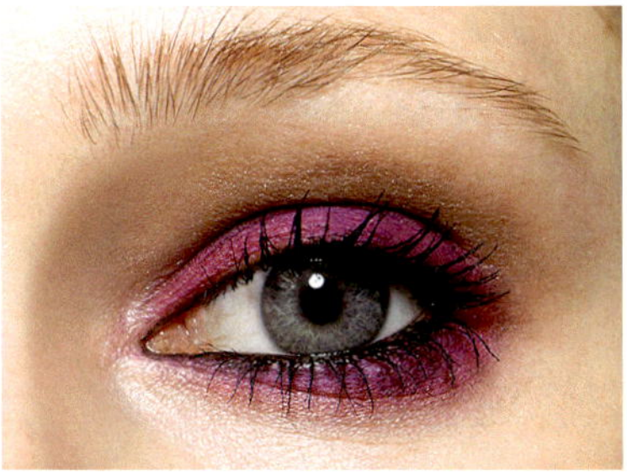

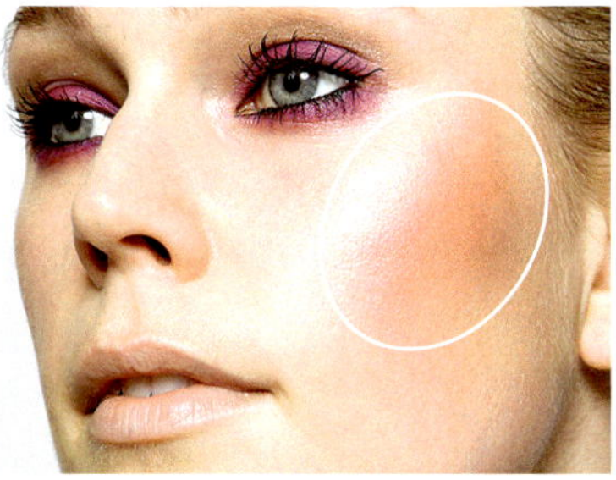

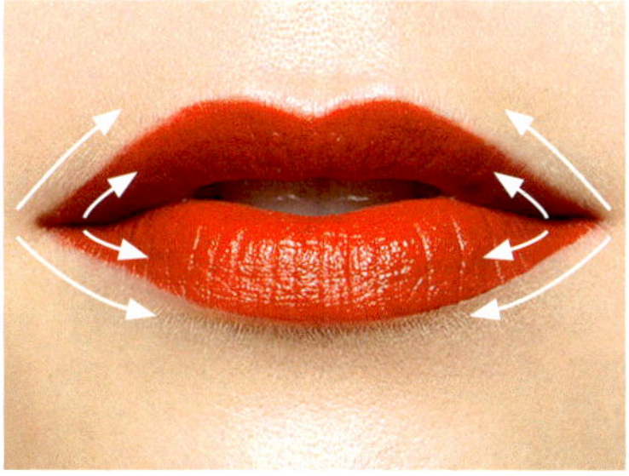

4. MÁSCARA

Esse visual requer cílios bem pretos. Aplique várias camadas ao longo dos fi os e depois passe nas pontas.

5. BLUSH

Passe em toda a maçã do rosto e esfume suavemente para cima e para baixo. Você deve ficar apenas com um leve toque de cor.

6. VERMELHO CLÁSSICO

A precisão é essencial nesse visual. Use um pincel chanfrado pequeno para aplicar o batom vermelho. Depois, dê acabamento ao contorno com corretivo.

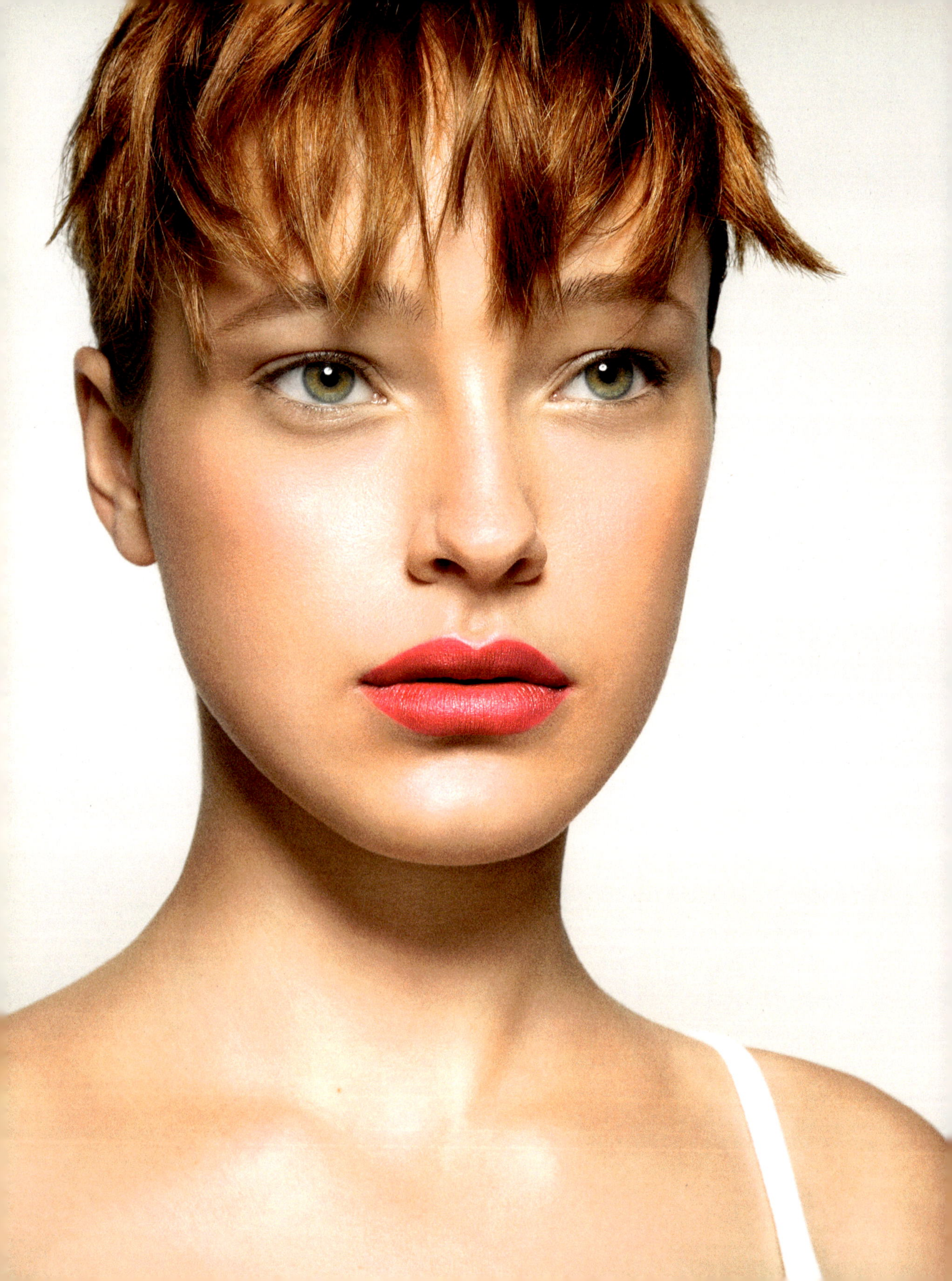

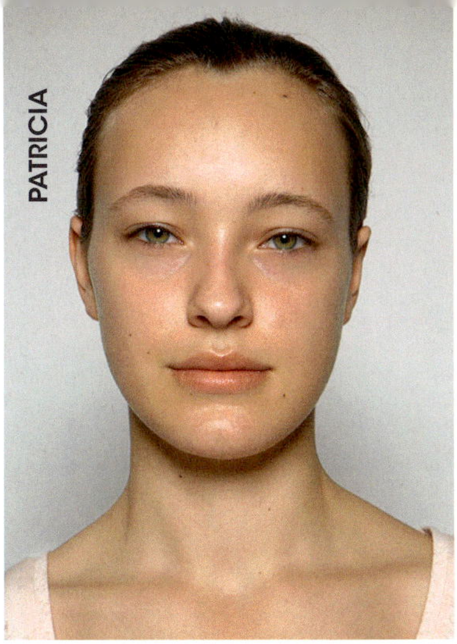

LÁBIOS PINK /37

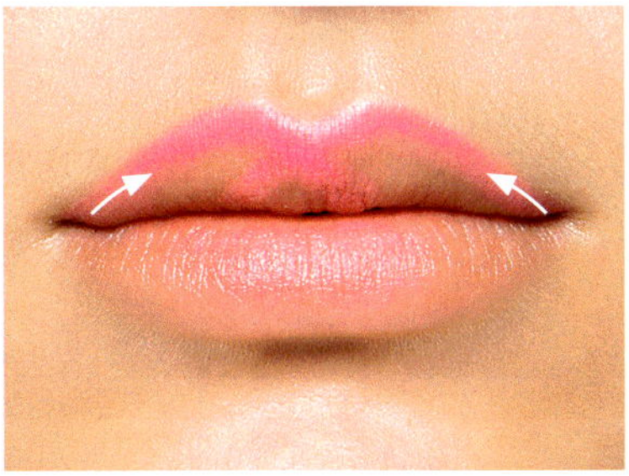

1. **ARCO DO LÁBIO**
A cor do lápis deve ser igual à do batom, ou um pouco mais clara. Aponte-o e desenhe o contorno superior dos cantos ao centro, de um lado e do outro.

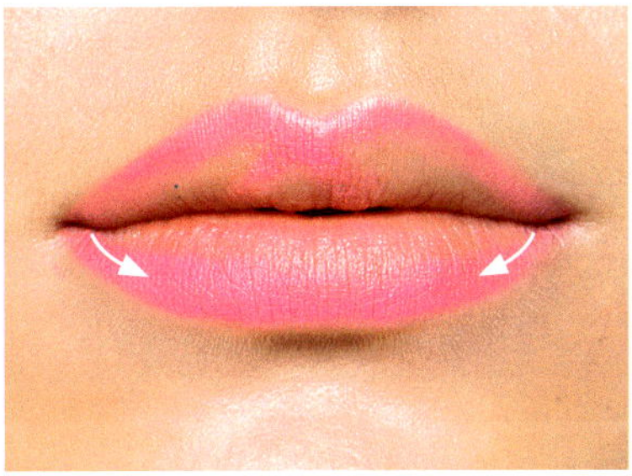

2. **LÁBIO INFERIOR**
Trace a curva do lábio inferior. Nesse caso, é melhor escolher um tom ligeiramente mais claro para o lápis que o do batom.

ACESSÓRIO:

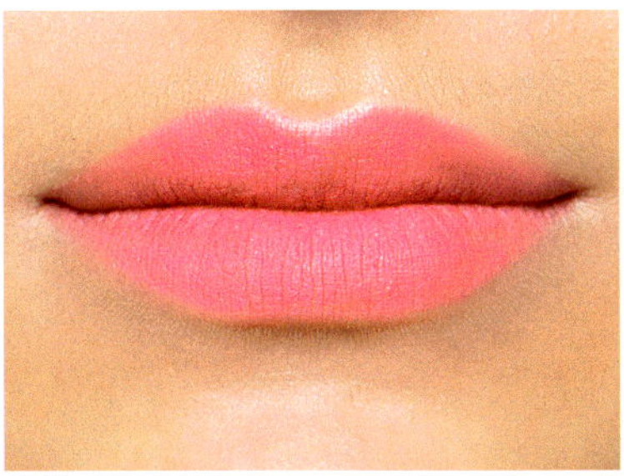

3. **PREENCHIMENTO**
Comprima os lábios e preencha completamente com o lápis, criando a base para o batom.

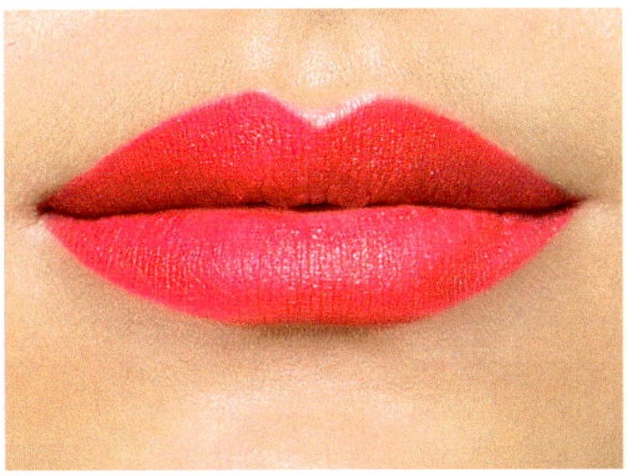

4. **BATOM**
Aplique-o dos cantos para o centro com um pincel. Cuidado para não pintar sobre o contorno.

/DICA: Sua maquiagem diurna pode ser adaptada rapidamente para uma saída noturna com esse visual de batom. O foco recai nos lábios, pois a cor é intensa. Para deixar o contorno mais preciso e definido, acerte as irregularidades com corretivo.

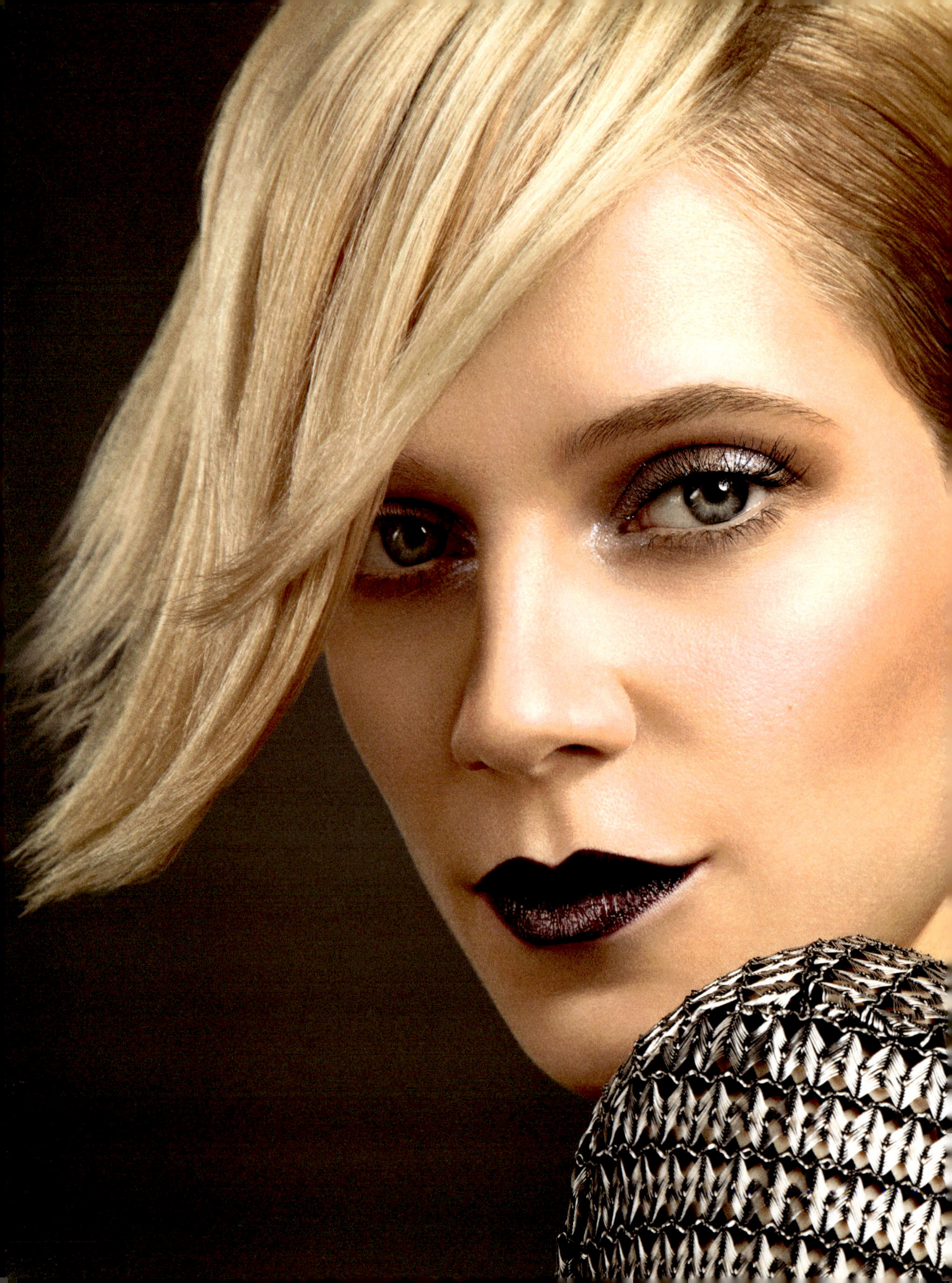

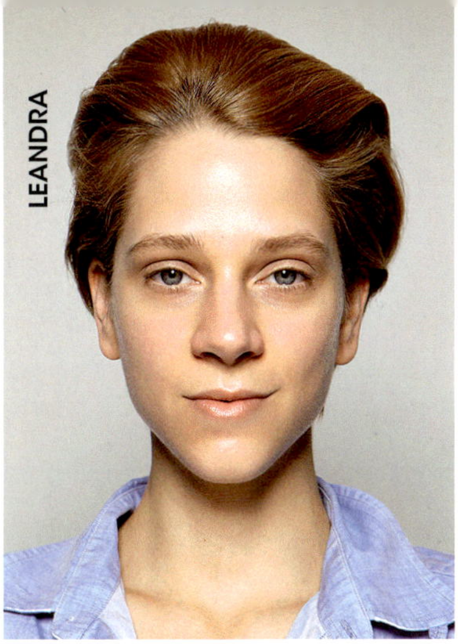

AR DE MISTÉRIO /38

Esse visual com sombra cintilante e lábios escuros é sedutor e fascinante.

/ DICA: É possível espessar os cílios usando tufos postiços individuais. Para um visual mais natural, aplique os mais curtos no canto interno do olho e aumente aos poucos o comprimento deles em direção ao canto externo. O resultado é um olhar mais aberto e cativante. A técnica é especialmente indicada se você tiver olhos encapsulados.

ACESSÓRIOS:

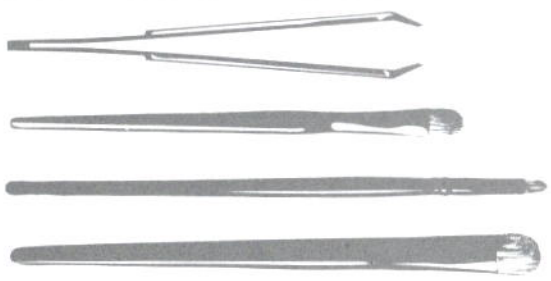

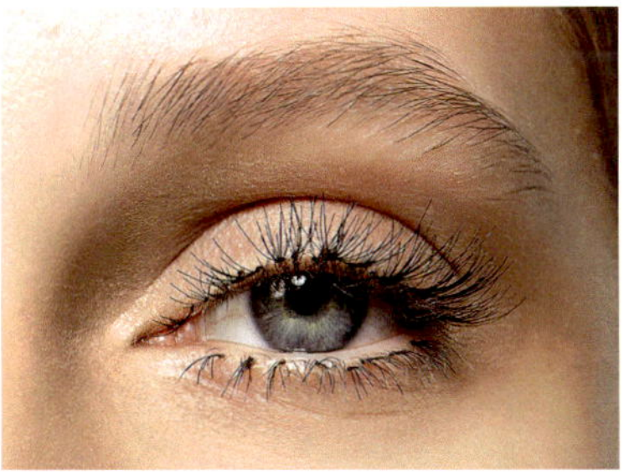

1. **VOLUME**
Os cílios postiços individuais devem ser colados o mais perto possível da raiz dos fios naturais até se conseguir o efeito desejado (mais orientações na p. 82).

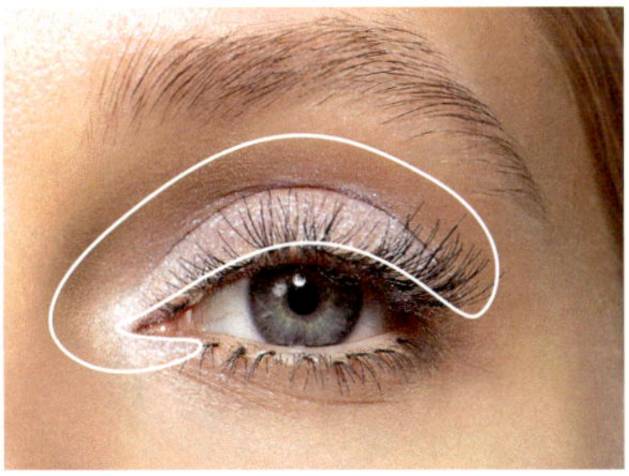

2. **SOMBRA**
Use sombra prateada com glitter. Comece no canto interno do olho e aplique a cor sobre toda a pálpebra móvel.

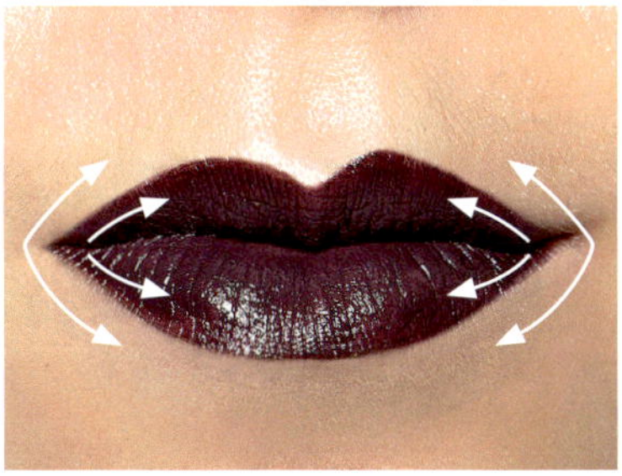

3. **BATOM**
Aplique a cor com cuidado e usando um pincel. Se os lábios estiverem perfeitos, aplique corretivo na forma de um "v" deitado nos cantos da boca, realçando o contorno.

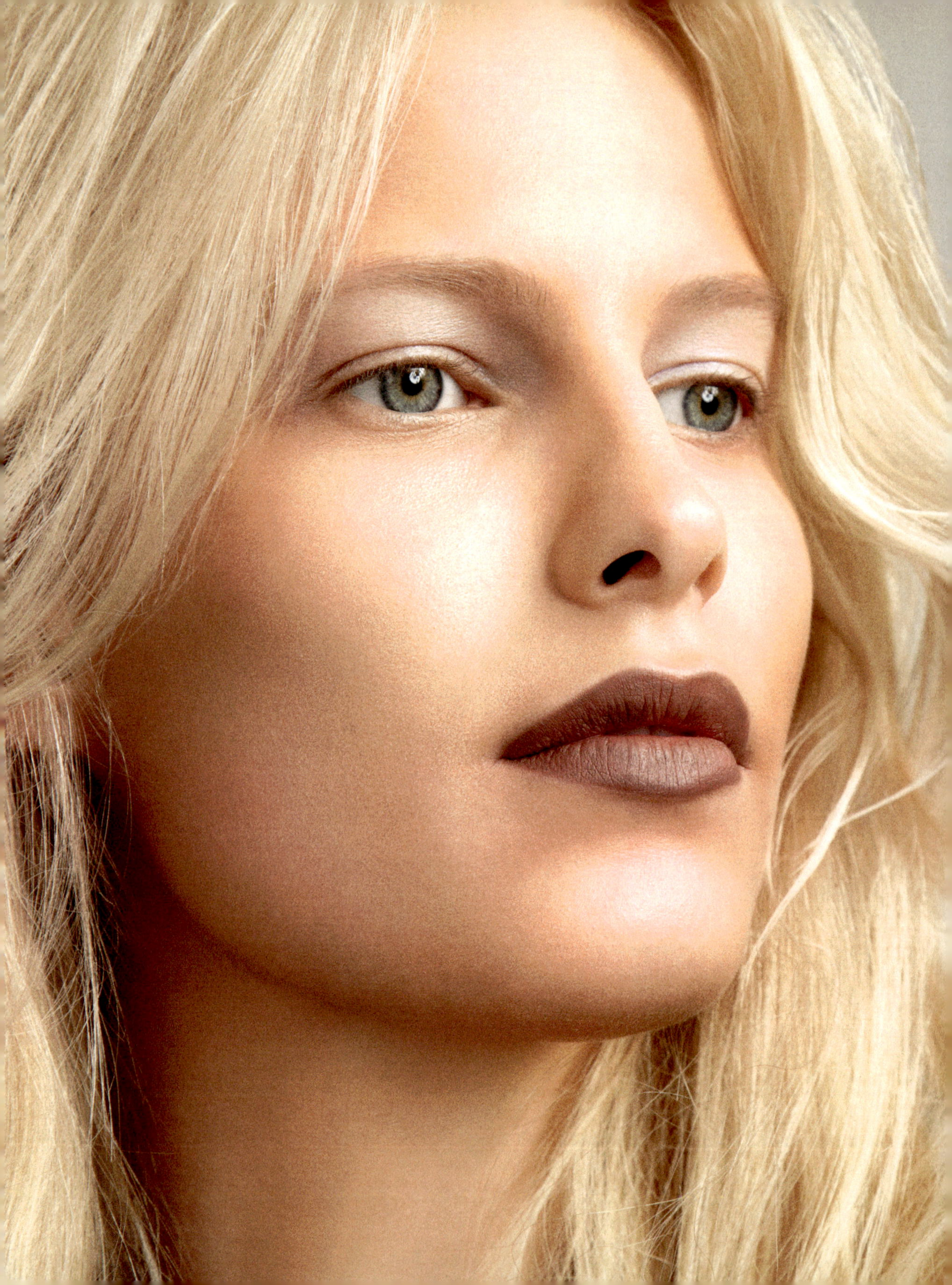

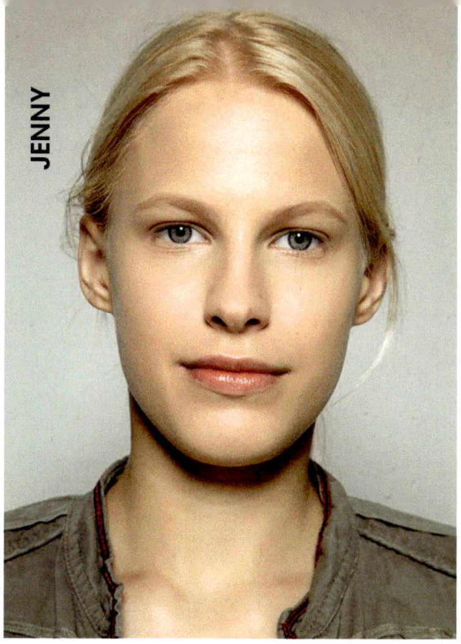

SUAVE E ELEGANTE /39

Essa maquiagem é sempre atual. É mais fácil criar sobrancelhas nude se as suas forem claras.

/DICA: Se não gostar de sobrancelhas acentuadas, mantenha-as discretas e realce os lábios. Suavize os olhos com sombra nude e não use máscara nos cílios.

ACESSÓRIOS:

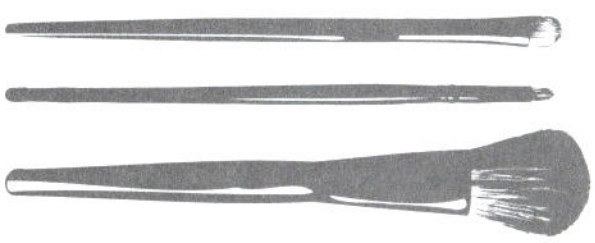

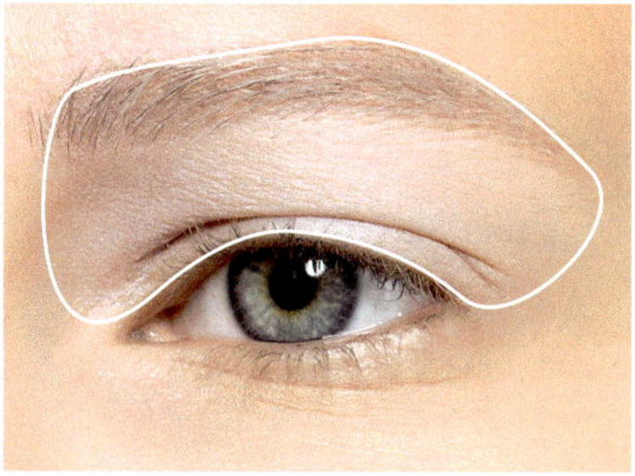

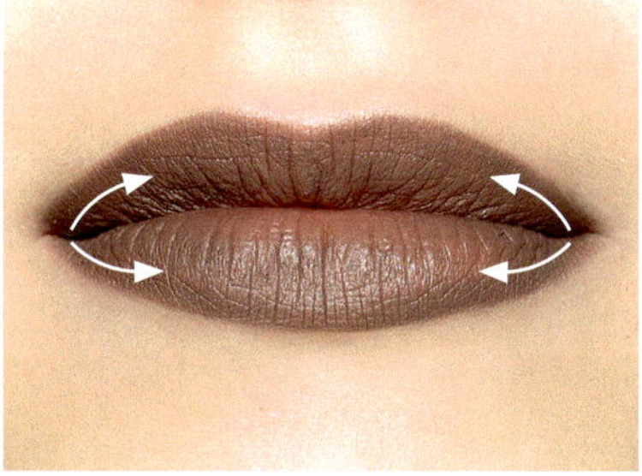

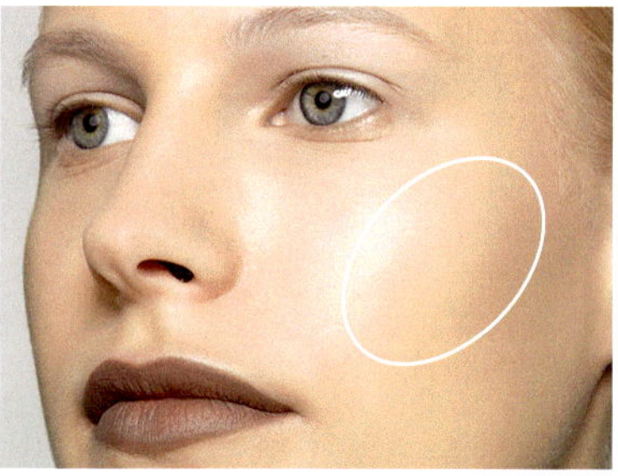

1. SOBRANCELHA

Deixe-a discreta aplicando sombra clara sobre toda a parte móvel da pálpebra e sobre a dobra do olho até o topo da sobrancelha. Esfume.

2. BATOM

Um marrom bem escuro nos lábios combina com um visual cool como esse. Quando usar cores fortes, um contorno bem definido é essencial, por isso aplique com pincel.

3. BLUSH

Para realçar a pele clara e lisa, use aqui a mesma sombra já utilizada nessa função. Comece acima da têmpora e espalhe para baixo, até a maçã do rosto.

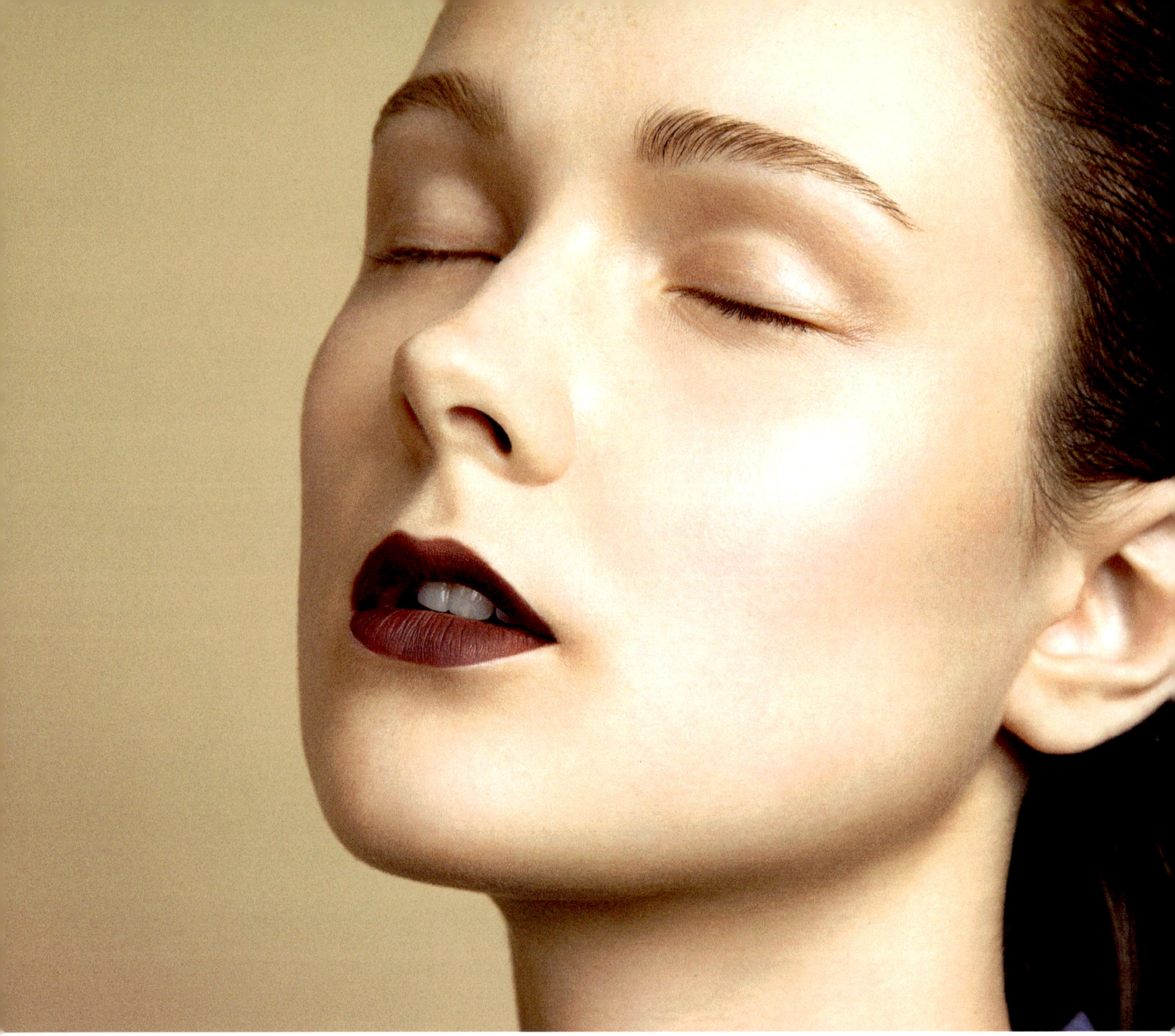

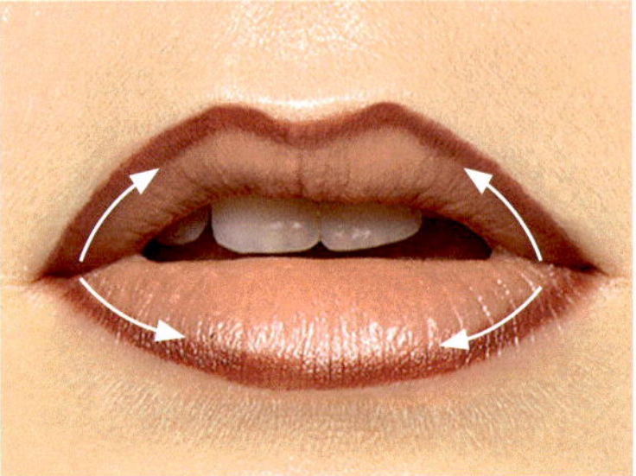

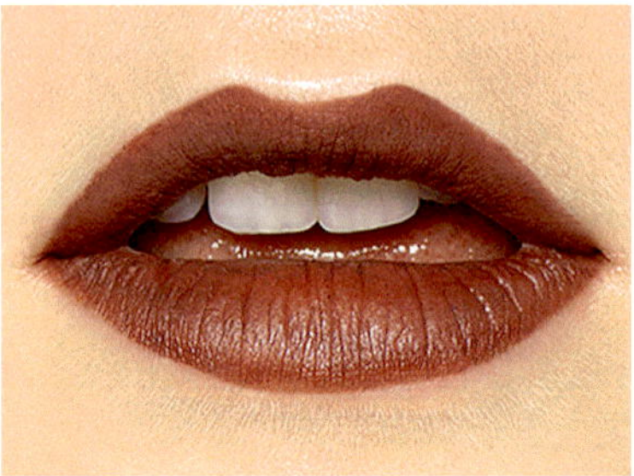

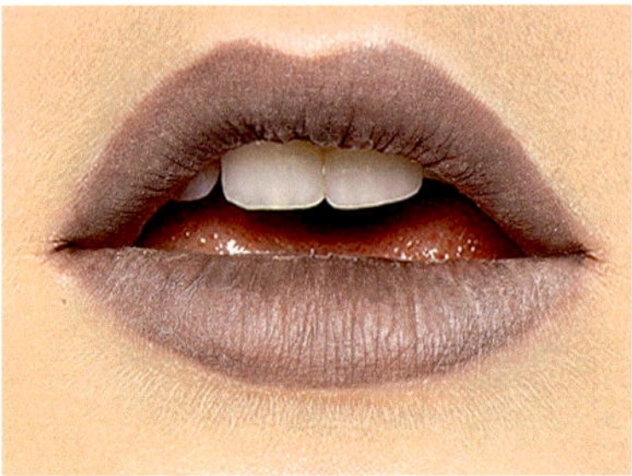

1. **CONTORNO**
Desenhe os lábios com um lápis bem apontado, sempre dos cantos para o centro da boca.

2. **APLICAÇÃO**
Preencha o contorno com o mesmo lápis. Trabalhe com cuidado, para obter uma cobertura uniforme.

3. **PÓ**
Para a cor durar mais, passe pó translúcido nos lábios com pincel ou esponja.

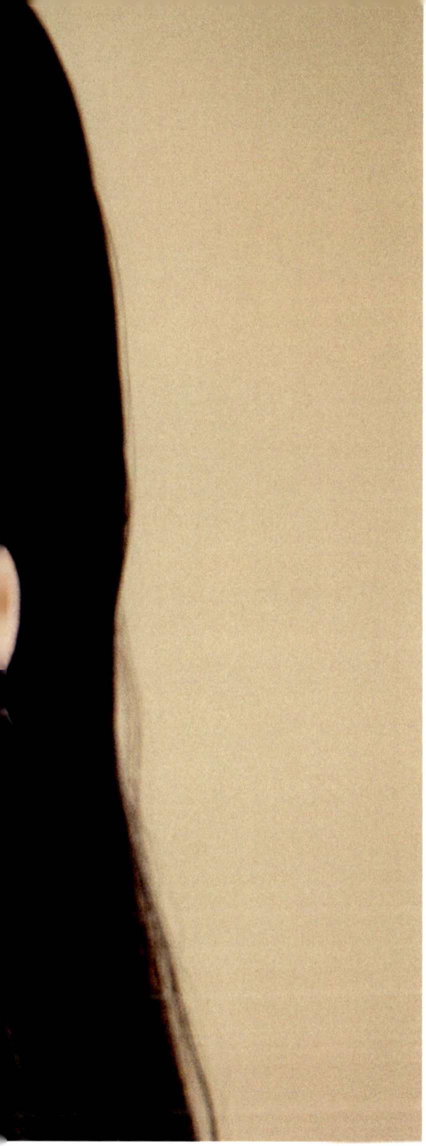

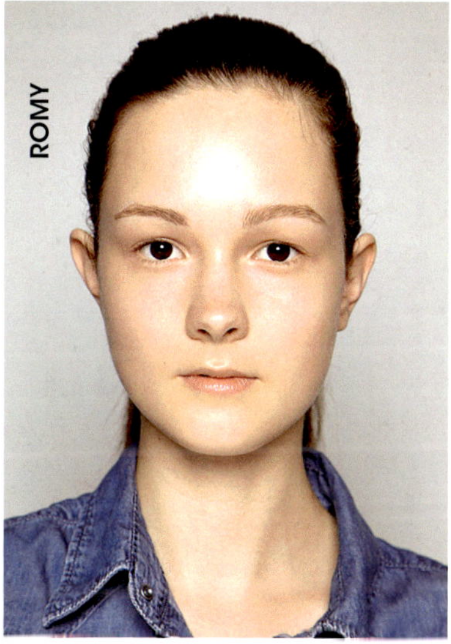

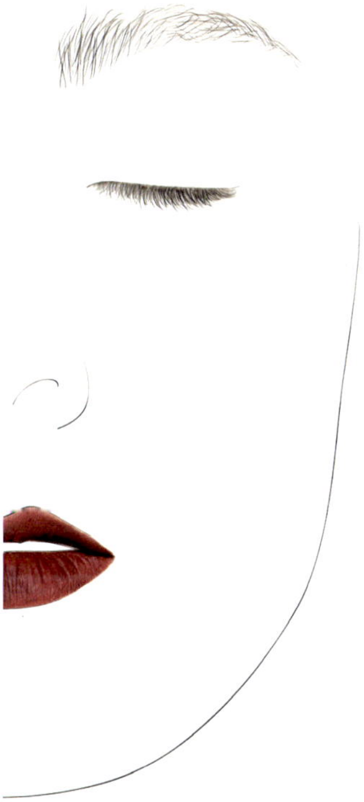

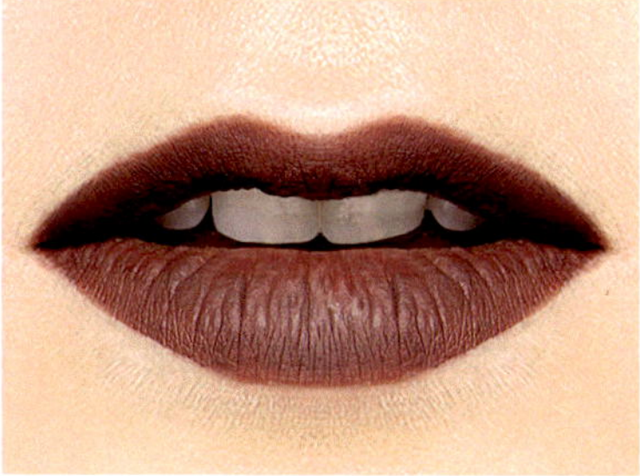

4. **APLICAÇÃO**

Agora aplique o lápis da mesma maneira que no passo 2, criando um efeito mate perfeito para a boca.

/ DICA: Esse visual usa apenas lápis para lábios, dispensando o batom. É essencial que o contorno da boca fique perfeito – afinal, ela atrairá todos os olhares. Verifique se o resultado está simétrico enquanto trabalha e corrija o desenho se necessário.

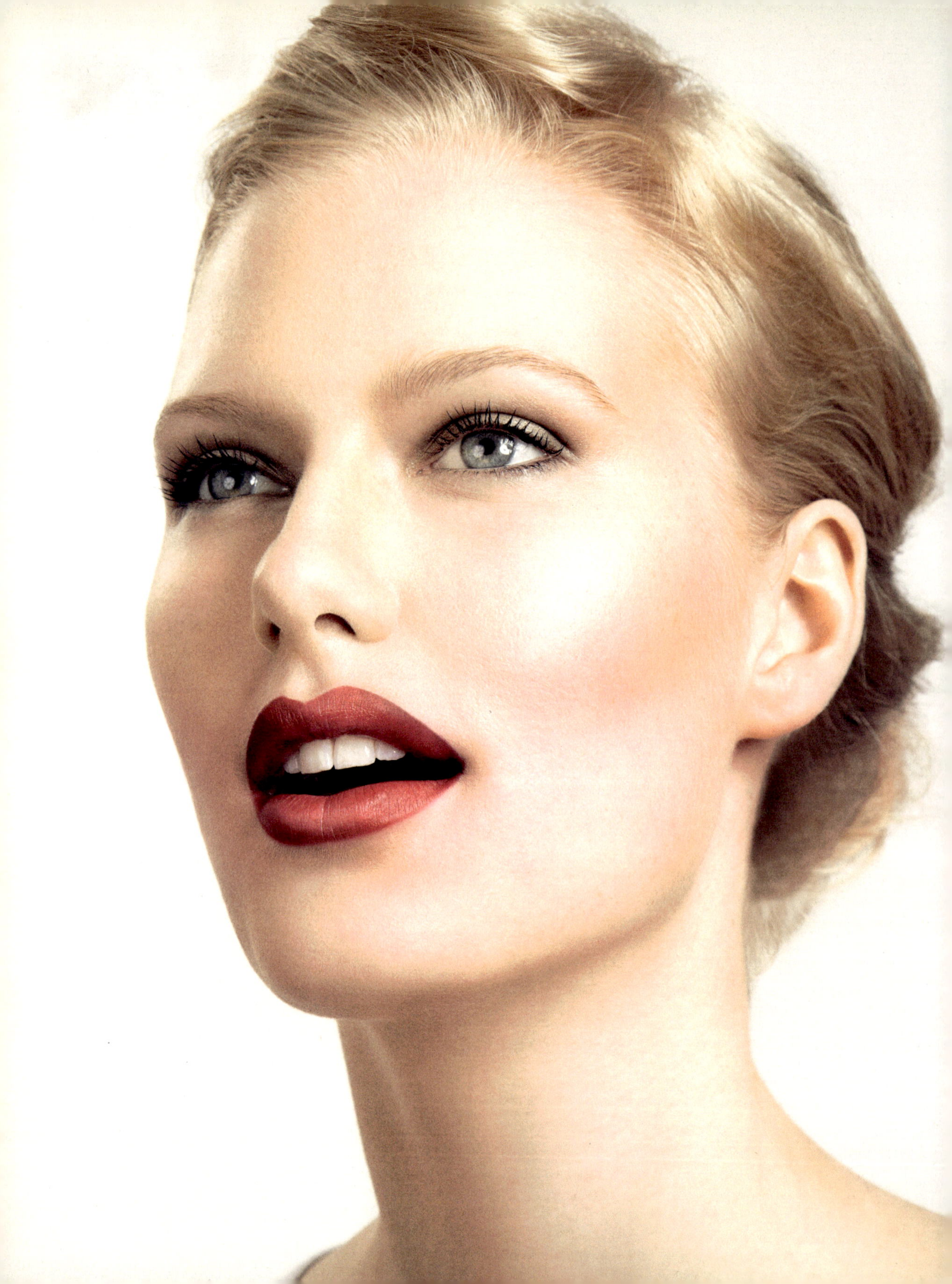

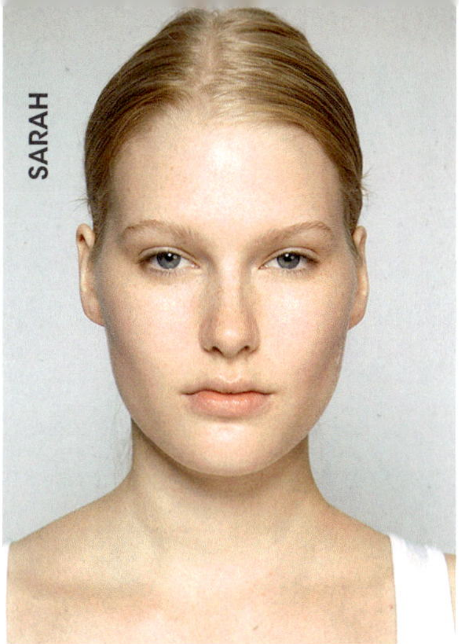

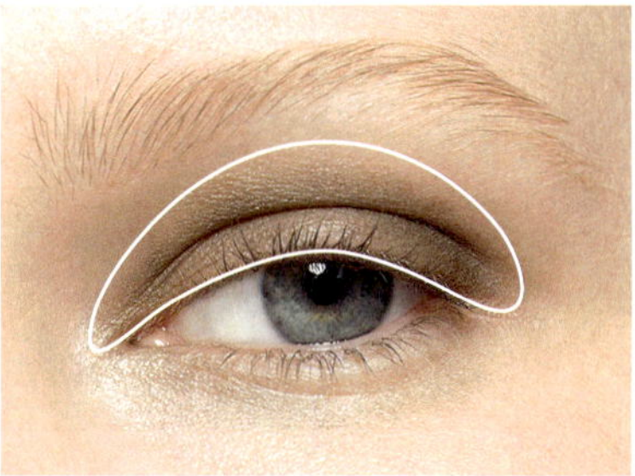

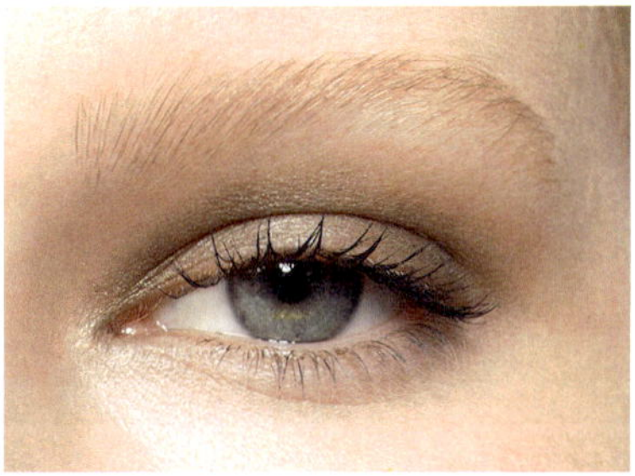

ACESSÓRIOS:

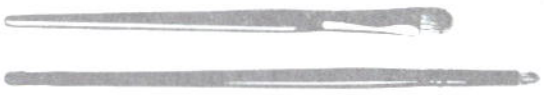

1. **SOMBRA**
Aplique sombra sobre a parte móvel da pálpebra com um pincel arredondado. Espalhe acima da dobra do olho para obter um efeito esfumado abaixo da linha da sobrancelha.

2. **MÁSCARA**
Para obter cílios sensacionais, aplique várias camadas de máscara apenas nos fios superiores.

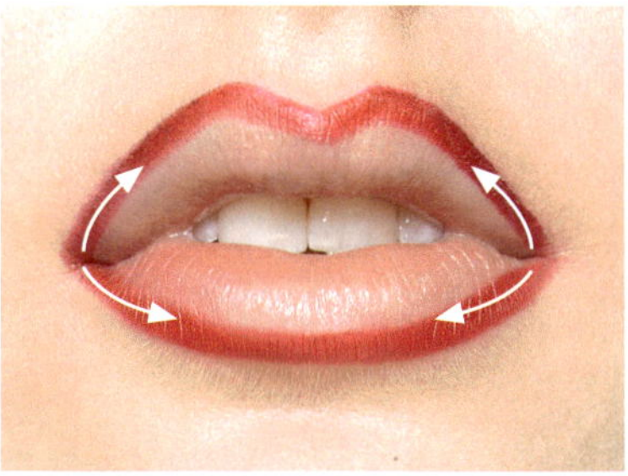

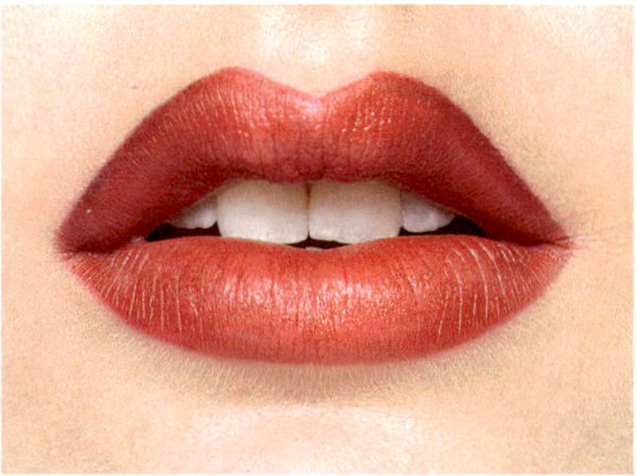

3. **CONTORNO DOS LÁBIOS**
Para desenhar o contorno, apoie a mão no queixo. Segure o lápis para lábios na vertical, paralelo ao corpo, e obterá um traço preciso.

4. **BATOM**
Preencha o contorno com cuidado usando um pincel e siga o traçado com precisão. Retire o excesso, passe pó e reaplique o batom.

/ **DICA:** Com um pouco de prática, ficará fácil desenhar o contorno labial. Não é preciso seguir exatamente a forma natural: use lápis e batom para criar uma boca perfeita para você. Como referência, saiba que o formato ideal tem os lábios superior e inferior quase do mesmo tamanho.

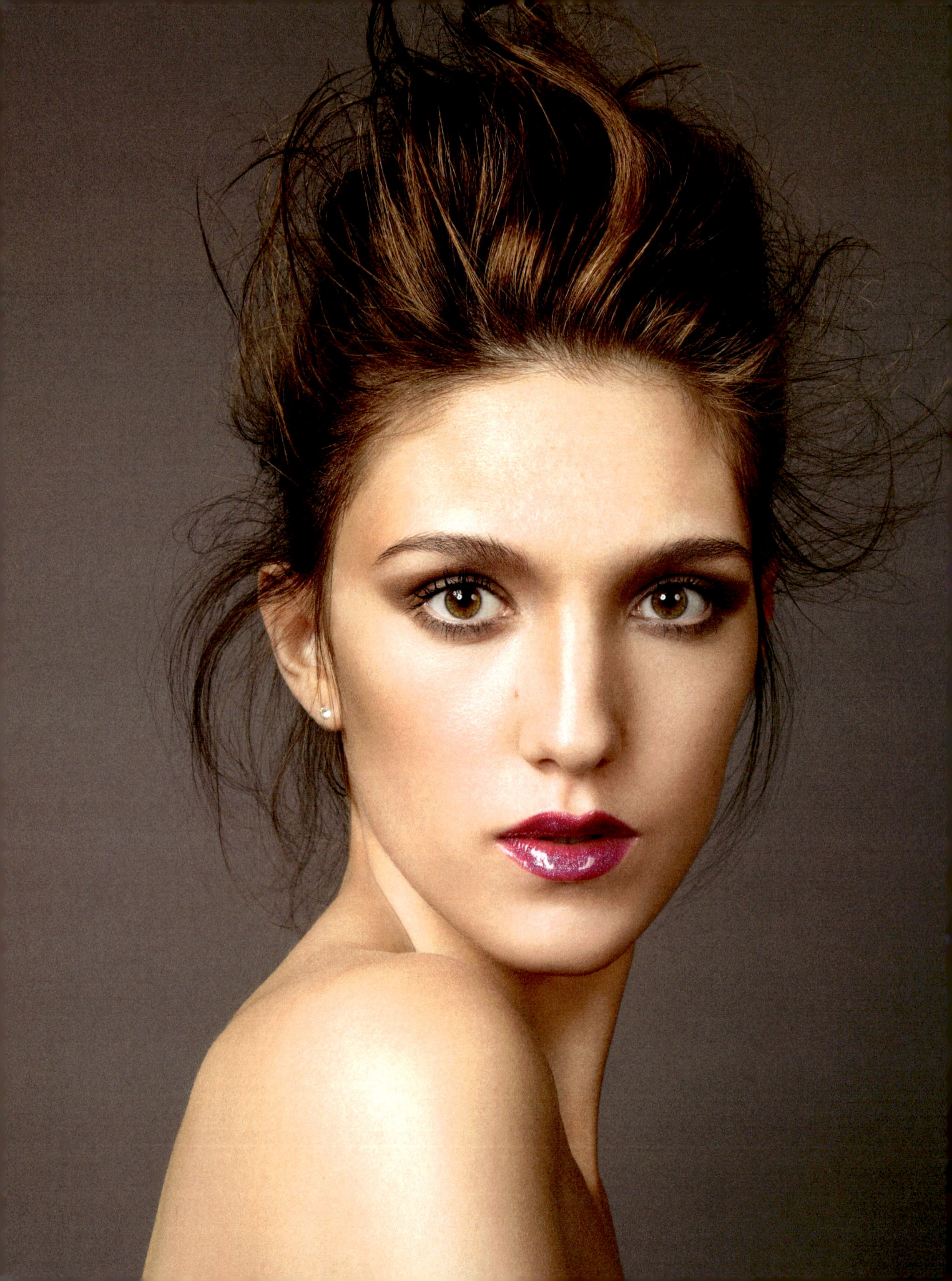

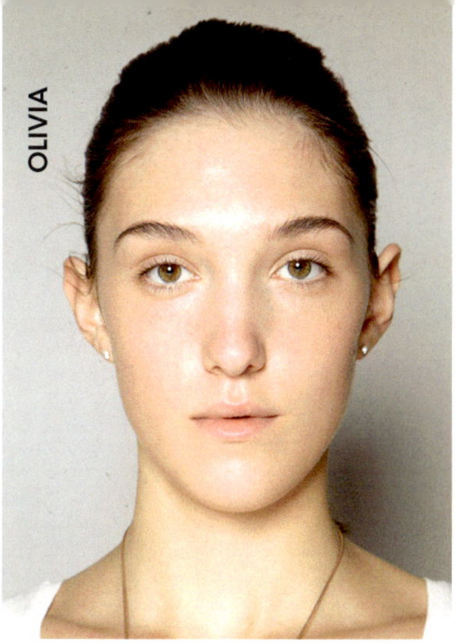

O recurso mais importante para reproduzir esse visual é o corretivo. Quando fizer formas geométricas e linhas retas, use-o para definir o contorno da boca e a área da sombra.

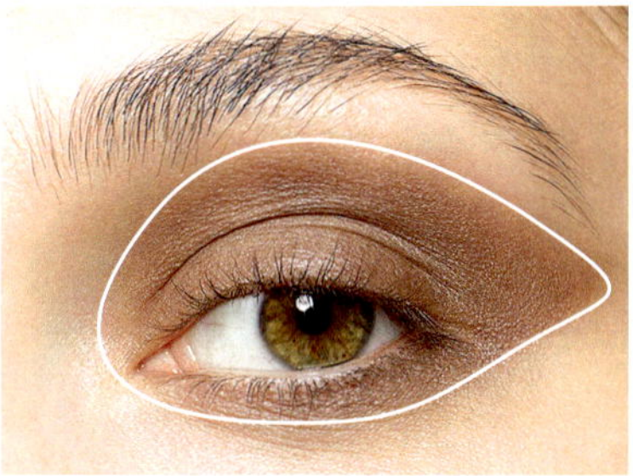

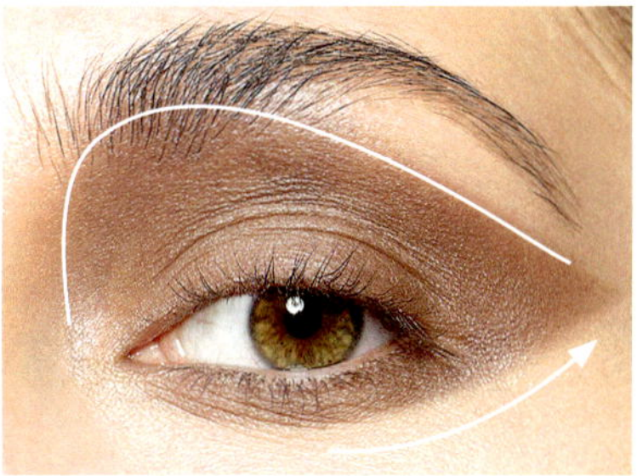

1. SOMBRA

Contorne os olhos com um tom marrom. Prolongue a cobertura além do canto externo do olho e finalize em ponta.

2. DEFINIÇÃO

Aplique a sombra até a linha da sobrancelha, no canto interno do olho. Coloque um pouco de corretivo em um pincel e use-o para definir o contorno da cor.

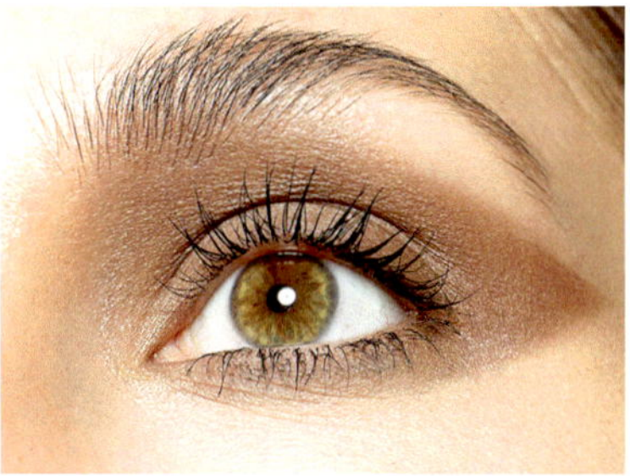

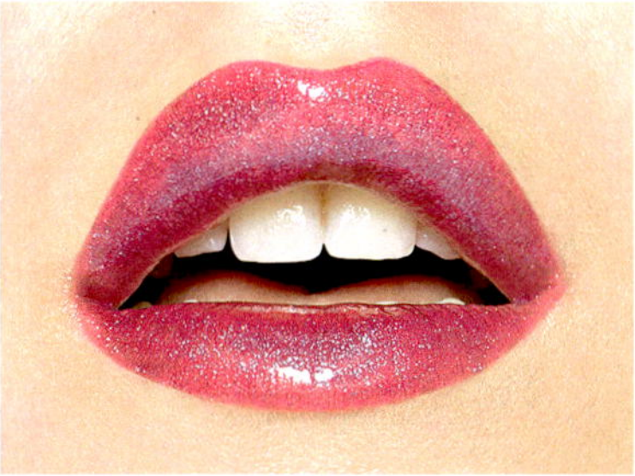

3. MÁSCARA

Use um curvador para moldar os cílios. Depois passe o produto em todos os fios, sem esquecer os do canto interno e externo do olho.

4. BATOM E GLOSS

Aplique um batom rosa vibrante com um pincel e passe gloss transparente por cima. Use corretivo nos cantos da boca para definir bem o contorno.

ACESSÓRIOS:

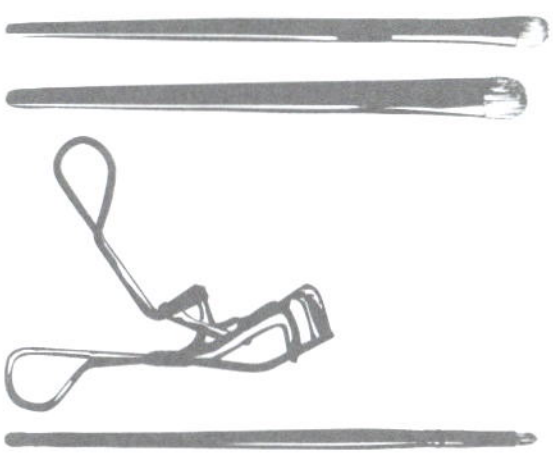

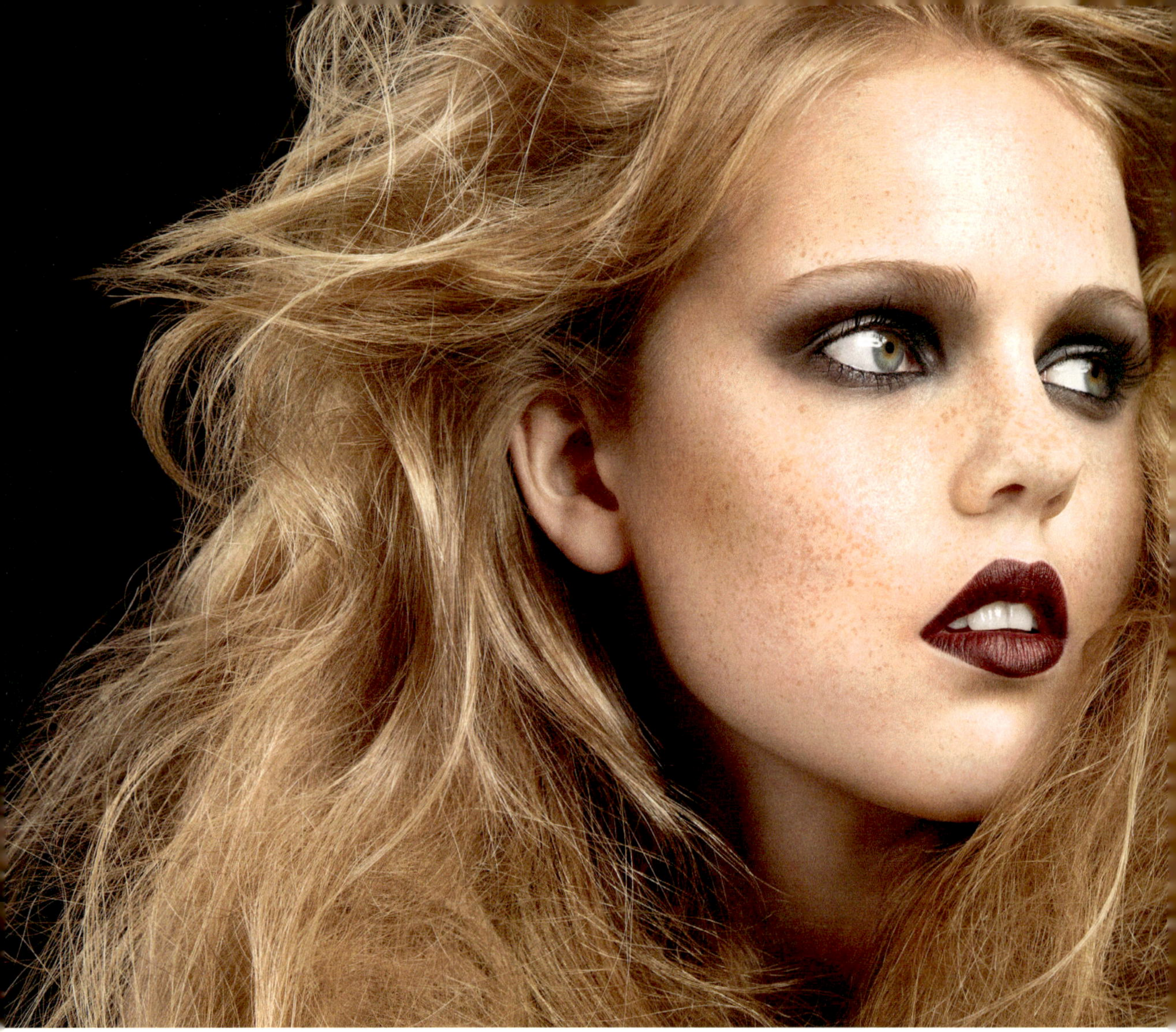

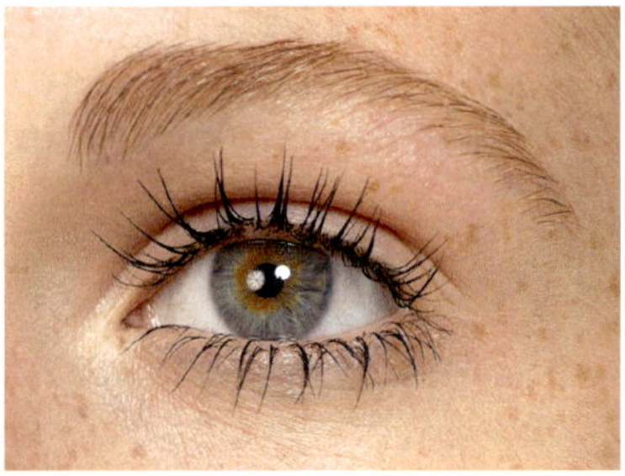

1. CÍLIOS

Use um curvador para moldá-los antes de passar máscara. Aplique várias camadas, primeiro na base dos fios e depois nas pontas.

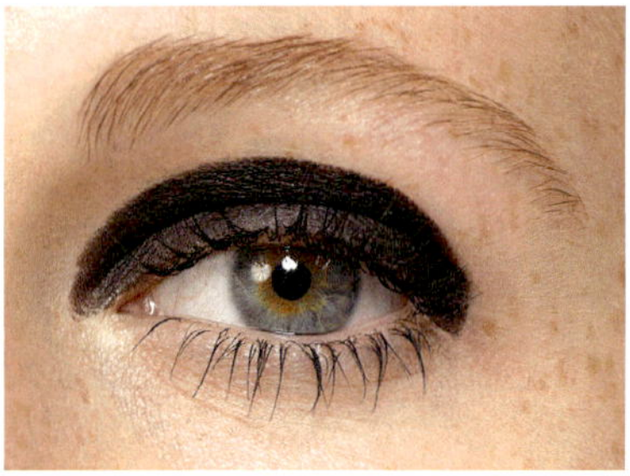

2. LÁPIS PARA OLHOS

Use um preto e macio e aplique sobre toda a parte móvel da pálpebra. O ponto mais alto deve ficar exatamente acima da pupila.

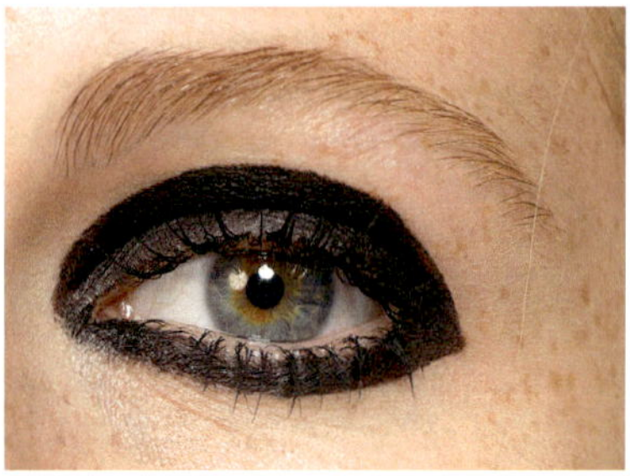

3. CONTORNE

Nos olhos esfumados, é importante que o traçado do lápis dê a volta no olho. Assim, passe também abaixo da linha inferior dos cílios.

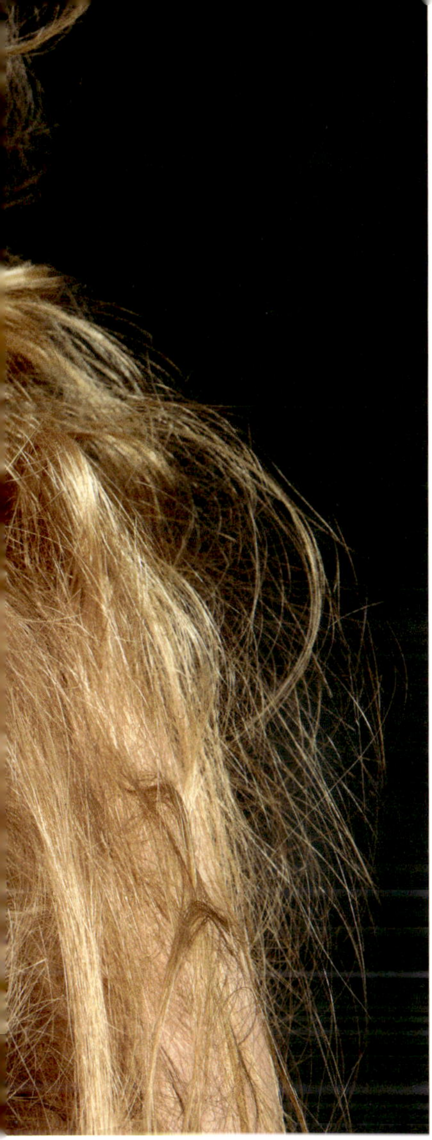

TÉCNICAS BÁSICAS: OLHOS ESFUMADOS

Para criar olhos esfumados, é preciso dominar essa técnica. Siga os seis passos abaixo e ficará fácil reproduzir o visual ao lado.

/ DICA: Olhos esfumados são extremamente sensuais não apenas com o preto clássico, mas também com cores sóbrias como azul-escuro, cinza ou marrom. Não se assuste: os primeiros passos parecem mesmo muito radicais, porque é a intensidade que resulta nesse visual sensacional.

ACESSÓRIOS:

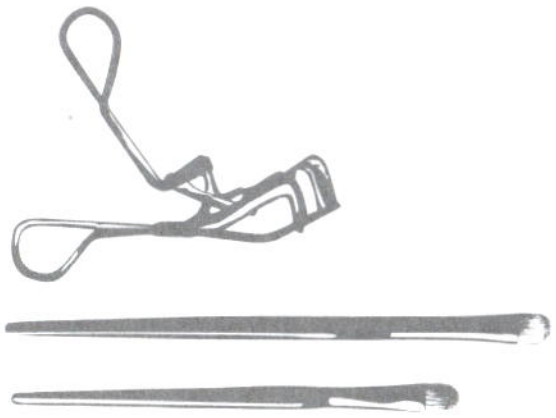

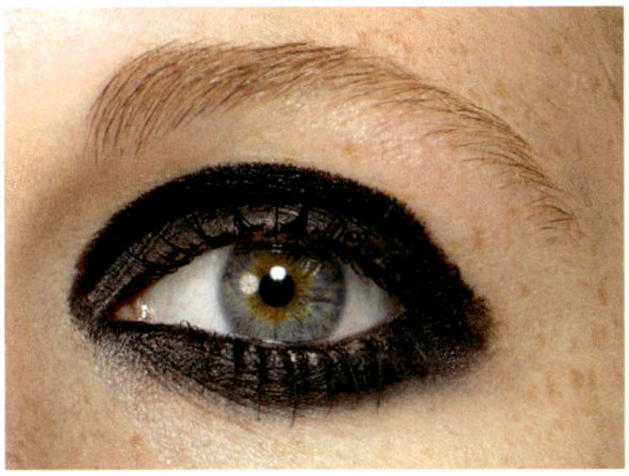

4. **INTENSIFIQUE**
Aplicar o lápis preto na linha-d'água cria um visual radical no olho. Passe também no canto interno, o que torna o branco do olho ainda mais intenso.

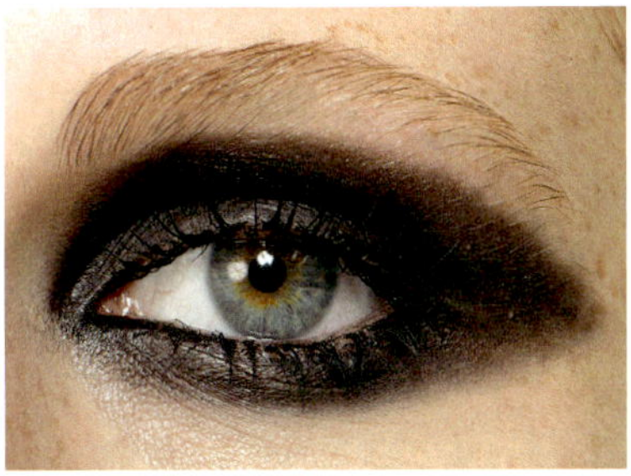

5. **SOMBREIE**
Usando um pincel arredondado, passe uma sombra escura sobre todo o traçado, para fixar o lápis. Depois vá até o canto externo do olho para obter um efeito difuso.

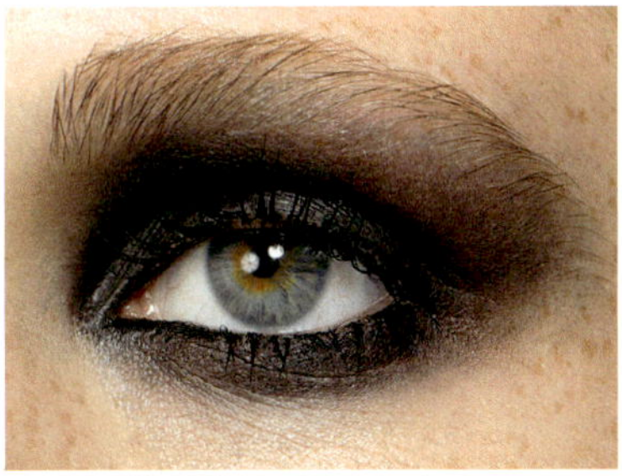

6. **ESFUME**
Limpe o pincel com um lenço umedecido e seque com um lenço de papel. Esfume a sombra até a sobrancelha.

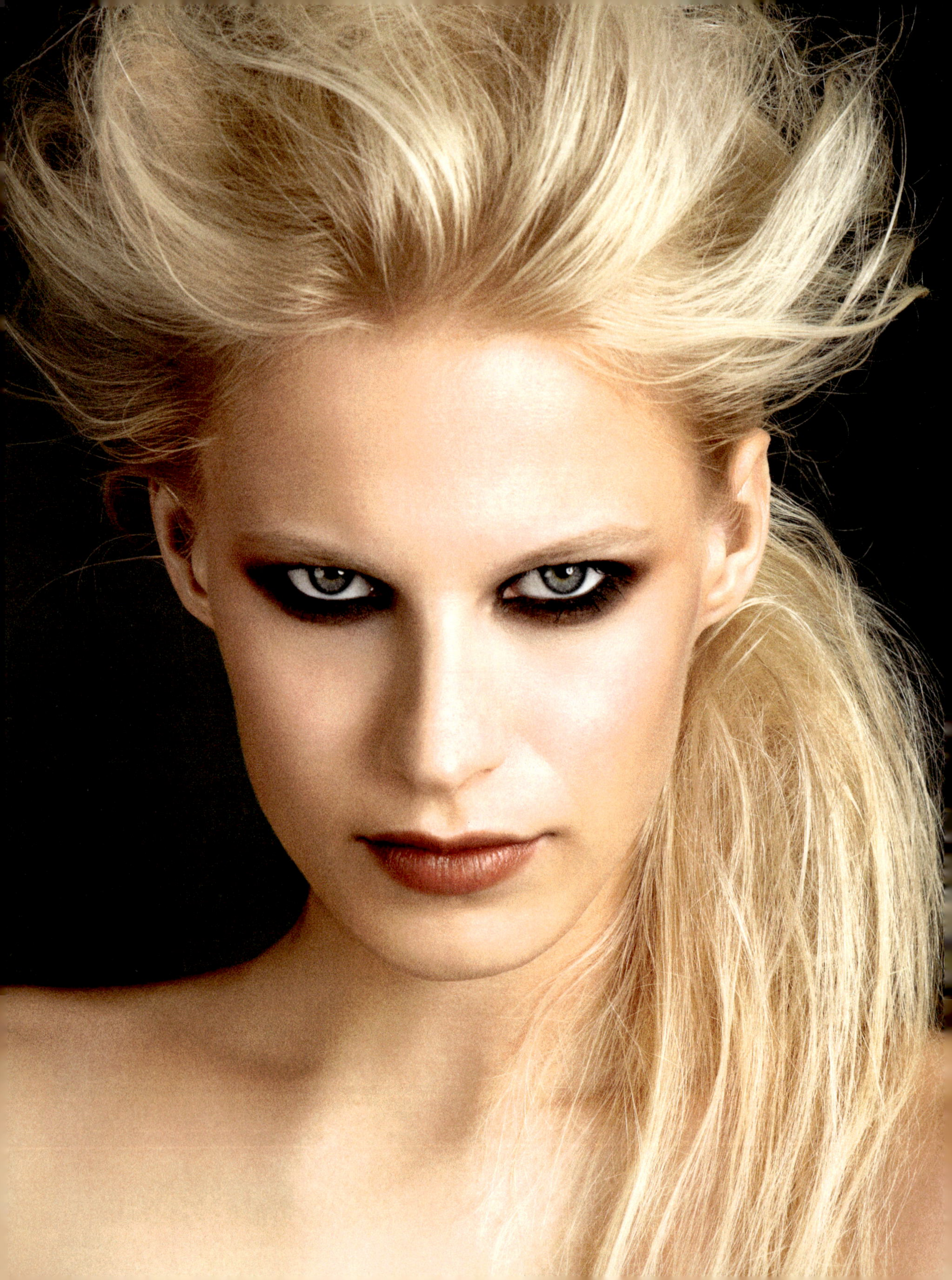

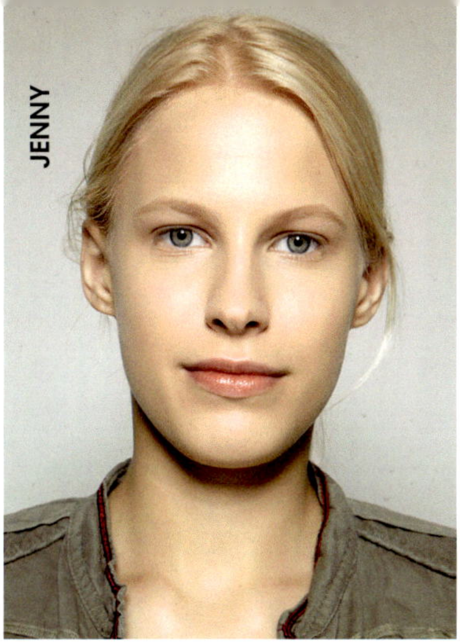

GAROTA DESCOLADA /43

O lápis é a base para os olhos esfumados. Ele deve ser macio e cremoso, ou a técnica não dará certo.

/ DICA: Quando usar cores fortes nos olhos, você pode fazer a maquiagem na ordem inversa. Maquie-os primeiro e então acerte qualquer imperfeição. Quando terminar, aplique corretivo e base no rosto, como de costume.

ACESSÓRIO:

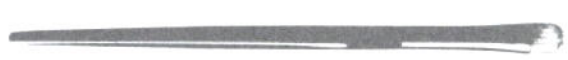

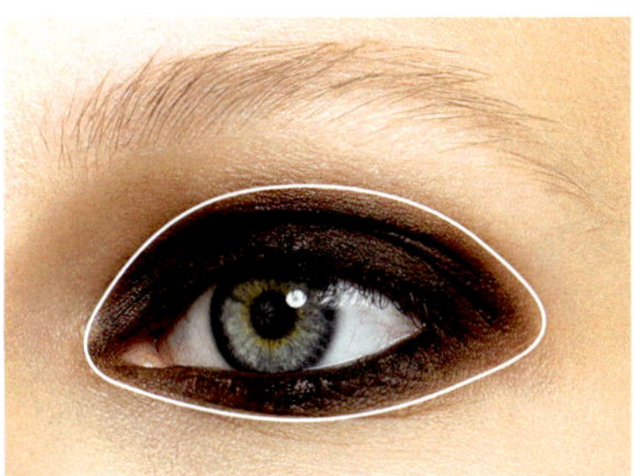

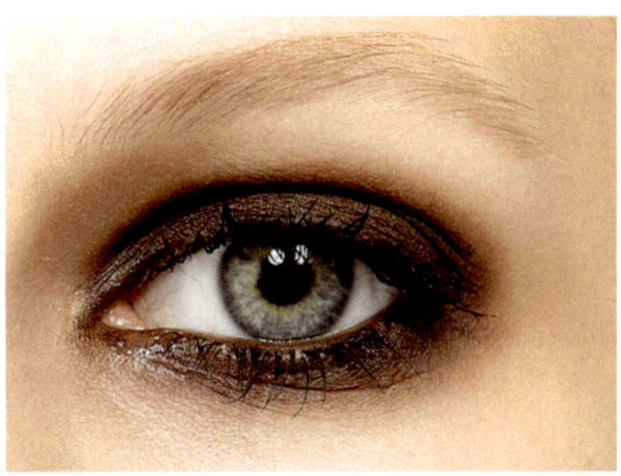

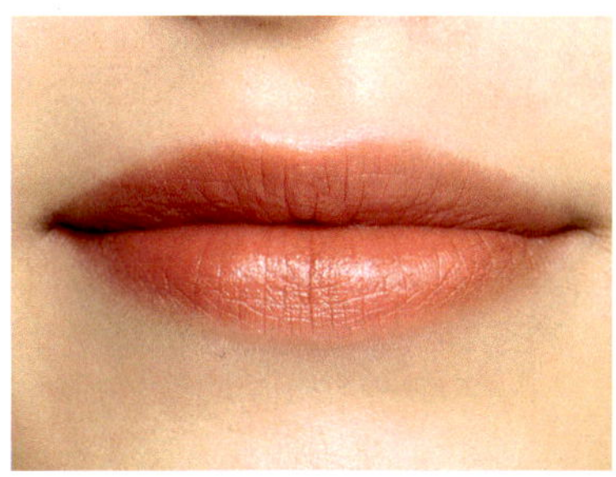

1. LÁPIS E SOMBRA

Contorne todo o olho com lápis preto. Cubra o delineado com sombra chocolate para fixar o traçado e esfume um pouco.

2. MÁSCARA

Comece a aplicação o mais perto possível da base dos cílios. Faça com calma, para evitar que partículas de máscara manchem a sombra.

3. LÁPIS E BATOM

Use lápis nude para traçar a linha dos lábios, deixando-os mais regulares. Com o dedo, passe um batom de consistência macia e acabamento mate, dando batidinhas.

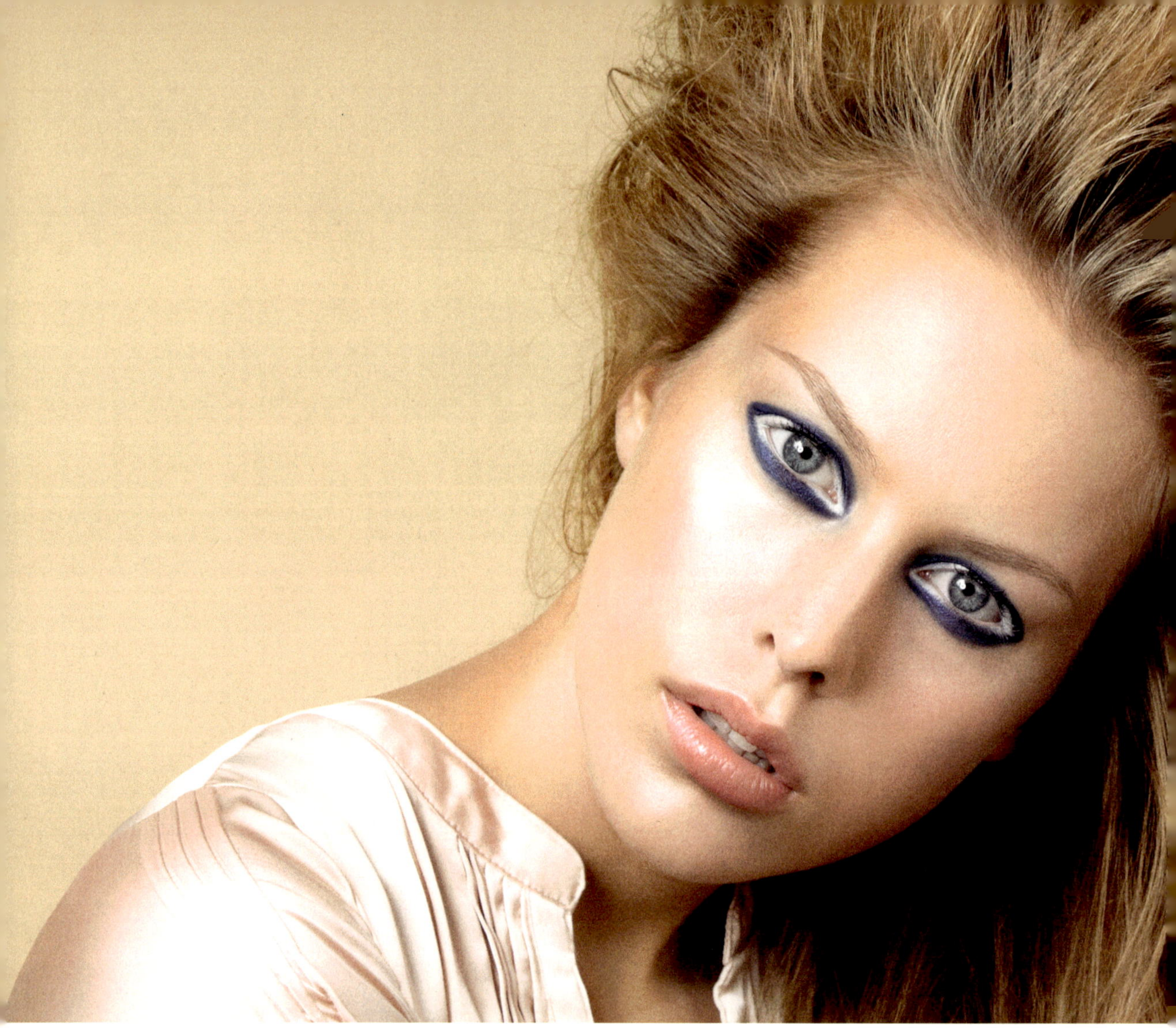

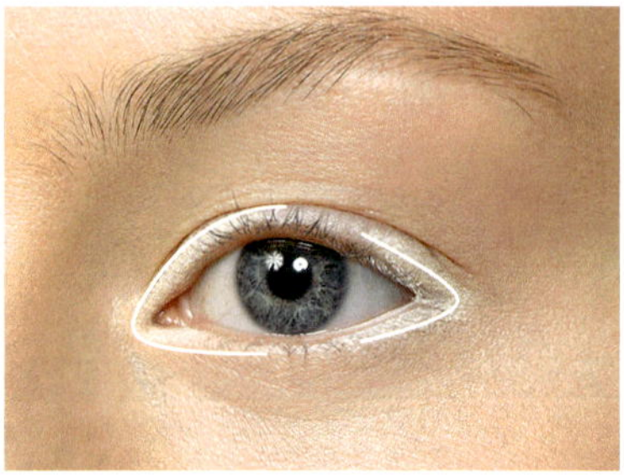

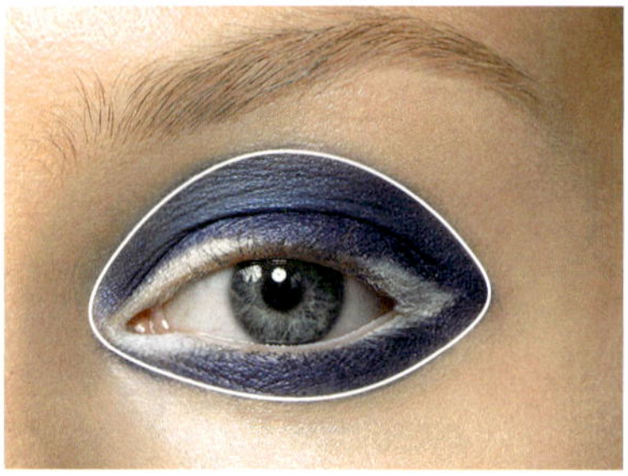

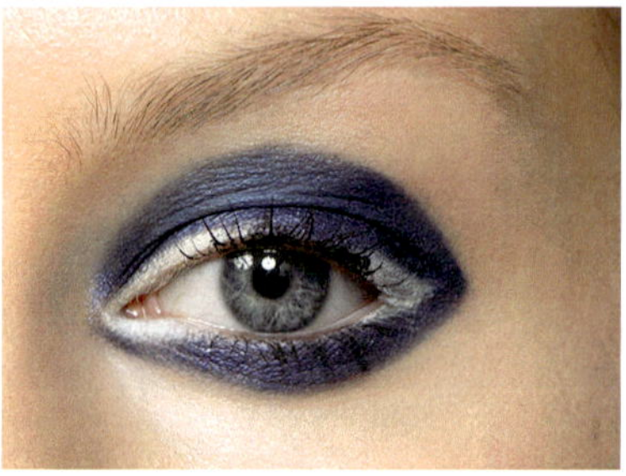

1. LÁPIS BRANCO

Aplique nos cantos interno e externo do olho, no formato de "v". Não deixe que os dois traços se encontrem nem acima nem abaixo da pupila.

2. SOMBRA

Com um pincel pequeno, contorne o olho com um tom azul. Tome cuidado para não cobrir o elineado branco. Limpe as bordas com uma haste flexível com ponta de algodão.

3. MÁSCARA

Curve os cílios e aplique camadas espessas nos fios superiores e inferiores, mas só na largura da pupila. Isole a pálpebra com uma colher de chá, para evitar o contato da máscara com a sombra.

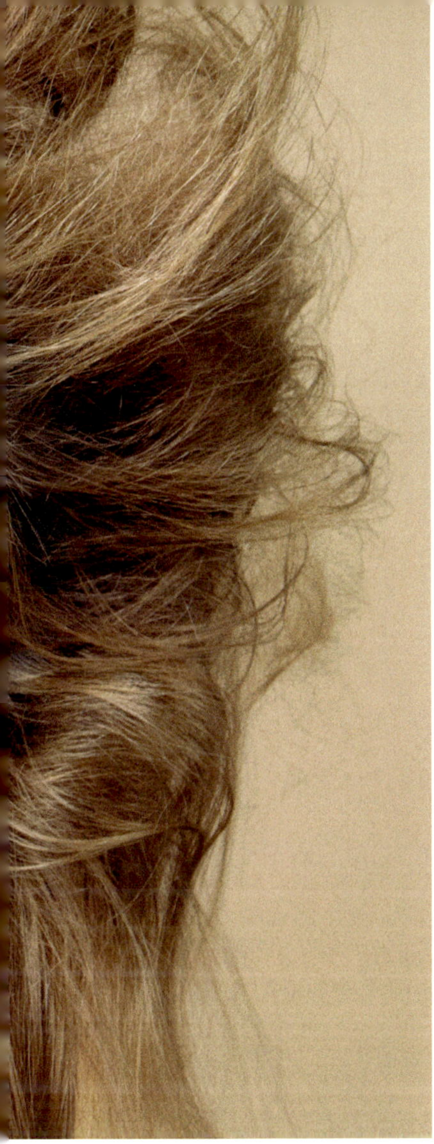

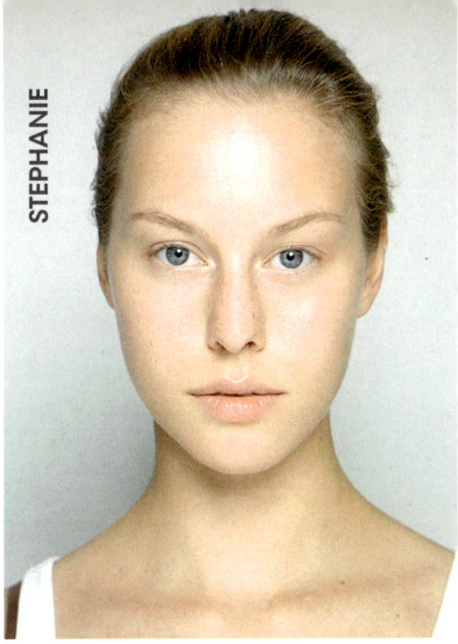

AZUL NOTURNO / 44

/ DICA: O mais importante nesse visual é a forma final da sombra no canto externo do olho, que pode ser pontuda, angulosa ou esfumada. Cada opção cria um resultado completamente diferente – varie de acordo com seu gosto.

ACESSÓRIOS:

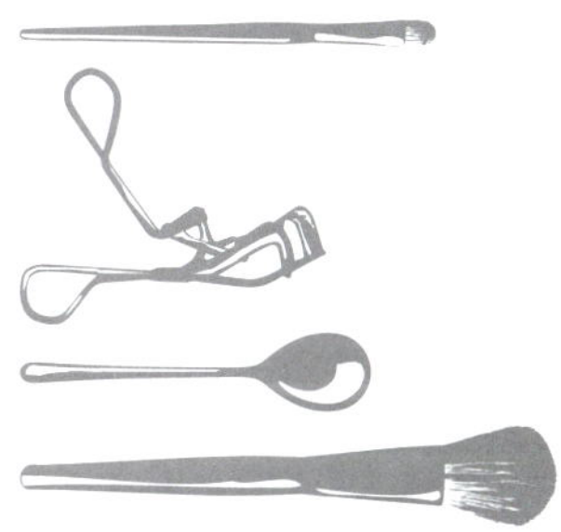

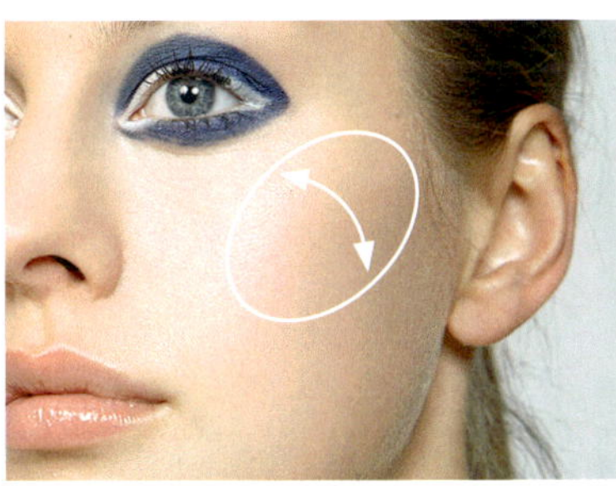

4. **BLUSH**

Passe o produto nas maçãs do rosto e esfume para cima, para baixo e para os lados.

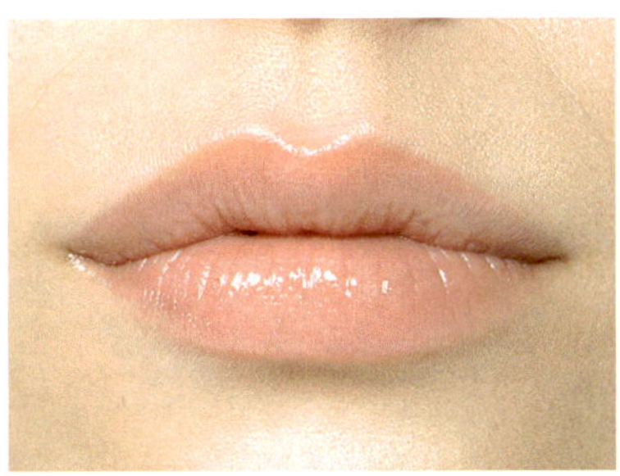

5. **GLOSS**

Para finalizar, use gloss em um tom suave nos lábios, passando de fora para o centro da boca.

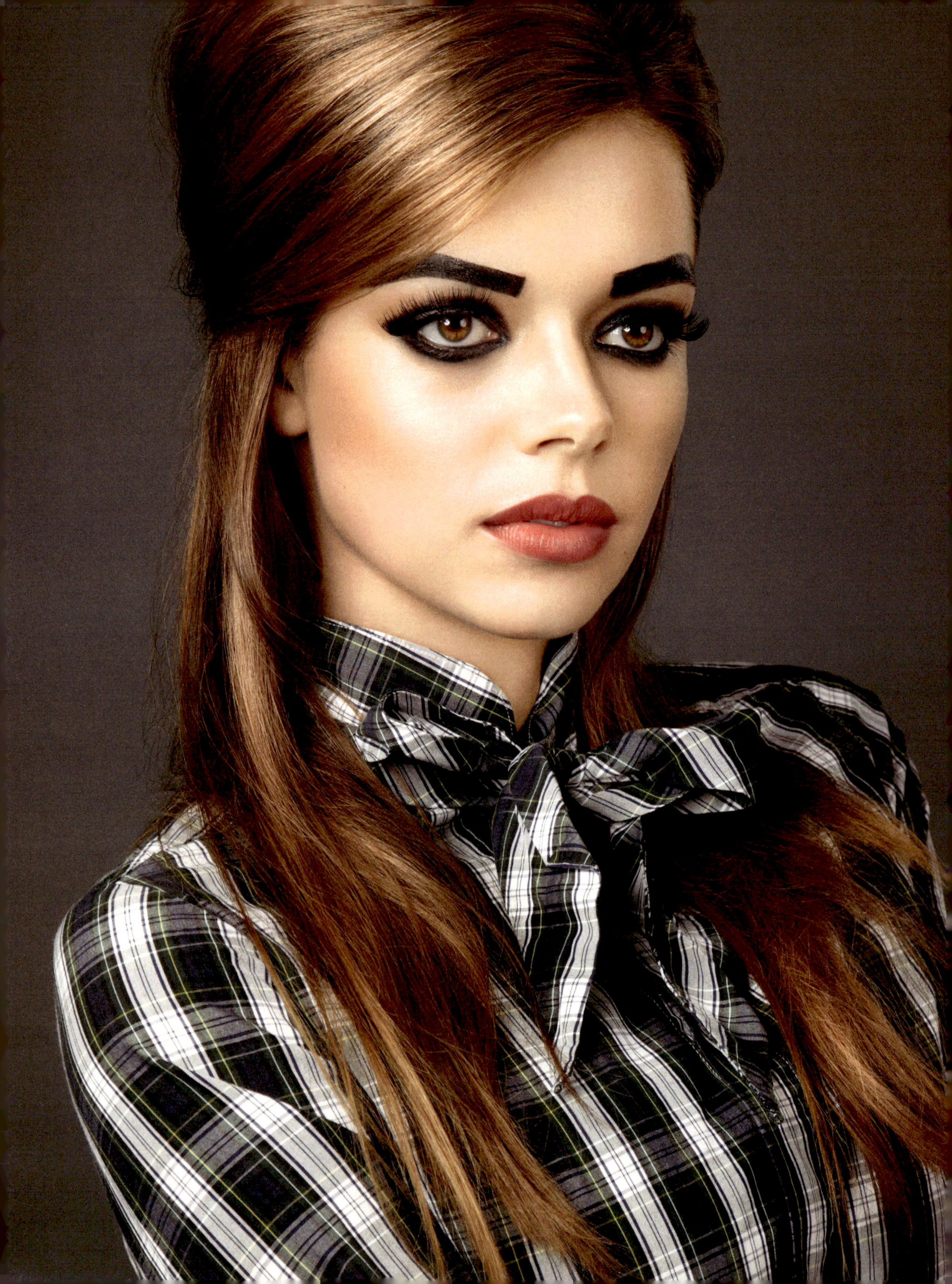

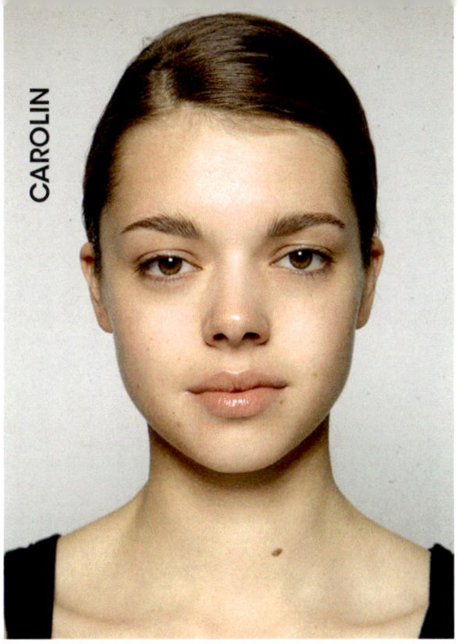

SOBRANCELHAS OUSADAS / 45

Nesse visual extravagante, uma boca marrom-avermelhada é a melhor opção para realçar o olhar.

/ DICA: Sobrancelhas modernas combinadas com olhos bem acentuados dão um resultado radical. Se achar o lápis preto ousado demais, use o marrom-escuro – basta experimentar. Finalize com um batom mais delicado.

ACESSÓRIOS:

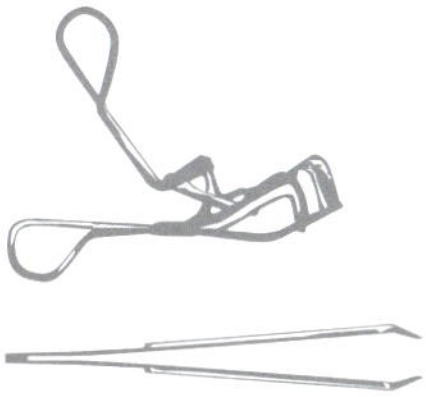

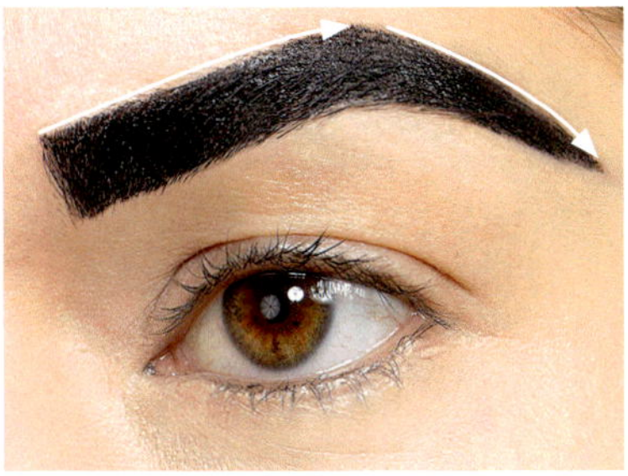

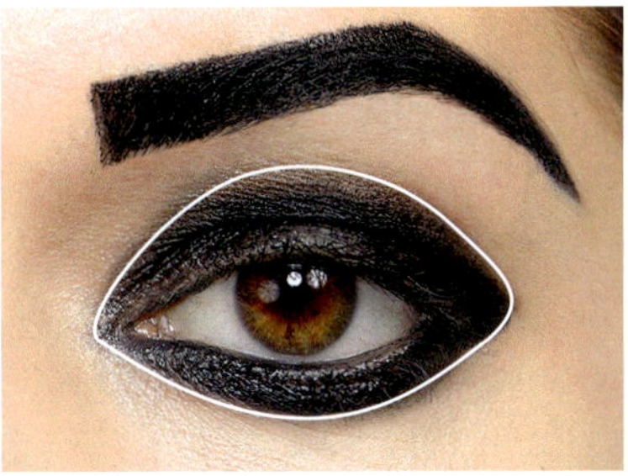

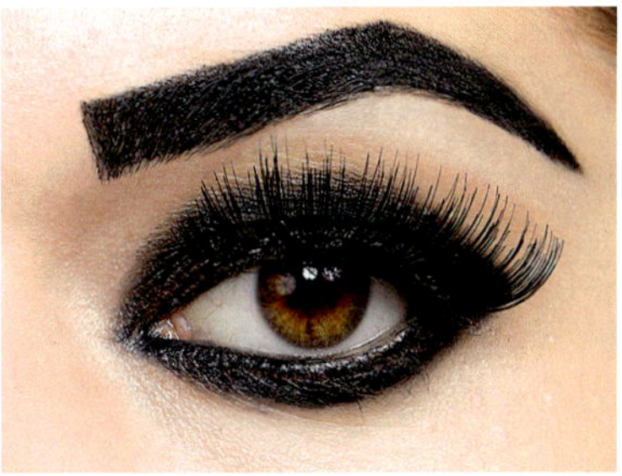

1. SOBRANCELHAS

Comece acima do canto interno do olho, suba ao longo de dois terços do comprimento total e desça no terço final. Finalize o traçado em um ponto mais alto que o do início.

2. LÁPIS

Use um preto e macio e contorne todo o olho, incluindo a linha-d'água. Acerte o limite usando uma haste flexível com ponta de algodão.

3. CÍLIOS EXTRALONGOS

Tudo é exagerado nesse visual, por isso é indicado o uso de cílios postiços. Aprenda como colocá-los com perfeição na p. 82.

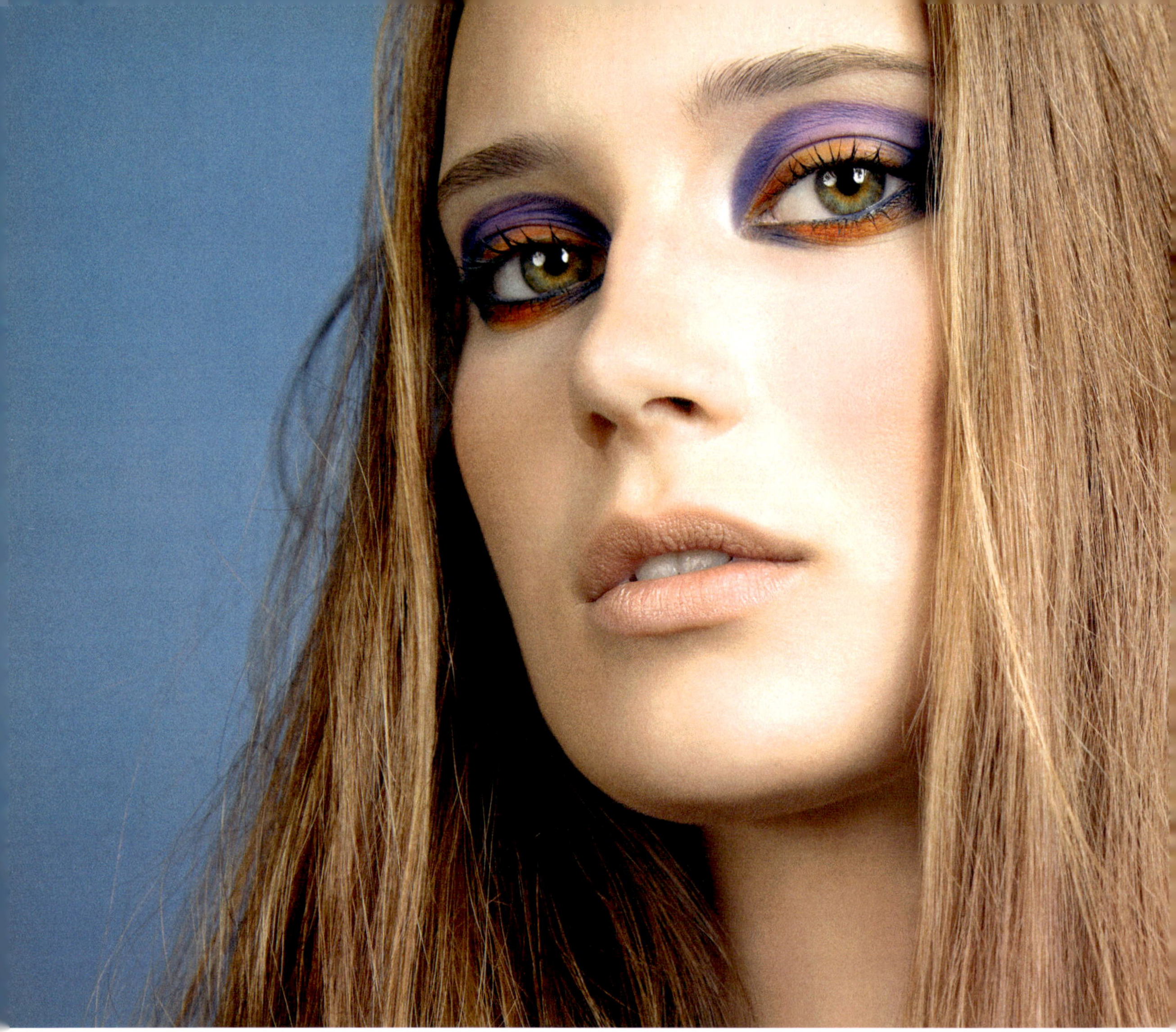

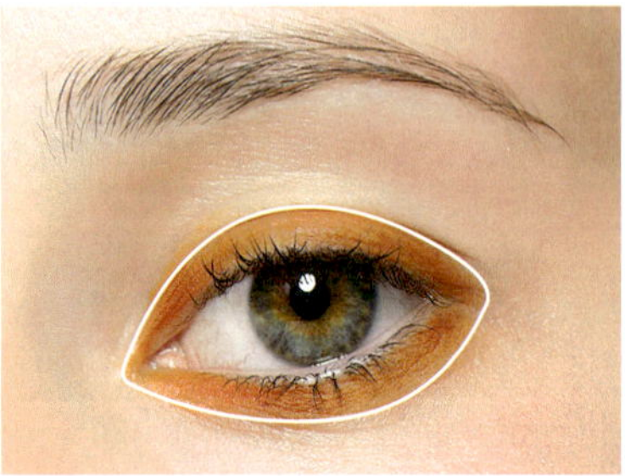

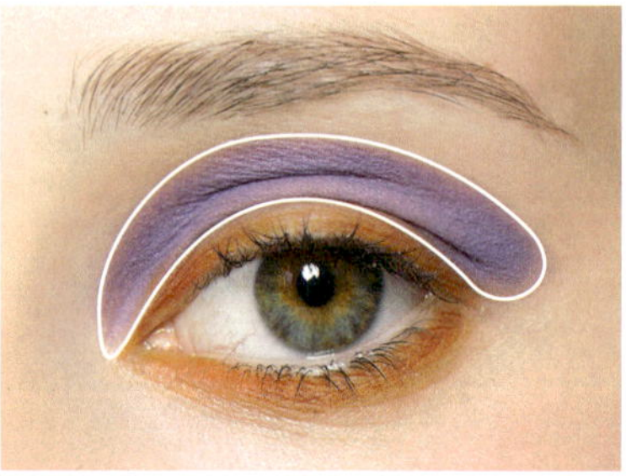

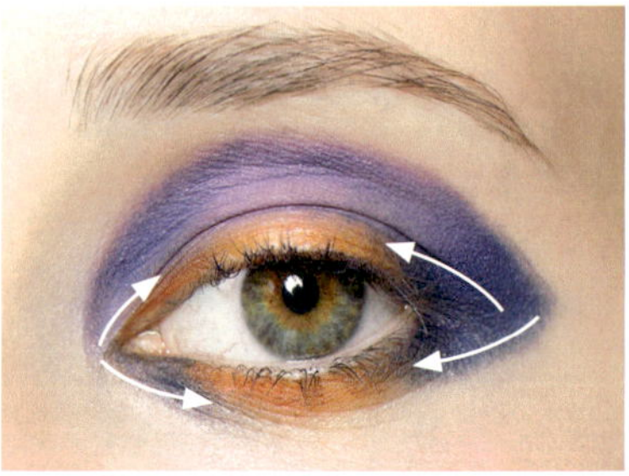

1. BASE

Faça um contorno amendoado uniforme com um tom laranja vivo. Use um pincel com cerdas curtas e grossas para obter precisão. Limpe-o com um lenço umedecido e seque-o com um lenço de papel.

2. SEGUNDA COR

Aplique outro tom acima da borda superior da sombra laranja até a dobra do olho. Trabalhe de novo com o pincel de cerdas curtas e grossas.

3. SOMBREADO

Passe mais da segunda cor nas pálpebras superior e inferior, acima da sombra laranja e nos cantos do olho em direção ao centro, unindo as cores.

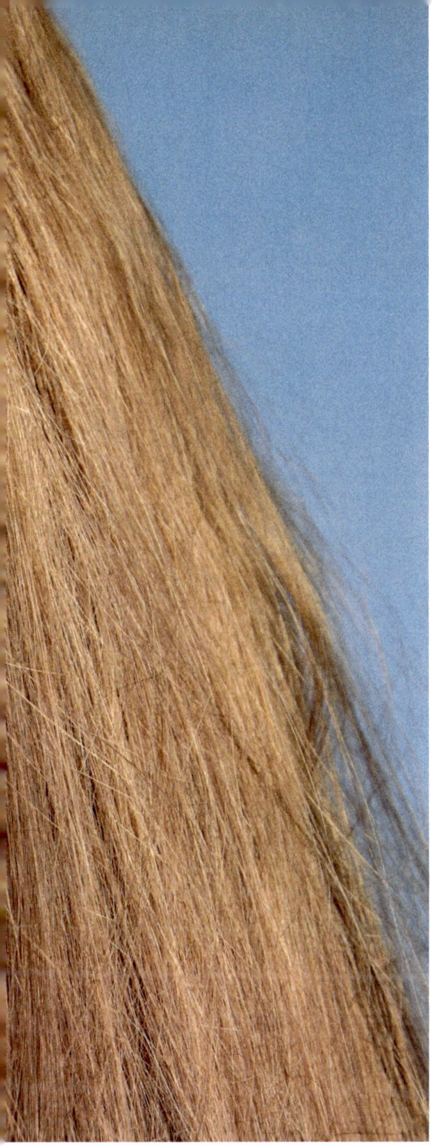

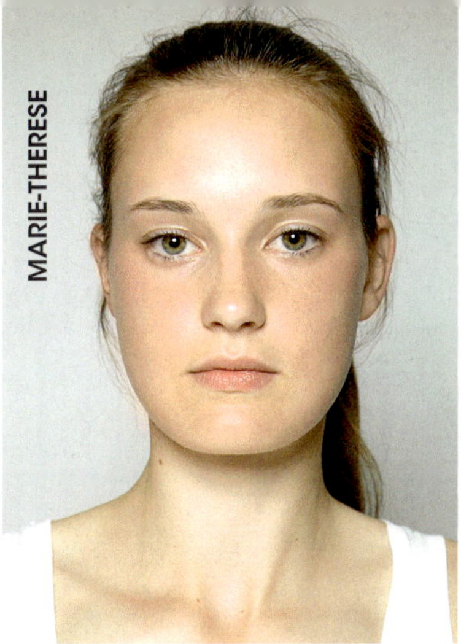

FUSÃO DE CORES / 46

/ **DICA:** Para fazer os olhos parecerem maiores, aplique maquiagem nos cantos interno e externo e faça o colorido da parte superior encontrar o da inferior, compondo uma área contínua. Comece sempre pelo canto interno, ou o olho parecerá menor.

ACESSÓRIO:

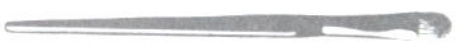

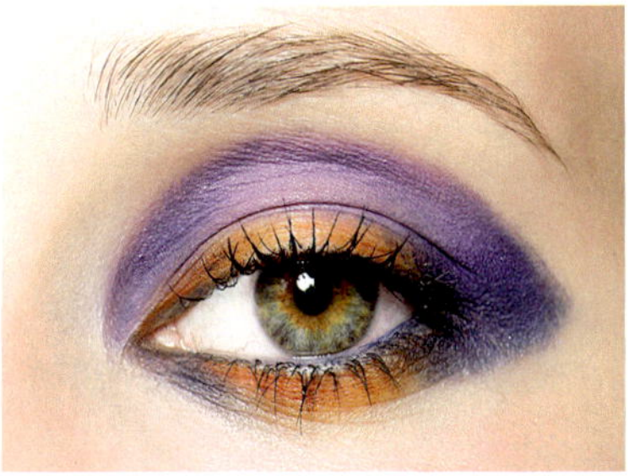

4. MÁSCARA E LÁPIS

Aplique bastante máscara nos cílios superiores e inferiores. Nesse caso, o lápis azul, usado na linha-d'água inferior, contrasta com a cor do olho, destacando-a.

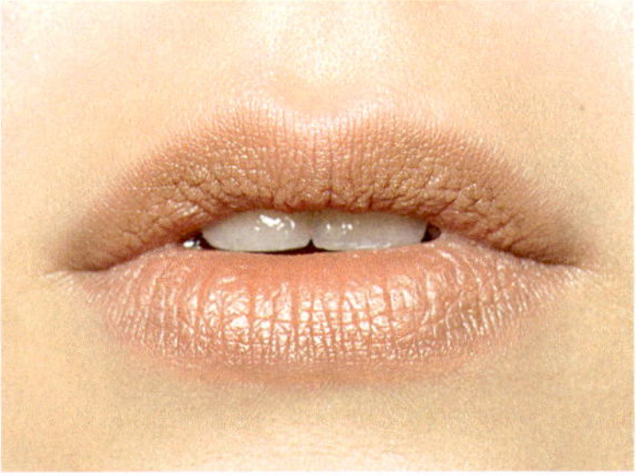

5. LÁBIOS

Essa maquiagem requer uma boca suavizada. Passe um protetor labial e depois uma sombra brilhante, aplicada com batidinhas leves.

47 \ HORA DO SHOW

ACESSÓRIOS:

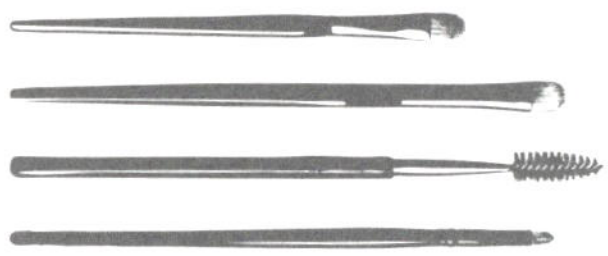

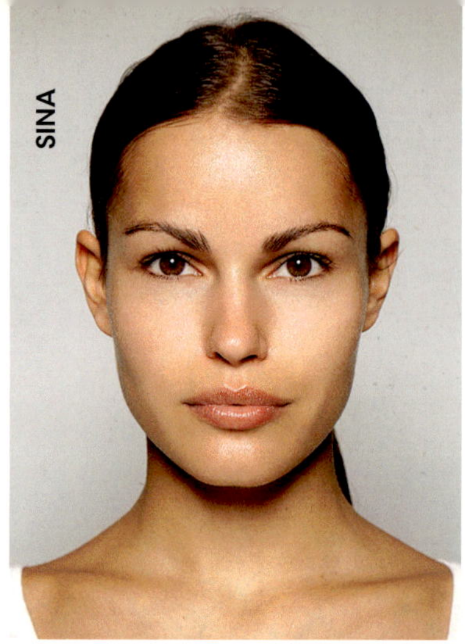

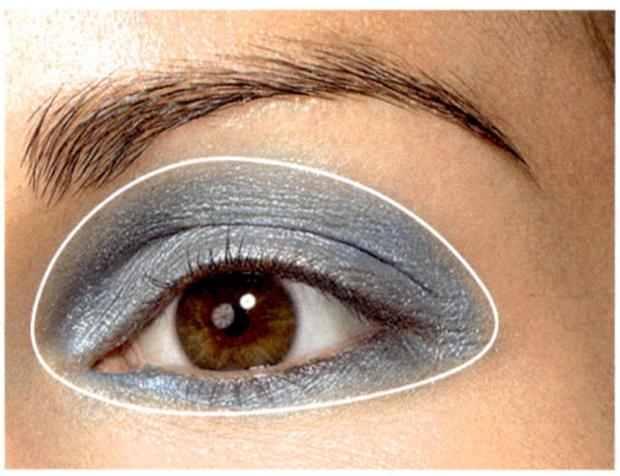

1. CONTORNO

Pinte um formato amendoado em torno do olho com sombra azul cintilante.

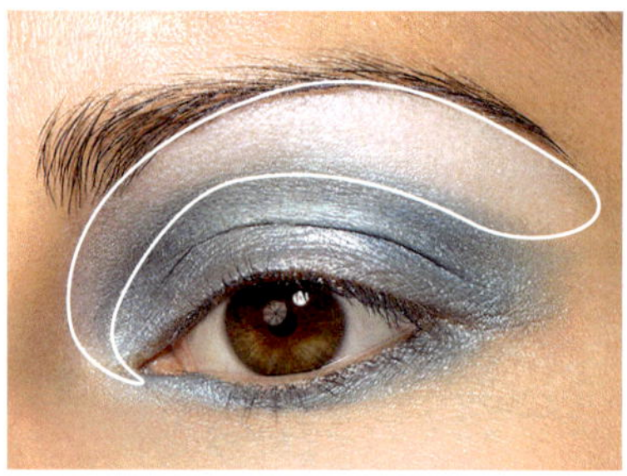

2. REALCE

Aplique uma sombra mais clara no canto interno, esfumando até a linha da sobrancelha.

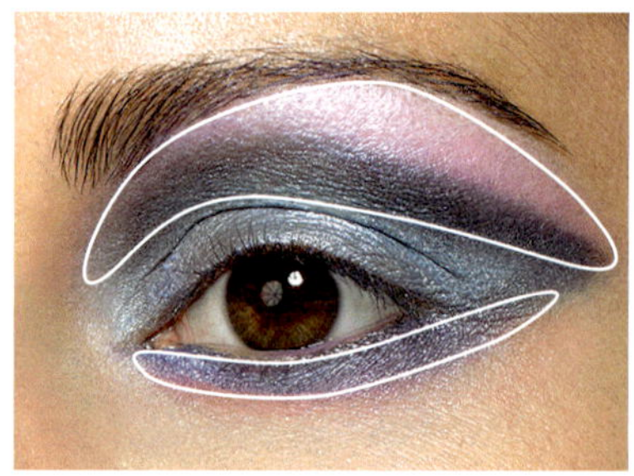

3. SOMBRA

Uma terceira cor, um tom de lilás, é aplicada abaixo da sobrancelha, na direção da dobra do olho. Passe também na linha inferior dos cílios.

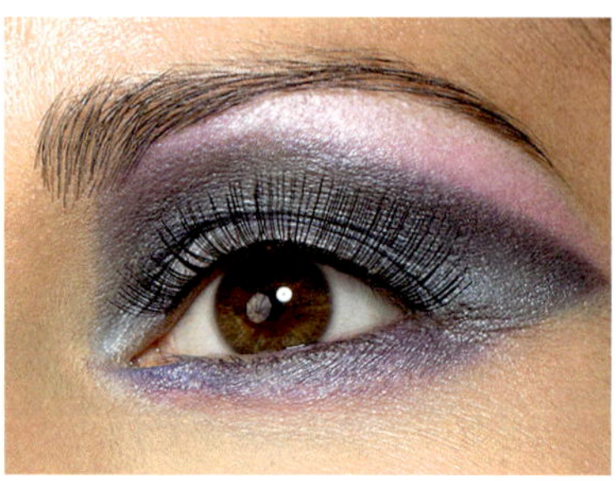

4. MÁSCARA

Escove as sobrancelhas para remover partículas de sombra remanescentes e aplique máscara ao longo dos cílios, terminando nas pontas.

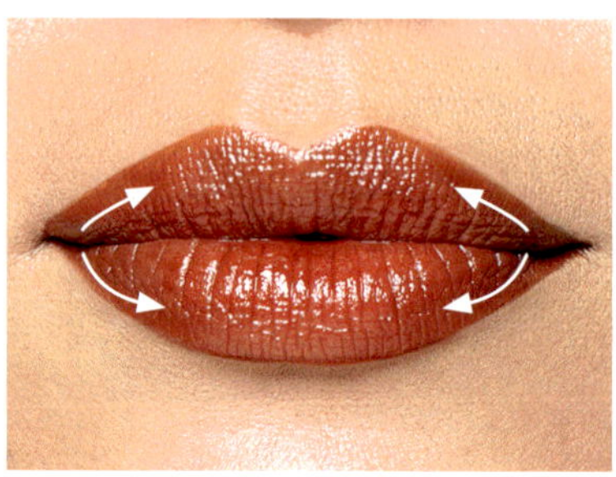

5. BATOM

Para conseguir o contorno perfeito da boca, o ideal é usar um pincel. Cubra os lábios com uma cor forte.

/ DICA: Não é indispensável ter um lápis para lábios para fazer um bom contorno. Nessa maquiagem, foram usados apenas pincel e batom. Coloque bastante produto nas cerdas e deslize-as junto à linha de contorno dos lábios, pois isso facilita a execução de um contorno perfeito.

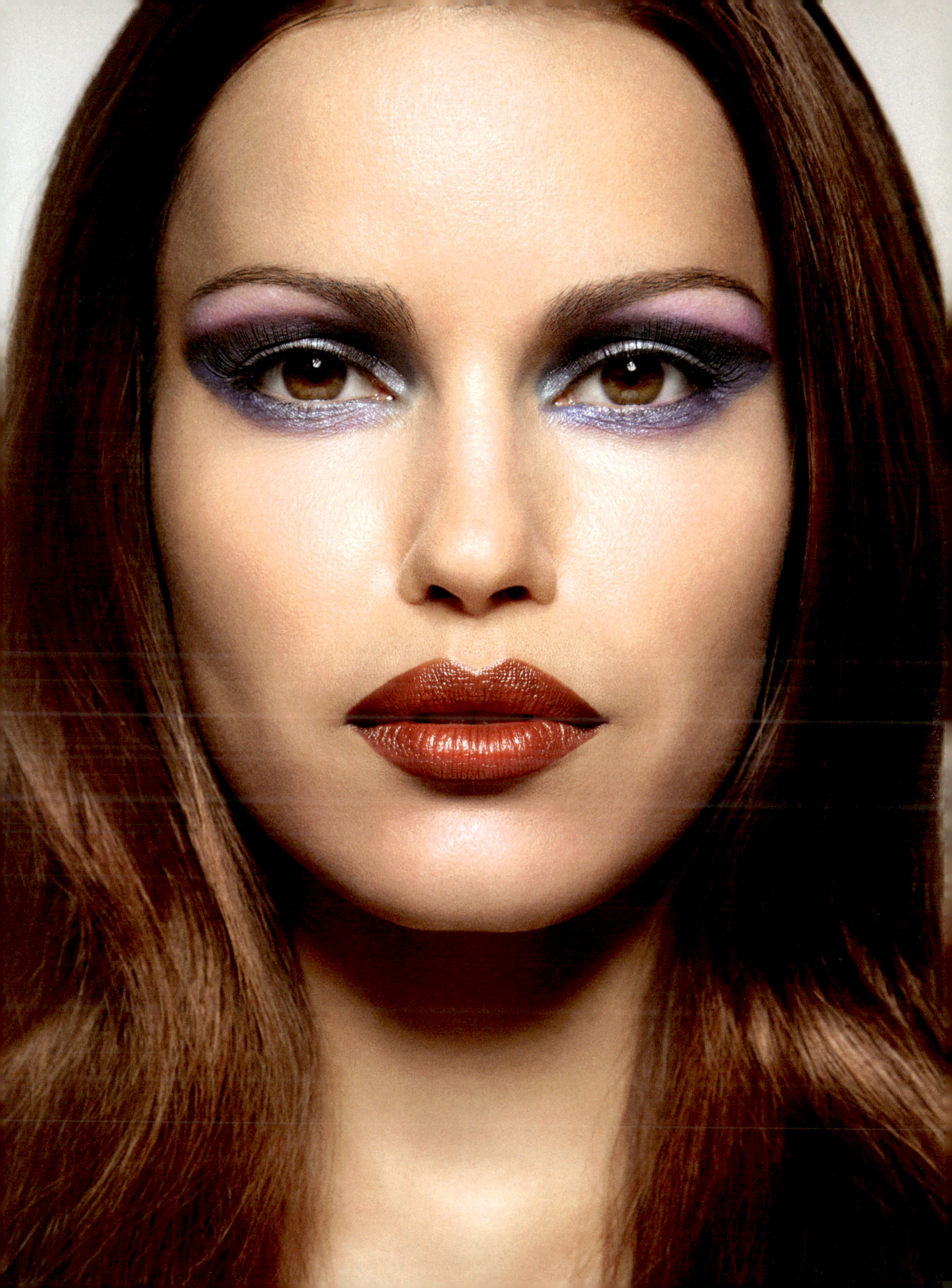

48 \ COLOR BLOCK

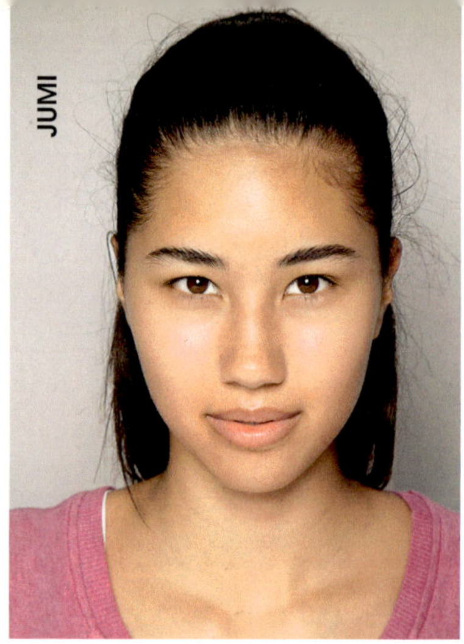

ACESSÓRIOS:

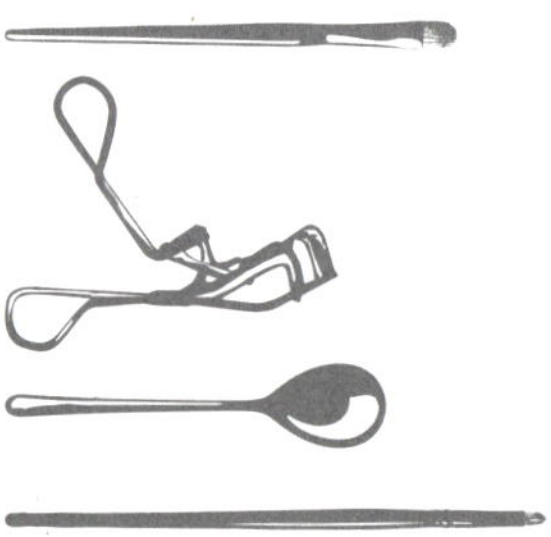

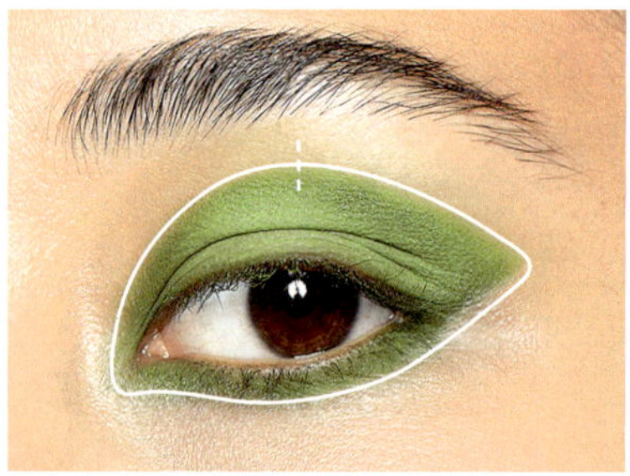

1. **SOMBRA**
Faça um contorno amendoado com sombra verde. O ponto mais alto da cor deve ficar acima da pupila.

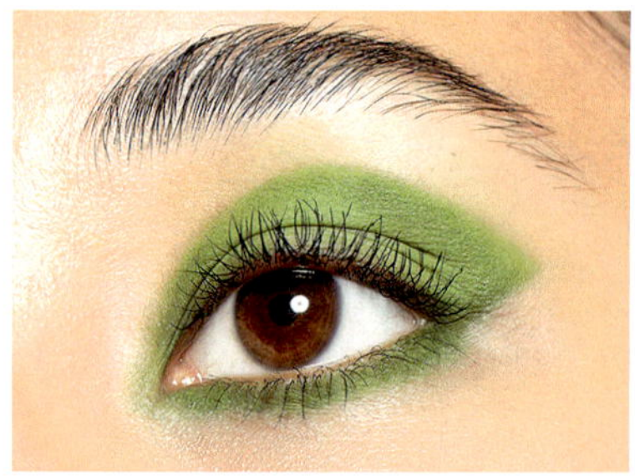

2. **MÁSCARA**
Primeiro curve os cílios. Para evitar que a máscara suje a sombra, posicione uma colher de chá acima da linha dos cílios superiores, para protegê-la, e aplique o produto.

/ DICA: Quando pintar um contorno amendoado com sombra, seja qual for o formato dos seus olhos, cuide para que a ponta da área colorida avance além do canto externo, ou a pálpebra parecerá caída.

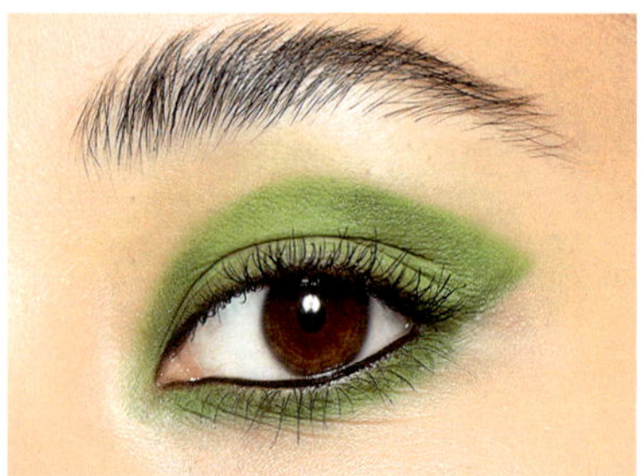

3. **LÁPIS**
Use um preto para dar destaque ao formato amendoado dos olhos. Trace uma linha uniforme, incluindo o "v" do canto interno.

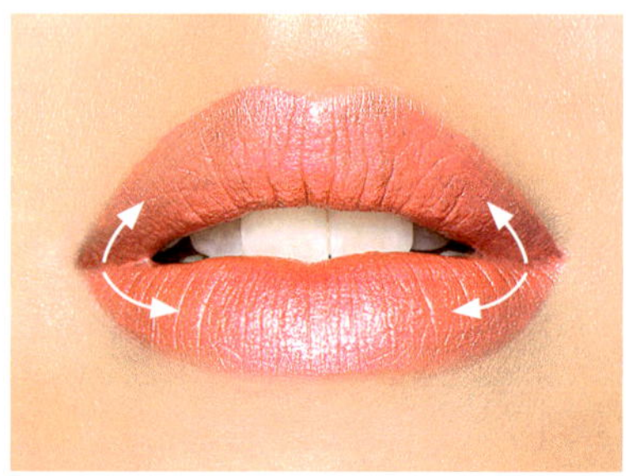

4. **BATOM**
Um tom de rosa cintilante faz um belo contraste com o verde vivo. Aplique com pincel e passe sempre dos cantos para o centro da boca.

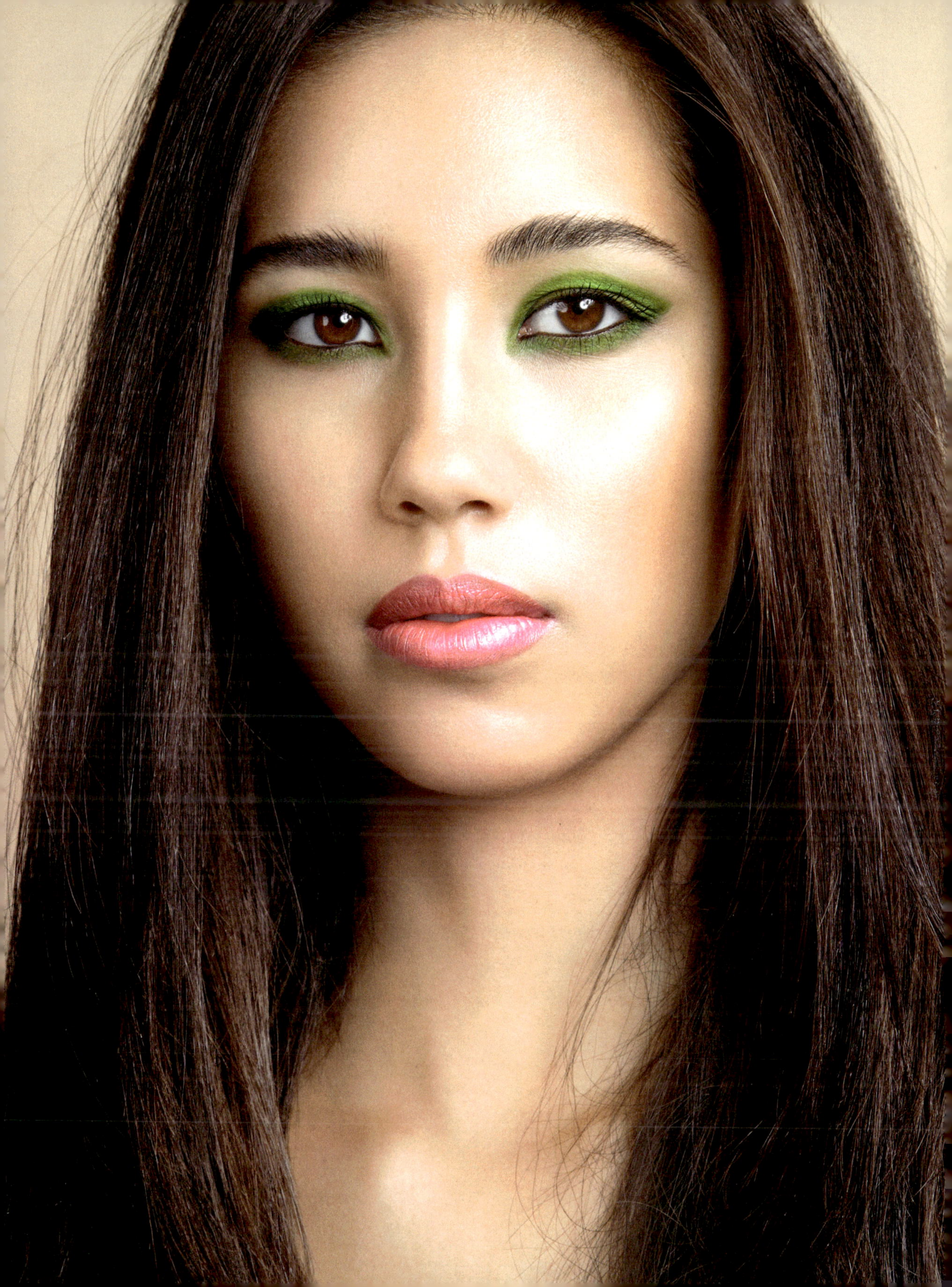

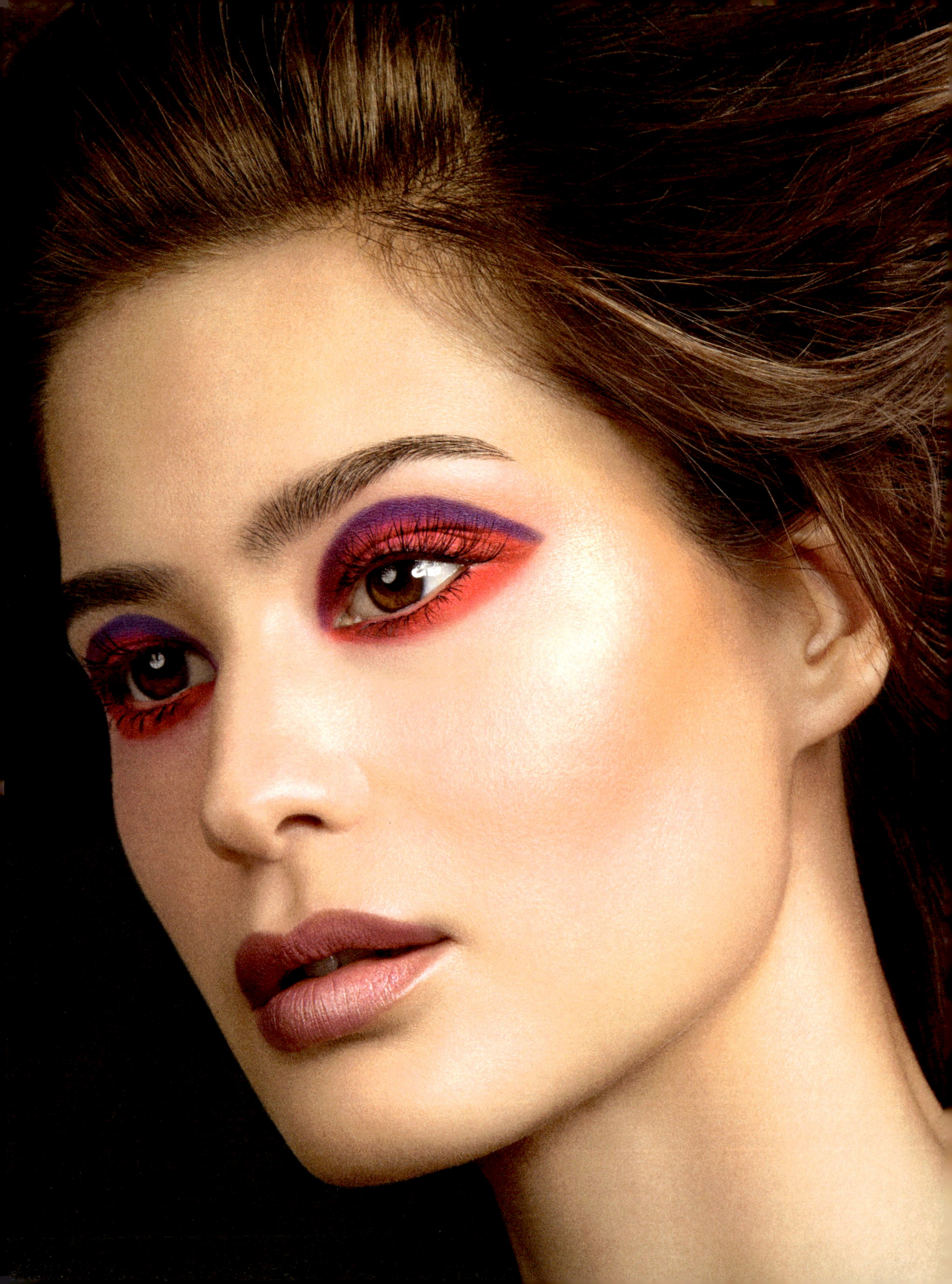

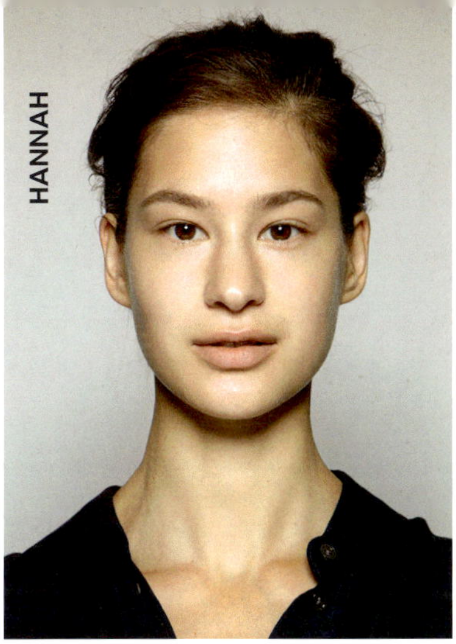

COLORIDO OUSADO /49

Aqui, duas cores intensas resultam em um visual bem radical, mas você também pode criar um look interessante com cores mais sutis.

/DICA: Esse look, com tons marcantes, mostra o que se pode conseguir recorrendo a formas quase gráficas. Ele também demonstra como disfarçar olhos encapsulados (a parte móvel da pálpebra é pequena, quase ou totalmente encoberta pelo restante dela) usando apenas duas cores. Com o olho aberto, desenhe um arco na pálpebra superior. Escolha tons que lhe agradem. Aplique sempre o tom mais escuro acima da dobra desse tipo de olho.

ACESSÓRIOS:

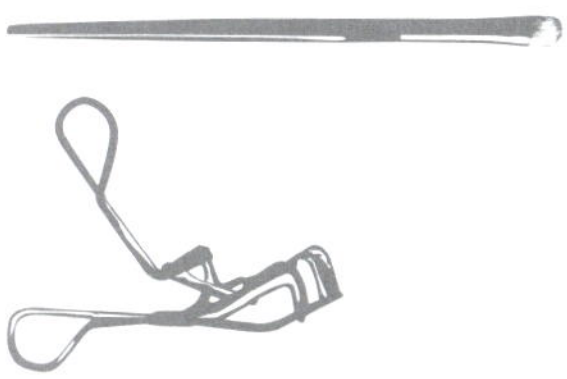

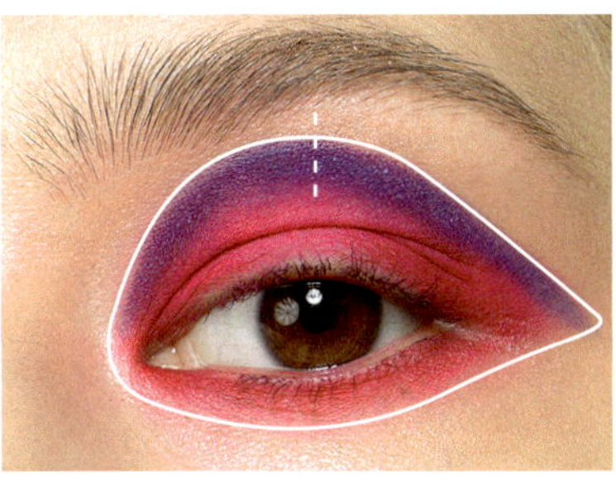

1. **SOMBRA**
Com o tom de rosa, contorne o olho aberto em formato amendoado. O ponto mais alto deve ficar acima da pupila. Trace o arco superior com a cor lilás.

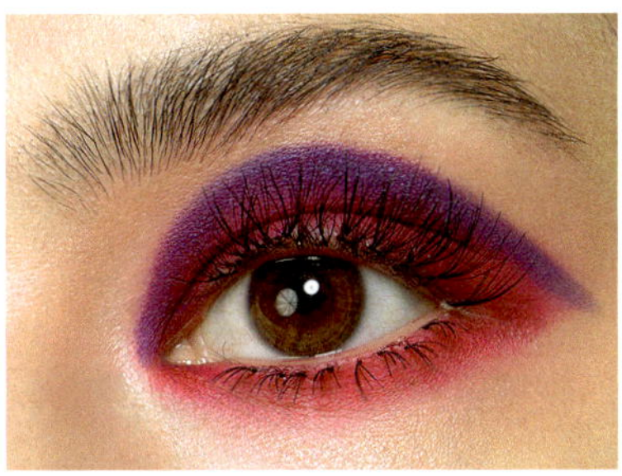

2. **MÁSCARA**
Curve os cílios e aplique bastante máscara nos fios superiores e inferiores.

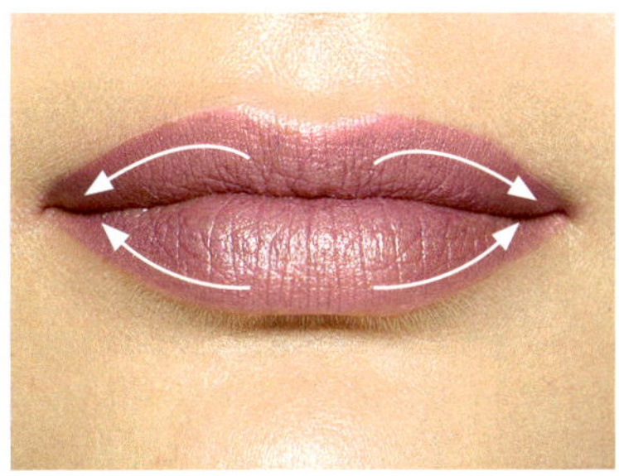

3. **BATOM**
Aplique batom cintilante no centro dos lábios e espalhe para os lados.

TÉCNICAS BÁSICAS: SOBRANCELHAS

Usar máscara incolor nos fios realça os olhos e cria um efeito bem natural. A sombra e o lápis são ótimos para dar forma.

ACESSÓRIOS:

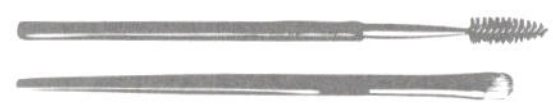

/MÁSCARA

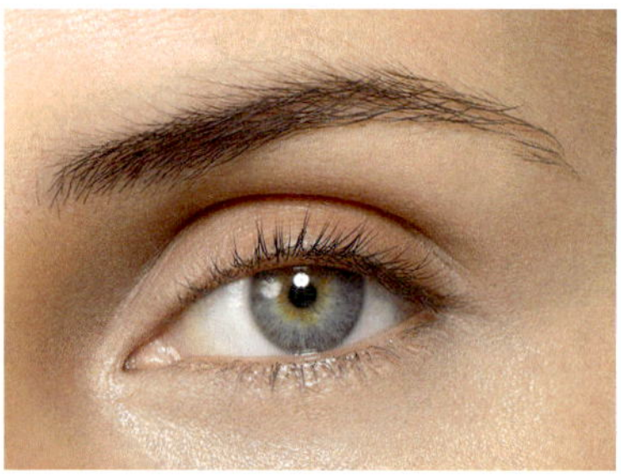

1. PONTO MAIS BAIXO

A máscara incolor é ótima para realçá-la rapidamente, com um efeito natural. Comece pelo ponto mais baixo.

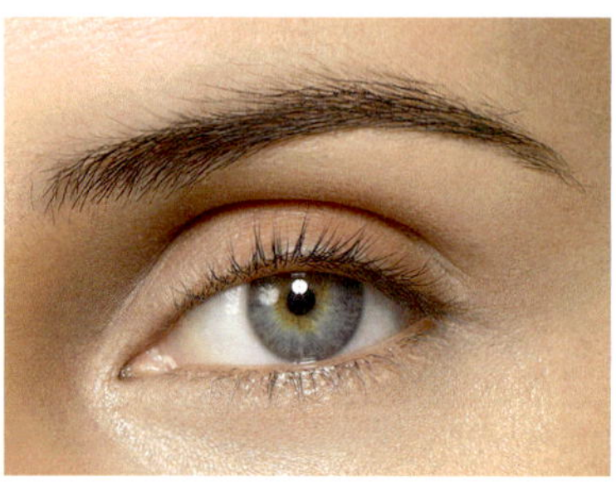

2. MÁSCARA

Limpe o aplicador com uma toalha. Ainda restará máscara suficiente para definir a sobrancelha. Escove os pelos no sentido do crescimento com movimentos longos.

/SOMBRA

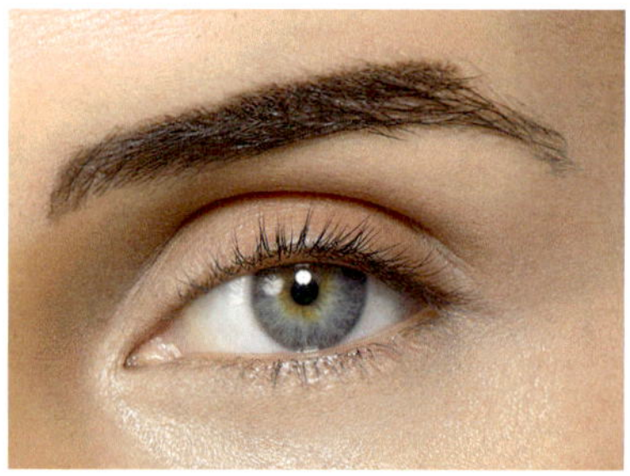

1. PONTO MAIS ALTO

Para preencher a sobrancelha e realçar o arco, use pó para sobrancelha ou sombra opaca.

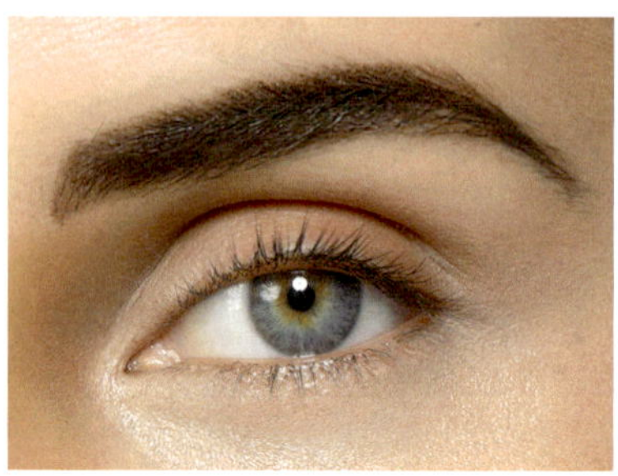

2. PREENCHIMENTO

Trace linhas bem finas com o produto escolhido no sentido do crescimento dos pelos e depois as suavize usando um pincel pequeno.

/LÁPIS

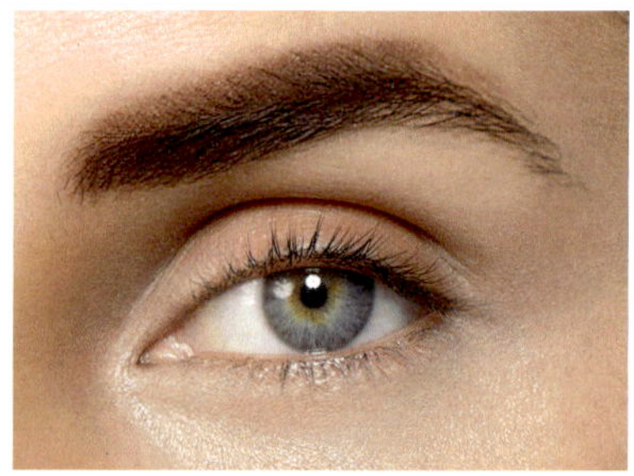

1. PONTO MAIS ALTO

Preencha as falhas com lápis para olhos. O ponto mais alto da sobrancelha deve ficar acima do canto externo do olho.

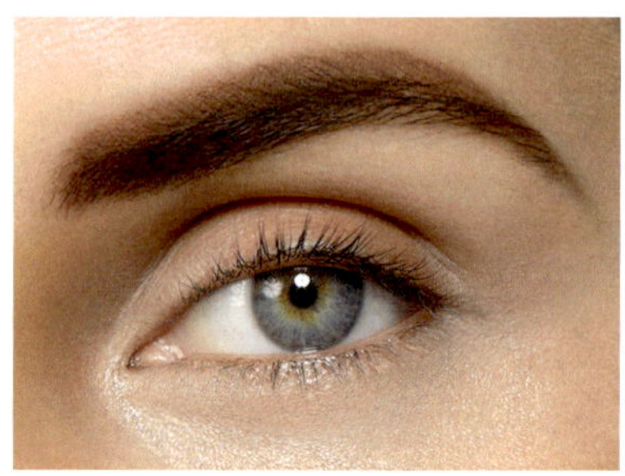

2. PREENCHIMENTO

Trace linhas finas no formato da sobrancelha, seguindo o sentido do crescimento dos pelos. Depois, penteie com uma escovinha de sobrancelha.

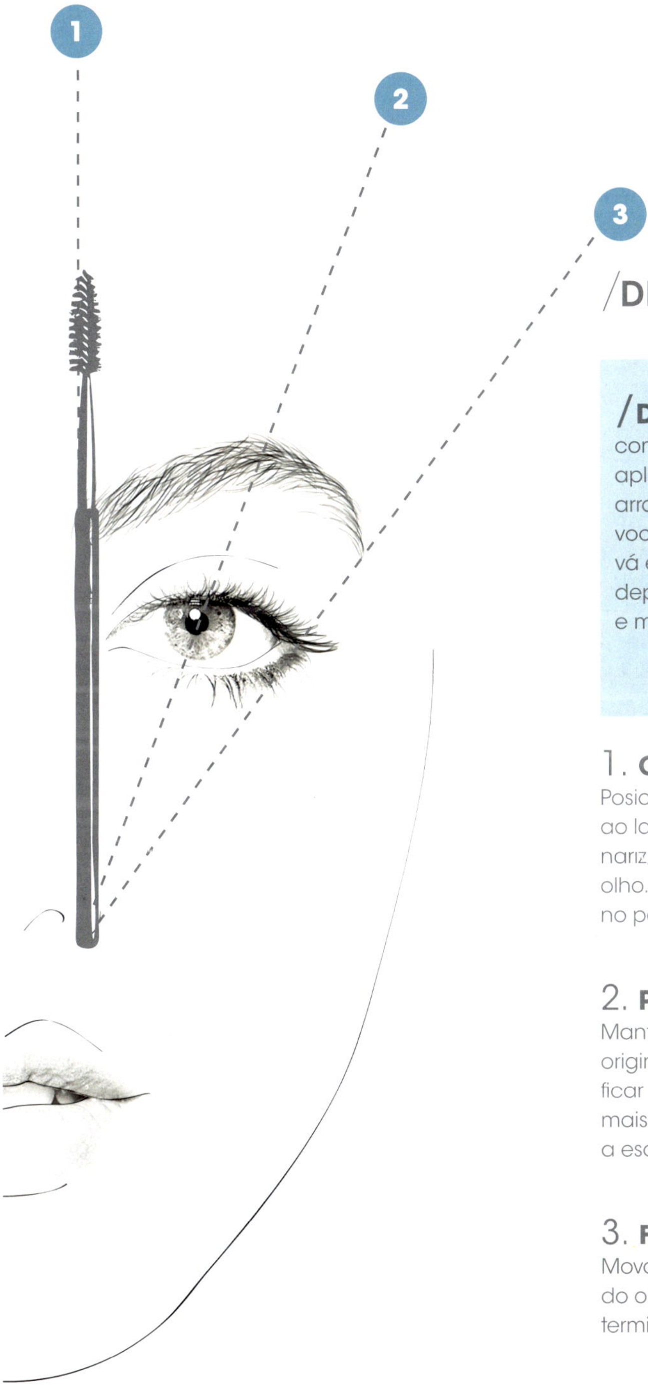

ACESSÓRIOS:

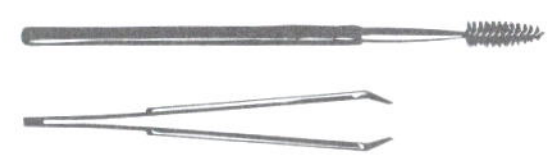

/DEPILAÇÃO PERFEITA

/ DICA: Sobrancelhas bonitas definem o rosto, conferindo personalidade a ele. Antes de depilar, aplique corretivo e pó para cobrir os pelos que quer arrancar – um truque para verificar se o formato que você deseja combina com seu rosto. Se ficou bom, vá em frente! A pinça chanfrada é a melhor para depilar, pois consegue pegar até os pelos menores e mais finos.

1. COMEÇO

Posicione uma escova de sobrancelha ao lado do canto externo da base do nariz, na vertical, até o canto interno do olho. O ideal é a sobrancelha começar no ponto em que a escova a encontra.

2. PONTO MAIS ALTO

Mantenha a escova na posição original. Agora, movimente-a até ficar em frente à pupila. O ponto mais alto do arco deve ficar onde a escova encontra a sobrancelha.

3. FINAL

Mova a escova até o canto externo do olho – o ideal é a sobrancelha terminar nesse ponto.

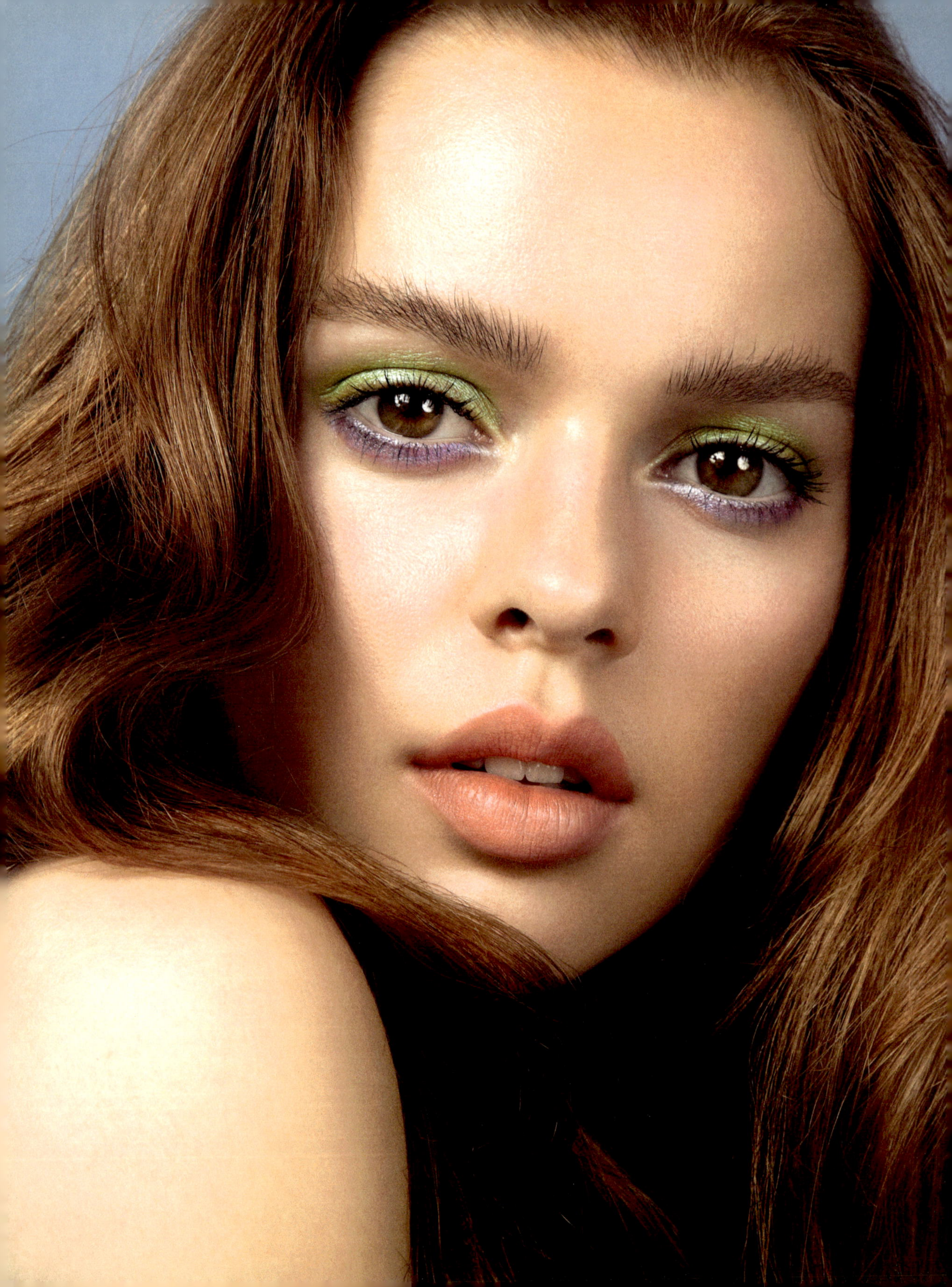

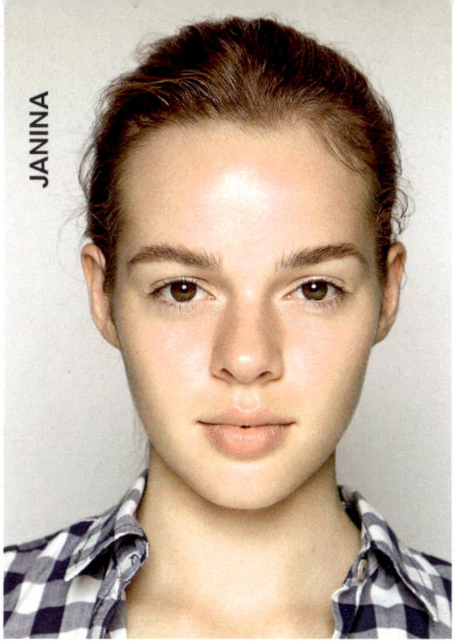

COLORIDO PASTEL /50

Realçar as sobrancelhas está na moda! Com uma escovinha ou uma escova de dente, penteie os pelos para cima na direção do crescimento. Para fixá-los no lugar, passe um pouco de spray ou gel para cabelo no acessório.

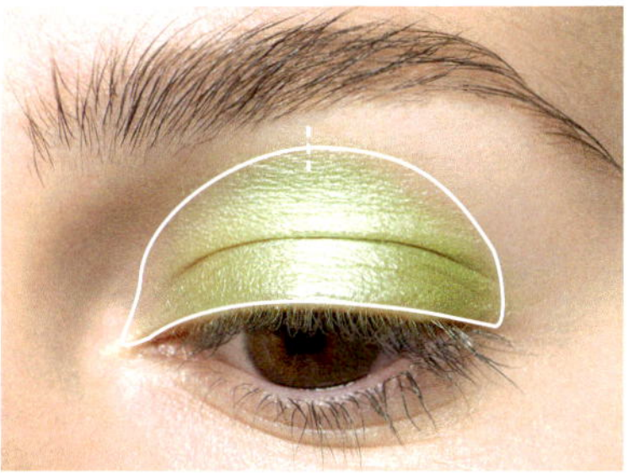

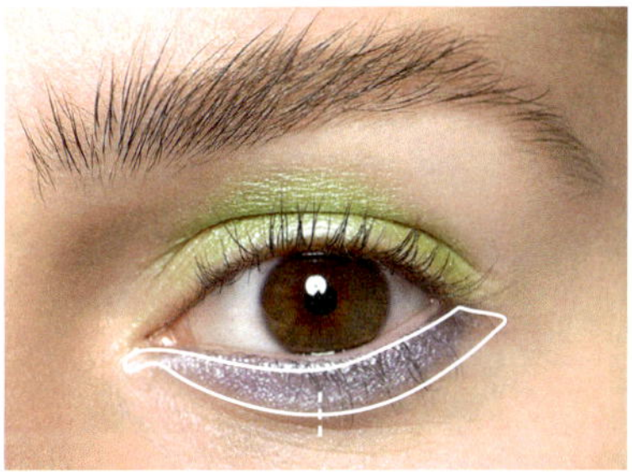

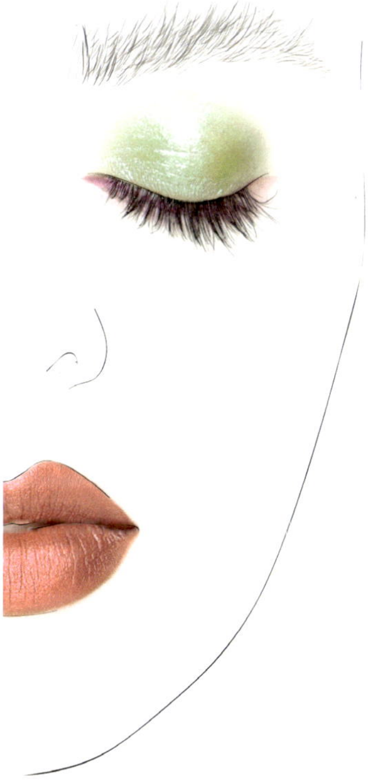

1. SOMBRA

Aplique uma verde-clara na parte móvel da pálpebra com um pincel grande e arredondado. O ponto mais alto deve ficar acima da pupila. Quando o olho estiver aberto, o verde deve ficar pouco visível.

2. REALCE

Com um pincel chanfrado, aplique sombra violeta clara ao longo da linha inferior dos cílios. O ponto mais baixo deve ficar sob a pupila, e as duas cores devem se encontrar nos cantos interno e externo do olho.

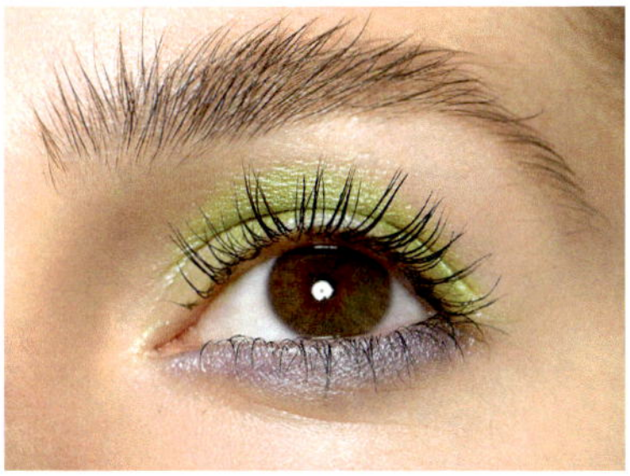

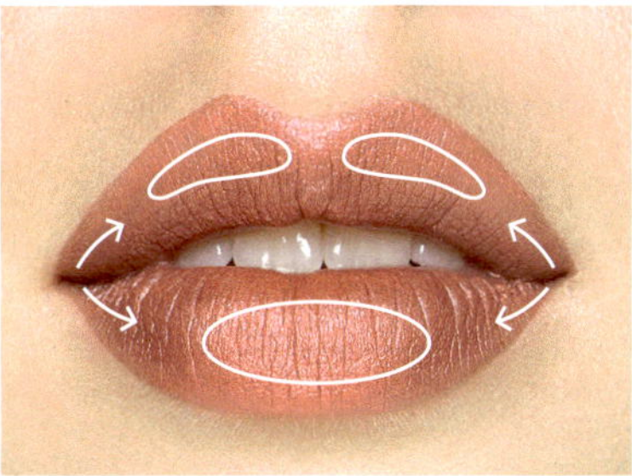

3. CÍLIOS E SOBRANCELHAS

Aplique máscara, passando mais na raiz do que nas pontas. Com uma escova para sobrancelhas, penteie-as para cima.

4. BATOM

Para obter um belo contorno, aplique sempre dos cantos para o centro dos lábios. Atraia a atenção para esse ponto colocando mais cor nele com os dedos.

ACESSÓRIOS:

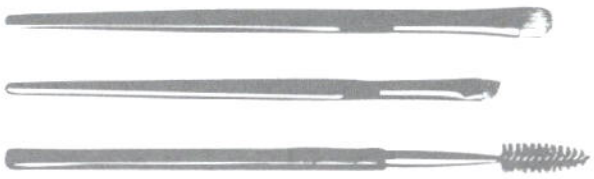

DICAS DE BELEZA PARA TODAS AS IDADES

Não é preciso ter 20 anos para brincar com a maquiagem e experimentar novas tendências, cores e texturas. Seja qual for sua idade, o importante é prestar atenção a alguns aspectos.

/20+

Aos 20 anos, você pode seguir todas as tendências, dos visuais simples ou despojados aos extravagantes que desfilam nas passarelas. A pele, normalmente impecável nessa fase, é a moldura perfeita para a maquiagem. Experimente descobrir as cores que combinam melhor com você. **Para ficar maravilhosa, bastam corretivo, blush e máscara! O delineador também fica ótimo**, já que é fácil traçar uma linha precisa na pele macia.

A pele jovem precisa de pouca base, ou nenhuma. Se usar, escolha uma formulação leve. Quem usa **hidratante com fator de proteção solar** preserva a pele para as décadas seguintes.

Em geral, basta aplicar **corretivo nas manchas ou em pequenas descolorações** para que a pele fique impecável em instantes.

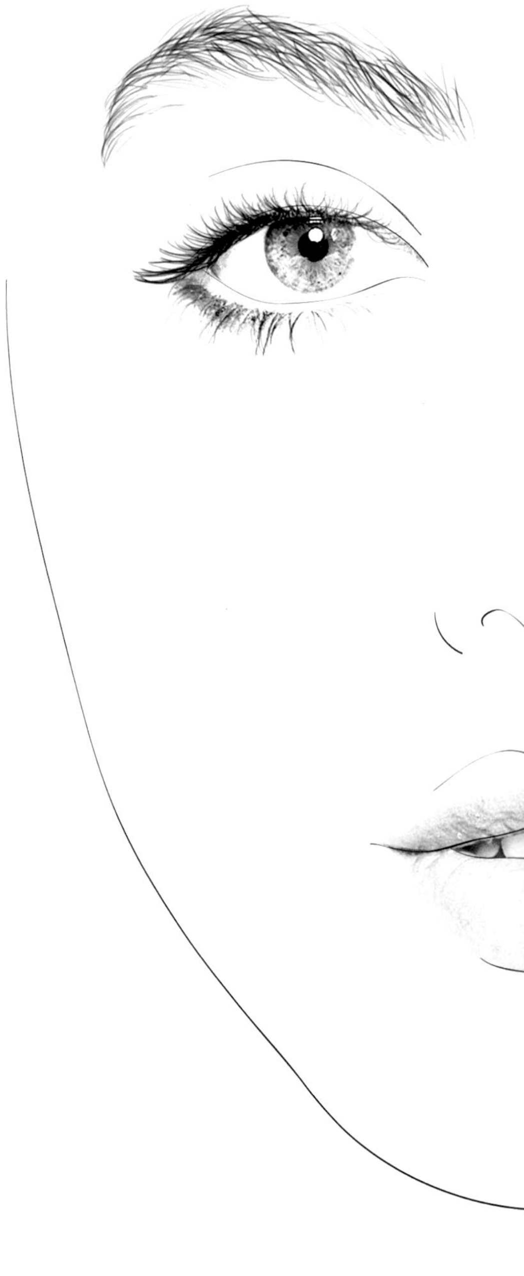

/30+

A essa altura da vida, você já descobriu seu estilo e só precisa aperfeiçoá-lo. Pequenos truques proporcionam uma aparência revigorada e radiante. Aventure-se e brinque com as tendências do momento que reflitam sua personalidade. Evite usar cores apagadas e muito sutis.

A base torna-se mais importante nessa fase, pois disfarça a vermelhidão e o cansaço da pele e lhe proporciona uma aparência mais uniforme. **Escolha duas cores**, que você pode misturar para criar o tom e os contornos ideais para você. Os produtos que devem estar sempre à mão são **corretivo**, para cobrir olheiras, **e sombra em cores complementares**, para fazer os olhos brilhar.

Você pode estar acostumada com as técnicas básicas, mas sempre é bom se aperfeiçoar. **Quando aplicar a máscara, lembre-se de passá-la nos cílios finos dos cantos interno e externo do olho.** A base deve parecer natural, fundindo-se com sua pele – lembre-se de espalhar bem o produto para não ficar com tons marcados.

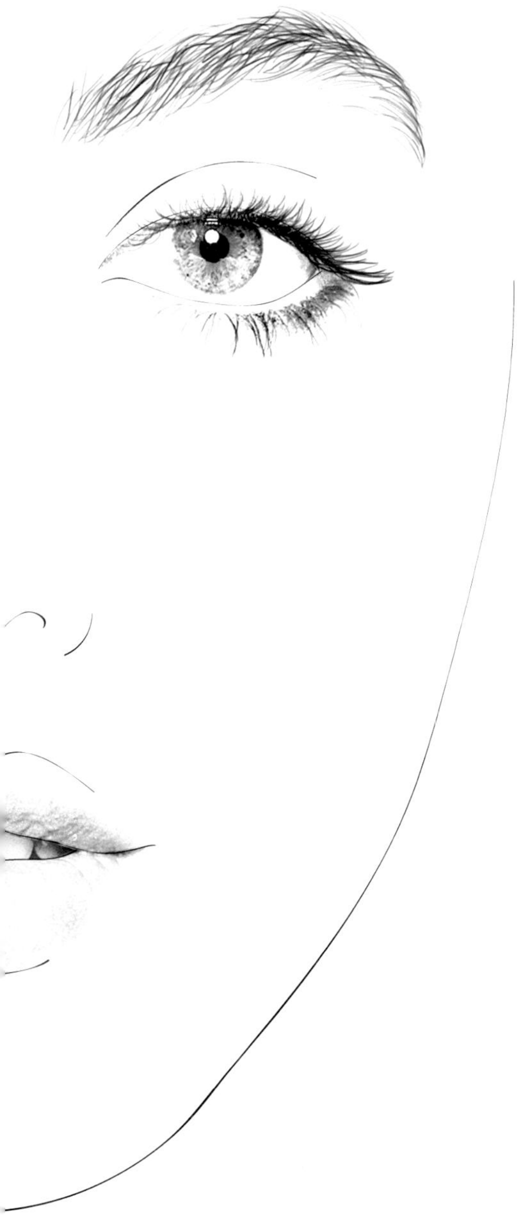

/40+

Talvez seja bom rever o que fica ou não fica bem em você. Use creme ao redor dos olhos para amenizar os primeiros sinais de rugas e consulte um dermatologista para continuar com uma aparência vibrante. **Linhas de expressão são ótimas, pois refletem caráter e personalidade.**

Aplicar o delineador líquido com precisão torna-se mais difícil, pois a pele ao redor dos olhos está mais flácida. use lápis apenas na linha dos cílios e evite empregá-lo de modo extravagante. **Já o curvador de cílios deve ser usado sempre, para realçar os olhos.**

A ideia de que mulheres acima dos 40 anos devem ter cabelo mais curto e usar apenas maquiagem discreta é completamente ultrapassada. **É importante usar maquiagem que proporcione boa cobertura**, em especial no caso da base. Aplique apenas uma camada fina para ficar com uma aparência natural. **Use corretivo também para cobrir as olheiras**, ou as rugas chamarão a atenção. **Escolha cores intensas de sombra e de batom** para um efeito fantástico.

/50+

Se estiver com 50 anos, você sabe muito bem do que gosta e como criar o efeito desejado. No entanto, a pele mudou. O princípio básico para essa fase é que **quanto mais flácida a pele, mais leve deve ser a maquiagem**. O delineador líquido enfatiza as marcas ao redor dos olhos, e um lábio bem delineado revela pequenas rugas.

Assim, a melhor tática é **atrair a atenção para a área ao redor dos olhos**. Consiga esse efeito escolhendo uma cor escura de sombra, que deve ser suavizada depois da aplicação. Use pouca base para que ela não se acumule nas rugas. **A máscara e o curvador de cílios são essenciais para conseguir um olhar luminoso e aberto.**

O blush cremoso deixa a pele com aparência uniforme e o rosto bem definido. Cuidado ao selecionar os tons – **escolha cores vibrantes, mas suaves**. Um ótimo recurso é usar **um pouco de pó bronzeador**. Para os lábios, escolha de tons suaves a intensos, mas **evite o glitter**. O gloss é fácil de aplicar e faz os lábios parecerem mais firmes e cheios.

DICAS PARA EMERGÊNCIAS

Pequenas espinhas, lábios rachados e olheiras? Não entre em pânico! Evite desastres com estas dicas úteis.

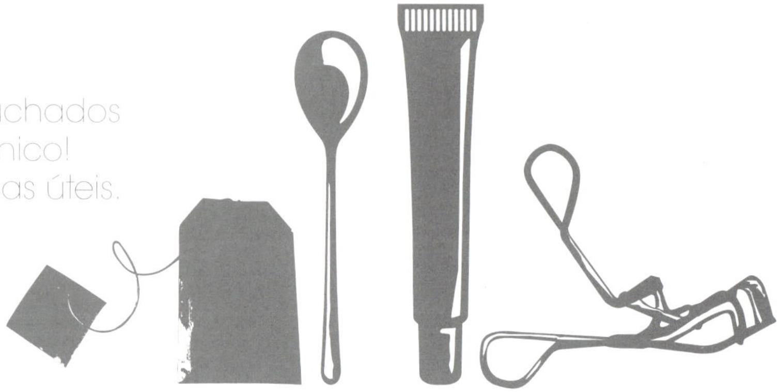

/DICA: Se quiser estar pronta para qualquer eventualidade, tenha sempre os seguintes itens no nécessaire de maquiagem: espelho; corretivo, para revigorar sua aparência rapidamente; pó, para eliminar o brilho da pele; hastes flexíveis de algodão, para corrigir pequenos erros; batom ou gloss; e sombra, para retocar a maquiagem dos olhos.

/OLHEIRAS

Se você as tem sempre, consulte um dermatologista para descobrir as possíveis causas e tratamentos. Cortar o açúcar, a farinha de trigo refinada, sucos de fruta industrializados e refrigerantes pode ajudar. Beber de dois a três litros de água por dia é benéfico, pois ativa o metabolismo e pode suavizá-las. Quando nada mais funcionar, use corretivo.

/OLHOS CANSADOS

Um curvador de cílios é o melhor recurso para combater olhos cansados. Depois de levantá-los, aplique máscara na linha superior dos cílios e reforce a sobrancelha com lápis, proporcionando maior definição e nitidez ao olhar. Para "abri-lo" ainda mais, ilumine o canto interno do olho com sombra clara e aplique também um pouquinho dela abaixo das sobrancelhas.

/OLHOS INCHADOS

Compressas frias proporcionam alívio para esse problema. Use uma máscara gelada para olhos ou uma colher que tenha sido resfriada na geladeira. Outra opção é fazer um chá de camomila, que tem propriedade calmante e anti-inflamatória, deixar os saquinhos esfriar e colocar um em cada olho. Só aplique cremes para reduzir as "bolsinhas" sob os olhos quando o inchaço diminuir.

/S.O.S.

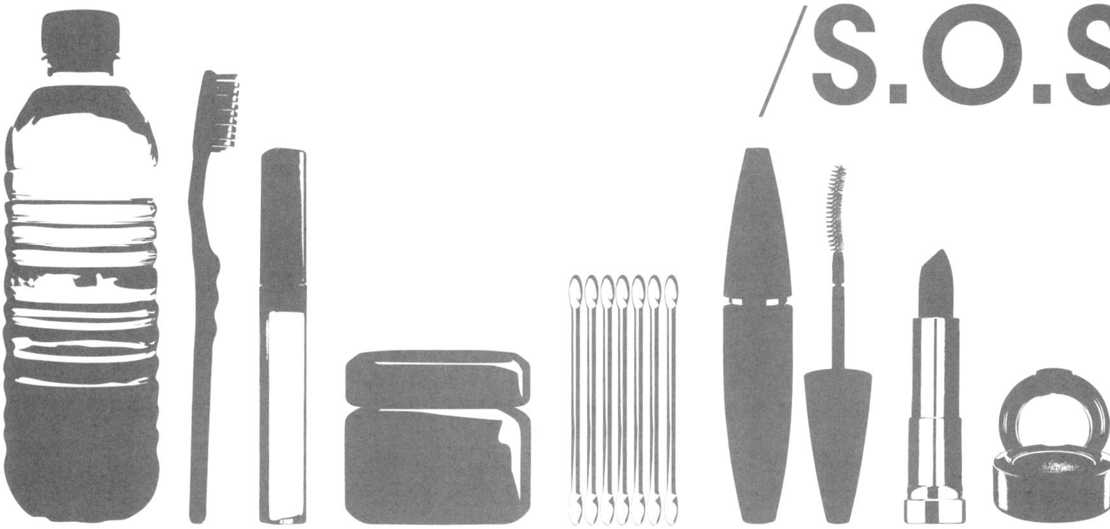

/ESPINHAS

O mais importante em relação às espinhas é nunca espremê-las, o que só piora a inflamação. Se seu problema de pele for grave, mude a fronha do travesseiro todos os dias e desinfete regularmente tudo o que entra em contato com suas mãos e rosto – não só pincéis e esponjas, mas também o celular. Se quiser disfarçar as espinhas, aplique primeiro a base do modo usual e depois use corretivo para retocar onde for necessário.

/PELE SECA

Não basta apenas hidratá-la, também é necessário prestar atenção à dieta. A pele saudável não é nem seca nem oleosa demais. Se beber de dois a três litros de água por dia, o equilíbrio de umidade de sua pele será restaurado, e a pele se regenerará. Produtos com substâncias naturais são os melhores para peles secas, pois não a agridem e restauram seu equilíbrio.

/PELE OLEOSA

As causas podem ser múltiplas, como usar produtos em excesso ou um hidratante forte demais. Para ajudar a combater a oleosidade, limpe o rosto uma vez por dia, à noite, e use um hidratante adequado. Às vezes é bom deixar de usar base por um tempo. Todos os outros cosméticos, como máscara e corretivo, podem ser usados sem restrições durante esse descanso.

/MÁSCARA E DELINEADOR BORRADOS

Quando a máscara borra, pode ser sinal de que está velha. Borrões pequenos podem ser removidos com a ponta de algodão de haste flexível. O lápis costuma borrar mais, por isso um à prova d'água é a melhor opção. Evite usar cremes oleosos antes de passar maquiagem nos olhos, pois isso prejudica a duração do visual.

/LÁBIOS RACHADOS

Resultam de falta de hidratação ou excesso de protetor labial. Faça uma esfoliação com uma escova de dente, o que aumenta o fluxo sanguíneo na região e evita o acúmulo de células mortas. Um bom método para tratar lábios rachados é aplicar mel à noite, o que os deixa muito macios.

/VASOS CAPILARES ROMPIDOS

Em geral, a base não cobre os famosos "vasinhos" do rosto, mas um corretivo da cor da pele disfarça qualquer vermelhidão. Aplique-o com batidas suaves na região afetada e depois passe a base normalmente.

/BORIS ENTRUP

É um artista apaixonado pela maquiagem e sua criatividade influencia as tendências da área. Formou-se como cabeleireiro e trabalhou como assistente de vários profissionais de cabelo e de maquiagem famosos internacionalmente, até se tornar um profissional independente que desenvolveu uma carreira espetacular. É maquiador exclusivo da linha de produtos Maybelline Jade desde 2007 e atua como especialista em beleza para outras empresas. Também trabalha em produções de fotografia para TV e revistas e em desfiles de moda. Além de modelos, figuram entre seus clientes personalidades que o requisitam para produzi-las para eventos. Sua marca registrada é adaptar o glamour da passarela para o dia a dia.

/BILLIE SCHEEPERS

Estudou fotografia em Munique, Alemanha, entre 1999 e 2003, e depois mudou-se para Londres, Inglaterra, onde reside até hoje. Foi assistente de fotógrafos com projeção internacional, como David Slijper e Nick Knight. Desde 2006 é uma profissional independente especializada em beleza, moda e retratos. Inspira-se em pinturas e esculturas dos velhos mestres - sua marca registrada é a transposição de temas tradicionais e clássicos para os dias atuais, combinando apuro técnico com estética é linguagem visual femininas.

/AGRADECIMENTOS

Agradeço à enorme equipe reunida para desenvolver este livro, que, de maneira construtiva e criativa, transformou o projeto em realidade.

Billie Sheepers refletiu com precisão minhas ideias em suas imagens. Michael Schmidt foi meu prestativo assistente para cabelos e maquiagem durante toda a produção. Yasmina Foudhaili nunca perdeu a paciência, mesmo tendo se casado enquanto o livro era produzido.

Sou grato a Monika Schlitzer da Dorling Kindersley Verlag por executar tão bem minha concepção, e à Tellus Publishing pela preciosa colaboração. Registro meus agradecimentos especiais a Marie-Therese Kunth, pela gerência do projeto, e a Jennifer Stoppel, pela diagramação e ilustrações.

Agradeço também às agências 4play Modelmanagement, AWA Models International, Body & Soul Modelagentur, Louisa Models, MD Management, Mega Model Agency, Model Management, Model Team, Modelwerk, MUGA Modelmanagement, Place Models e Promod Model Agency e a todas as modelos que aparecem neste livro.

Por fim, agradeço à minha agente, Sigrid Engelniederhammer (BrandFaktor), que, como sempre, me orientou com atenção e solicitude no decorrer de todo o trabalho. Obrigado, Jens Puppe, pelos contatos que você fez!

/AGÊNCIAS DE MODELOS

4play Modelmanagement
Gasstr. 4
D-22761, Hamburgo, Alemanha
Tel. 49 40 87 97 62 92
www.4playhamburg.de
Modelos: Imke, Leandra, Nele, Sarah, Sina, Stephanie

AWA Models International
Böttgerstr. 13
D-20148, Hamburgo, Alemanha
Tel. 49 40 94 79 24 33
www.awa-models.de
Modelos: Akvile, Carolin

Body & Soul Modelagentur
Isestr. 23
D-20144, Hamburgo, Alemanha
Tel. 49 40 41 20 91
www.bodyandsoul-models.de
Modelos: Charlotte, Joana, Jessica

Louisa Models
Feldbrunnenstr. 24
D-20148, Hamburgo, Alemanha
Tel. 49 40 414 40 - 100
www.louisa-models.de
Modelo: Laura

MD management
Eppendorfer Weg 213
D-20253, Hamburgo, Alemanha
Tel. 49 40 421 07 66 60
www.md-management.com
Modelos: Julia, Kamille, Nell, Olivia, Romy

Mega Model Agency – Hamburg
Kaiser-Wilhelm-Str. 93
D-20355, Hamburgo, Alemanha
Tel. 49 40 355 22 00
www.megamodel.de
Modelo: Marie-Therese

Model Management
Heidi Gross GmbH & Co. KG
Hartungstr. 5
D-20146, Hamburgo, Alemanha
Tel. 49 40 44 05 55
www.model-management.de
Modelos: Carlotta, Georgia, Patricia

Model Team
Schlüterstr. 60
D-20146, Hamburgo, Alemanha
Tel. 49 40 41 41 03 - 0
www.modelteam-hamburg.de
Modelos: Janina, Kangeh, Lena

Modelwerk
Modelagentur GmbH
Rothenbaumchaussee 1
D-20148, Hamburgo, Alemanha
Tel. 49 40 88 30 73 - 0
www.modelwerk.de
Modelo: Sara (Look 33)

MUGA Modelmanagement
Studio 111
Langenfelder Str. 111
D-22769, Hamburgo, Alemanha
Tel. 49 40 881 44 99 13
www.muga-model.de
Modelos: Michelle, Vivien

Place Models Hamburg
Am Felde 29
D-22765, Hamburgo, Alemanha
Tel. 49 40 460 79 60
www.placemodels.com
Modelos: Hannah, Jenny, Sara, Sarice

Promod Model Agency
Semoerstr. 32
D-22303, Hamburgo, Alemanha
Tel. 49 40 471 00 00
www.promod.org
Modelos: Jumi, Lovelyn

/EQUIPAMENTO FOTOGRÁFICO

Knackscharf GmbH & Co. KG
Grindelhof 48-50
20146, Hamburgo, Alemanha
Tel. 49 40 33 60 33
www.knackscharf-rent.de

/AGENCIAMENTO DE BORIS ENTRUP

BrandFaktor
Die Markenmacher
Sigrid Engelniederhammer
Augsburgerstr. 12
80337, Munique, Alemanha
Tel. 49 89 202 31 94
www.brandfaktor.com

/CRÉDITOS

Um livro da Dorling Kindersley
www.dk.com

Título original: *10-Minute make-up - 50 step-by-step looks from fresh and natural to catwalk chic*

Publicado originalmente na Grã-Bretanha em 2011 pela Dorling Kindersley Limited, 80 Strand, Londres WC2R 0RL, Inglaterra.

COORDENAÇÃO DO PROJETO: PUBLIFOLHA
Editora assistente: Mariana Zanini
Produtora gráfica: Samantha R. Monteiro

PRODUÇÃO EDITORIAL: AA STUDIO
Tradução: Ligia Arata Barros
Coordenação e preparação: Ana Luisa Astiz
Revisão: Lessandra Carvalho, Adriana Cristina Bairrada
Consultoria: Westerley Dornellas (Camarim Brasil)
Editoração eletrônica: Arleth Rodrigues

Dados Internacionais de Catalogação na Publicação (CIP)
(Câmara Brasileira do Livro, SP, Brasil)

Entrup, Boris
Maquiagem perfeita em 10 minutos : 50 looks passo a passo, do básico ao ousado / Boris Entrup ; [tradução Ligia Arata Barros]. – São Paulo : Publifolha, 2014.

Título original: 10 minute make-up.
ISBN 978-85-7914-534-6

1. Beleza - Cuidados 2. Beleza física (Estética) 3. Cosméticos - Estudos de caso 4. Maquiagem I. Título.

14-01986 CDD-646.72

Índices para catálogo sistemático:
1. Maquiagem : Estudos de uso : Cuidados pessoais 646.72

EDIÇÃO ORIGINAL: TELLUS CORPORATE MEDIA GMBH
Editora do projeto: Marie-Therese Kunth
Designer: Jennifer Stoppel
Fotografia: Billie Scheepers Photography (www. billiescheepers.com), L'Oréal Deutschland GmbH (produtos das pp. 13 e 20-1)
Suporte técnico de criação: Adi Admoni, Dennis Bauermeister
Ilustrações: Jennifer Stoppel
Cabelo e maquiagem: Boris Entrup
Assistente cabelo e maquiagem: Michael Schmidt
Produção texto e fotografia: Boris Entrup (www.borisentrup.com)
Editora: Yasmina Foudhaili
Revisão: Claudia Celentano, Lars Freitag
Reprodução de cores: Alphabeta GmbH, Hamburgo, Alemanha (www.alphabeta.de)

DORLING KINDERSLEY ALEMANHA
Publisher: Monika Schlitzer
Diretora de produção: Dorothee Whittaker
Editora sênior: Gabriele Kalmbach

DORLING KINDERSLEY LONDRES
Tradução: Barbara Hopkinson
Editora do projeto: Elizabeth Yeates
Gerente editorial: Dawn Henderson
Gerente de arte: Christine Keilty
Assistente de arte: Elizabeth Clinton
Assistente de design: Kate Fenton
Produtor sênior, pré-produção: Tony Phipps
Produtor sênior: Alex Bell
Diretor de arte: Peter Luff
Publisher: Peggy Vance

Este livro segue as regras do Acordo Ortográfico da Língua Portuguesa (1990), em vigor desde 1º de janeiro de 2009.

Impresso na C&C Offset, China.

PUBLIFOLHA
Divisão de Publicações do Grupo Folha
Al. Barão de Limeira, 401, 6º andar
CEP 01202-900, São Paulo, SP
Tel.: (11) 3224-2186/2187/2197
www.publifolha.com.br